P. Nagel

BASICS Hals-Nasen-Ohren-Heilkunde

Patrick Nagel

BASICS
Hals-Nasen-Ohren-Heilkunde

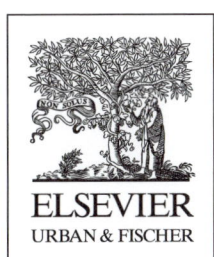
ELSEVIER
URBAN & FISCHER

URBAN & FISCHER
München · Jena

Zuschriften und Kritik an:

Elsevier GmbH, Urban & Fischer Verlag, Lektorat Medizinstudium, z. Hd. Willi Haas, Karlstraße 45, 80333 München

Wichtiger Hinweis für den Benutzer

Die Erkenntnisse in der Medizin unterliegen laufendem Wandel durch Forschung und klinische Erfahrungen. Herausgeber und Autoren dieses Werkes haben große Sorgfalt darauf verwendet, dass die in diesem Werk gemachten therapeutischen Angaben (insbesondere hinsichtlich Indikation, Dosierung und unerwünschten Wirkungen) dem derzeitigen Wissensstand entsprechen. Das entbindet den Nutzer dieses Werkes aber nicht von der Verpflichtung, anhand der Beipackzettel zu verschreibender Präparate zu überprüfen, ob die dort gemachten Angaben von denen in diesem Buch abweichen, und seine Verordnung in eigener Verantwortung zu treffen.

Bibliografische Information der Deutschen Bibliothek

Die Deutsche Bibliothek verzeichnet diese Publikation in der Deutschen Nationalbibliografie; detaillierte bibliografische Daten sind im Internet unter http://dnb.ddb.de abrufbar.

Programmleitung: Dr. Dorothea Hennessen
Lektorat: Willi Haas
Redaktion: Dr. Katja Heusler
Herstellung: Christine Jehl, Rainald Schwarz
Satz: Kösel, Krugzell
Druck und Bindung: Printer Trento, Italien
Covergestaltung: Spieszdesign, Büro für Gestaltung, Neu-Ulm
Bildquelle: © DigitalVision/GettyImages, München
Gedruckt auf Nopacoat Edition 100 g mit 1,1 Volumen

Printed in Italy
ISBN 3-437-42176-X

Aktuelle Informationen finden Sie im Internet unter www.elsevier.com und www.elsevier.de

Dem Studenten im klinischen Abschnitt begegnet die HNO-Heilkunde nicht selten im Verbund mit den anderen kleinen operativen Fächern als notwendigerweise zu meisternde Hürde auf dem Weg zum Staatsexamen. In der Lehre und den Prüfungen ist dieses Fachgebiet häufig unterrepräsentiert, und nur dem wirklich Interessierten gelingt ein tieferer Einblick in Theorie und Praxis. Es wird durch die großen Fächer wie Innere Medizin, Chirurgie oder Pädiatrie an den Rand gedrängt, so dass es nicht selten bei einem oberflächlichen Überblick bleibt, der mehr Fragen offen lässt als beantwortet. Übersehen wird dabei, von welch großer Bedeutung ein fundiertes HNO-ärztliches Grundwissen im klinischen Alltag ist. Spätestens im Praktischen Jahr wird so gut wie jedem Studenten auch einmal ein Patient mit Mittelohrentzündung, geschwollenen Halslymphknoten oder Heiserkeit begegnen. Um in diesen Situationen richtig agieren zu können, sollte auch der weniger Interessierte über ein gewisses HNO-ärztliches „Grundhandwerkszeug" verfügen.

Das vorliegende Buch soll in erster Linie das Interesse an der HNO-Heilkunde wecken. Das Hauptaugenmerk wurde vor allem auf die Vermittlung wichtiger Basisinhalte gelegt, weniger auf die Nennung aller Details und Sonderfälle. Dabei wurde versucht, die wichtigsten klinischen Untersuchungen, Krankheitsbilder und Therapieverfahren näher darzustellen und in Form eines klar strukturierten, einfach verständlichen Textes zu präsentieren. Um einen Praxisbezug herzustellen, finden sich am Ende des Buches Fallbeispiele, mit denen sich eine systematische Herangehensweise an vom Patienten geäußerte Beschwerdebilder üben lässt. Zum leichteren Verständnis wurde der Text durch viele Farbbilder ergänzt.

Der Dank des Autors geht in erster Linie an Dr. Florian Uecker, der sich mit großem Engagement der fachlichen Durchsicht des Textes widmete. Dabei brachte er weit mehr als nur gute fachliche Verbesserungsvorschläge ein. Des Weiteren sei meiner Lektorin und den ganzen Verantwortlichen des Urban & Fischer Verlages gedankt, die mit viel Geduld und großem Verständnis das vorliegende Buch erst möglich gemacht haben. Zuletzt möchte ich meinen Kommilitonen Arne Böttcher, Jens Plag, Chung-un Song, Tobi Kluthe und Timo Raiser danken, welche das ganze Projekt aus studentischer Sicht beurteilten und mir dabei viele nützliche Tipps gegeben haben.

München im Sommer 2005
Patrick Nagel

Inhalt

Abkürzungsverzeichnis

A., Aa.	Arteria, Arteriae
ACE	angiotensin converting enzyme
asc.	ascendens
ASS	Acetylsalicylsäure
AV	arteriovenös
bds.	beidseits
B-Mode	brightness mode
BPLS	benigner paroxysmaler Lagerungsschwindel
bzw.	beziehungsweise
ca.	zirka
Ca^{2+}	Kalzium
cAMP	zyklisches Adenosinmonophosphat
CI	cochlear implant
Cl^-	Chlorid
CMV	Zytomegalievirus
CO_2	Kohlendioxid
COX	Cyclooxygenase
CRP	C-reaktives Protein
CT	Computertomographie
CUP	carcinoma of unknown primary
d	Tag (*lat.* dies)
dB	Dezibel
DD	Differentialdiagnose/n
d.h.	das heißt
desc.	descendens
EBV	Epstein-Barr-Virus
Echo	Echokardiogramm, Echokardiographie
EKG	Elektrokardiogramm, Elektrokardiographie
EMG	Elektromyographie
ENG	Elektronystagmographie
ENoG	Elektroneuronographie
etc.	et cetera
evtl.	eventuell
EZ	Ernährungszustand
GERD	gastroösophageale Refluxkrankheit
ggf.	gegebenenfalls
Ggl.	Ganglion
GIT	Gastrointestinaltrakt
Gl., Gll.	Glandula, Glandulae
h	Stunde
Hb	Hämoglobin
HF	Herzfrequenz
HIV	human immunodeficiency virus
HNO	Hals-Nasen-Ohren
HPV	humanes Papillomavirus
HSV	Herpes-simplex-Virus
HWS	Halswirbelsäule
HWZ	Halbwertszeit
Hz	Hertz
i.a.	intraarteriell
i.d.R.	in der Regel
IE	Internationale Einheiten
Ig	Immunglobulin
i.m.	intramuskulär
inf.	inferior
INR	International Normalized Ratio
i.v.	intravenös
J	Joule
K^+	Kalium
KG	Körpergewicht
/kg	pro Kilogramm
kHz	Kilohertz
KI	Kontraindikationen

l	Liter
LAUP	laserassistierte Uvuloplastik
li.	links
Lig., Ligg.	Ligamentum, Ligamenta
Lj.	Lebensjahr
M.	Morbus
M., Mm.	Musculus, Musculi
MALT	mucosa-associated lymphatic tissue
max.	maximal
Min.	Minute/n
min.	minimal
Mio.	Millionen
mmHg	Millimeter Quecksilbersäule
M-Mode	motion mode
MRT	Magnetresonanztomographie
ms	Millisekunde/n
mV	Millivolt
N., Nn.	Nervus, Nervi
Na^+	Natrium
Ncl., Nccl.	Nucleus, Nuclei
nCPAP	nasal continuous positive air pressure
neg.	negativ
Nl., Nll.	Nodus lymphaticus, Nodi lymphatici
NNH	Nasennebenhöhlen
OAE	otoakustische Emissionen
OMA	Otitis media acuta
OP	Operation
OSAS	obstruktives Schlafapnoesyndrom
P	Druck
p.o.	per os
pCO_2	Kohlendioxidpartialdruck
PET	Positronenemissionstomographie
pO_2	Sauerstoffpartialdruck
PORP	partial ossicular replacement prosthesis
PTT	partielle Thrombinzeit
PVA	Polyvinylalkohol
R., Rr.	Ramus, Rami
s	Sekunde
Sono	Sonographie
s.u.	siehe unten
TIA	transiente ischämische Attacke
TORP	total ossicular replacement prosthesis
U	Internationale Einheit
u.a.	und andere, unter anderem
UPPP	Uvulo-Palato-Pharyngoplastik
usw.	und so weiter
u.U.	unter Umständen
UV	Ultraviolett
V., Vv.	Vena, Venae
V.a.	Verdacht auf
v.a.	vor allem
Vit.	Vitamin
W	Watt
z.B.	zum Beispiel
Z.n.	Zustand nach
ZNS	Zentralnervensystem
z.T.	zum Teil

A Ohr

Anatomie, Symptome, klinische Tests

Anatomie und Physiologie

Das Hör- und Gleichgewichtsorgan wird normalerweise in einen peripheren und einen zentralen Anteil unterteilt. Zum **peripheren Abschnitt** gehören das äußere, das mittlere und das innere Ohr sowie der N. vestibulocochlearis. Durch den Porus acusticus internus wird dieser klinisch vom zentralen Abschnitt getrennt. Nach Eintritt in den Hirnstamm enden die peripheren Fasern in den Ncll. cochleares bzw. in den Vestibulariskernen der Medulla. Der **zentrale Anteil** des Gehörs wird von der Hörstrahlung und den primären und sekundären Hörfeldern gebildet.

Wir beschränken uns zunächst auf die Anatomie und Physiologie des peripheren Abschnitts.

Das äußere Ohr

Zum äußeren Ohr gehören neben der Ohrmuschel auch der äußere Gehörgang und das Trommelfell. Die Ohrmuschel besteht aus Haut und einem knorpeligen Skelett, welches sich kontinuierlich in den äußeren Anteil des Gehörgangs fortsetzt. Die inneren $\frac{2}{3}$ des Gehörgangs sind wiederum knöchern. Der periphere knorpelige Anteil wird durch seine unmittelbare Nähe zum Kiefergelenk beim Schließen des Mundes eingeengt und bei Mundöffnung erweitert. In der Haut dieses Abschnitts finden sich **Haarfollikel**, **Talgdrüsen** sowie die Ohrschmalz produzierenden **Gll. ceruminosae**. Das Wachstum dieses Epithels von zentral nach außen sorgt für einen physiologischen Abtransport des Zerumens, welcher jedoch durch übermäßige Manipulationen (Wattestäbchen!) gestört wird. Das Trommelfell stellt die Verbindung zum Mittelohr her und erscheint beim Gesunden meist als grau schimmernde Membran. Otoskopisch erkennt man zentral an der Verwachsungszone des Hammergriffes mit dem Trommelfell eine Einziehung, den **Umbo**. Der größere Teil des Trommelfells wird durch die straffe **Pars tensa** gebildet, die **Pars flaccida** (Shrapnell-Membran) befindet sich nur im hinteren oberen Quadranten. Letztere stellt eine relative Schwachstelle dar, hier treten beispielsweise im Rahmen eines Cholesteatoms Perforationen auf. Bei Mittelohrentzündungen kommt es allerdings eher zu Perforationen der Pars tensa.

Das Mittelohr

Das Mittelohr ist ein luftgefüllter Raum, der über die **Tuba auditiva** mit dem Nasopharynx in Verbindung steht und sich auch über **pneumatisierte Zellen** im Mastoid und im Os temporale darstellt. Zentral im Mittelohr findet sich die **Paukenhöhle**, welche die Gehörknöchelchen beherbergt (◾ Abb. 2a). Sie liegt in enger Nachbarschaft zum Temporallappen und zum Kleinhirn in der Schädelhöhle, dem Bulbus der V. jugularis, dem Canalis caroticus sowie dem Labyrinth des Innenohrs. Außerdem wird das Mittelohr vom Nervus facialis vor dessen Austritt aus der Schädelbasis durchzogen, dabei verlässt die Chorda tympani seinen Strang. Hauptzweck des Mittelohrs ist die **Impedanzanpassung**, d.h. die mög-

lichst verlustfreie Übertragung der Schallenergie vom Medium Luft in das flüssige Medium der Perilymphe im Innenohr. Hierzu konzentrieren die am Trommelfell (Hammer) und am ovalen Fenster (Steigbügel) ansetzenden Gehörknöchelchen den Schalldruck auf das ovale Fenster um etwa das 22fache. Verkalkt die Stapesfußplatte (bzw. das Lig. anulare stapedis) infolge einer Otosklerose, kommt es daher zu einer Schwerhörigkeit. Andererseits kann der Ausfall des N. facialis oder des N. trigeminus durch konsequente Lähmung der Mittelohrmuskeln zu einer Hyperakusis führen.

Das Innenohr

Im Felsenbein findet sich das Innenohr. Es wird in ein **knöchernes** und ein **membranöses Labyrinth** aufgeteilt. Der knöcherne Anteil ist mit **Perilymphe** (Serumfiltrat: kaliumarm, natriumreich) gefüllt und besteht aus dem Vestibulum, der Cochlea und den drei Bogengängen. In diesem Hohlraumsystem findet sich das membranöse Labyrinth, welches mit **Endolymphe** (entspricht Intrazellulärflüssigkeit: kaliumreich, natriumarm) gefüllt ist. Es steht über das vom Stapes verschlossene Foramen ovale und das runde Fenster mit dem Mittelohr in Verbindung und endet blind im Ductus endolymphaticus. In der Schnecke bildet der membranöse Anteil die **Scala media** mit dem Corti-Organ und unterteilt damit die restliche Cochlea in **Scala vestibuli** und **Scala tympani**, welche am **Helicotrema** (Schneckenspitze) miteinander kommunizieren. Das **Corti-Organ** selbst wird über den Hörnerv mit dem Hirnstamm verbunden. Erreicht ein über das Trommelfell und die Mittelohrknöchelchen fortgeleitetes Schallereignis das ovale Fenster, erzeugt dessen Auslenkung im Perilymphraum eine Wanderwelle. Im Bereich der maximalen Wellenamplitude wird dabei die Basilarmembran zwischen Scala media und Scala tympani ausgelenkt. Dies wird durch die Haarzellen des Corti-Organs wahrgenommen, und es kommt zur Erzeugung eines elektrischen Potentials. Durch die Lokalisation des Amplitudenmaximums erschließt sich dem Gehirn außerdem die Frequenz der Schwingung (Tonotopie). Auch die Fasern des N. cochlearis sowie die Nccl. cochleares der Medulla sind tonotopisch organisiert. In den senkrecht aufeinander stehenden Bogengängen finden sich im membranösen Anteil die **Otolithenorgane** sowie das Bogengangsorgan. Sie stellen das Gleichgewichtsorgan dar. Die Wahrnehmung von linearer bzw. Drehbeschleunigung wird über Fasern des N. vestibularis zu den Kerngebieten am

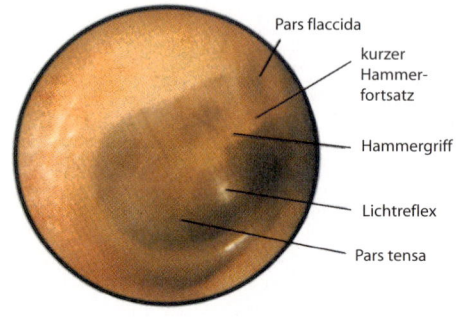

Pars flaccida

kurzer Hammerfortsatz

Hammergriff

Lichtreflex

Pars tensa

◾ Abb. 1: Der normale Befund eines Trommelfells. [1]

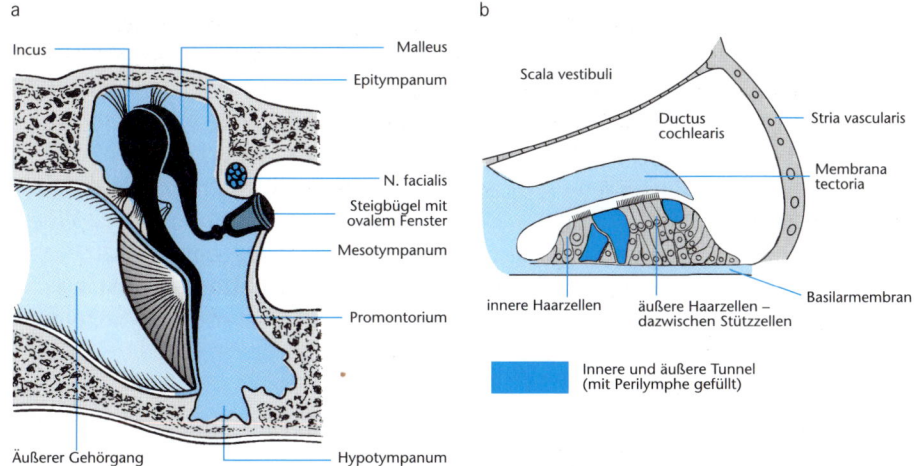

a

Incus
Malleus
Epitympanum
N. facialis
Steigbügel mit ovalem Fenster
Mesotympanum
Promontorium
Äußerer Gehörgang
Hypotympanum

b

Scala vestibuli
Ductus cochlearis
Stria vascularis
Membrana tectoria
innere Haarzellen
äußere Haarzellen – dazwischen Stützzellen
Basilarmembran

Innere und äußere Tunnel (mit Perilymphe gefüllt)

■ Abb. 2: Topographie der Paukenhöhle (a), Schnitt durch das Corti-Organ (b). [2]

Boden der Rautengrube fortgeleitet und dort mit Fasern vom Kleinhirn und vom optokinetischen System verschaltet.

Anamnese

Bei der Anamnese des Patienten ist es hilfreich, sich zunächst nach den typischen Leitsymptomen zu erkundigen. Hierzu zählen:

▶ Schwerhörigkeit, bzw. Hörverlust
▶ Schmerzen (Otalgie)
▶ Ohrenlaufen (Otorrhö)
▶ Ohrgeräusch (Tinnitus)
▶ Schwindel

Des Weiteren muss geklärt werden, ob sich die Beschwerden auf einem Ohr oder beidseitig darstellen, seit wann sie bestehen und ob sie mit einer für den Patienten erkennbaren Ursache in Zusammenhang stehen. Nasale Beschwerden, z. B. etwaige Obstruktionen im Bereich der Tubenöffnung, müssen anamnestisch ebenso erfasst werden wie die Einnahme ototoxischer Medikamente (Aminoglykoside, Schleifendiuretika etc.). Bekannte Hörverluste in der Familienanamnese oder starke Lärmexpositionen in der Vergangenheit (z. B. am Arbeitsplatz) bieten ebenfalls Anhaltspunkte, die es abzuklären gilt.

Klinische Untersuchung

Otoskopie

Nach der Inspektion der Ohrmuschel auf Vernarbungen oder Krustenbildungen erfolgt die Untersuchung des äußeren Gehörgangs und des Trommelfells durch ein Ohrmikroskop oder Endoskop. Dabei muss zuerst durch Zug des Untersuchers an der Ohrmuschel nach hinten und oben die Krümmung des Gehörgangs ausgeglichen werden. Nach vorsichtiger Einführung des Instruments sollte zunächst der Gehörgang selbst inspiziert werden. Dabei interessieren vor allem Sekretbildung, Hautbeschaffenheit und unphysiologische Verengungen. Gegebenenfalls muss dieser dafür vorher durch den Untersucher gereinigt werden, dabei sollte aber bei vorbestehendem Verdacht einer Trommelfellperforation von einer Spülung abgesehen werden. Das Trommelfell selbst schimmert normalerweise matt grau und erscheint leicht transparent. Neben dem Umbo lässt sich im vorderen unteren Quadranten der Lichtreflex der Untersucherlampe erkennen. Pathologische Veränderungen zeigen sich durch Ein-

ziehungen, Ausstülpungen, Bläschenbildungen, Perforationen oder einfache Farbveränderungen. Zur kompletten Untersuchung gehört auch eine Inspektion der Tubenöffnung im Nasopharynx über ein Nasenendoskop.

Klassische Hörprüfungen

Folgende Hörprüfungen werden klinisch orientierend durchgeführt, sind aber von der Mitarbeit des Patienten abhängig. Daher sind sie zum Beispiel bei der Untersuchung von Kindern nur bedingt anwendbar. Man verwendet zur Versuchsdurchführung eine 512-Hz-Stimmgabel, die man durch Anschlagen an einer festen Unterlage zum Schwingen bringt.

Rinne-Versuch

Der Test dient zum Vergleich von Luft- zu Knochenleitung an einem Ohr. Der Untersucher hält dabei die Stimmgabel einmal vor den äußeren Gehörgang und einmal auf das Mastoid. Der Patient bestimmt dann, welche Position für ihn zur besseren Wahrnehmung des Tons führte. Normalerweise wird dabei die Luftleitung via Gehörgang und Mittelohr favorisiert (**Rinne positiv**), bei pathologischem Geschehen im äußeren oder Mittelohr wird jedoch die Knochenleitung als lauter empfunden (**Rinne negativ**).

Weber-Versuch

Die Stimmgabel wird auf der Schädelmitte des Patienten platziert. Normalerweise und bei beidseits Schwerhörigen ist der Ton in beiden Ohren gleich laut wahrnehmbar. Bei Schallleitungsbeschwerden (Mittelohr) nimmt der Patient auf dem erkrankten Ohr den Ton besser wahr, bei Schallempfindungsbeschwerden (Innenohr oder zentral) lateralisiert er auf die Gegenseite.

Zusammenfassung

✖ Anamnestisch muss ein klares Beschwerdebild bestehen.

✖ Auch der Nasopharyngealraum muss klinisch untersucht werden.

✖ Durch klassische Hörprüfungen können erste richtungsweisende Diagnosen gestellt werden, man erhält jedoch nur subjektive Ergebnisse.

Apparative Diagnostik

Audiometrie

Neben den klassischen Hörprüfungen, für deren Durchführung es nur einer Stimmgabel und der Stimme des Untersuchers bedarf, werden heute im Laufe einer HNO-ärztlichen Untersuchung weitaus genauere Methoden zur Hörprüfung herangezogen. Man unterscheidet dabei die subjektiven Tests, welche nur durch Kooperation des Patienten ausgeführt werden können, von den objektiven Tests, welche z. B. auch bei Kleinkindern zur Anwendung kommen können.

Subjektive Tests

Tonschwellenaudiometrie

Hierbei werden für beide Ohren seitengetrennt die Hörschwellen sowohl für Luftleitung (über Kopfhörer) als auch für Knochenleitung (durch Anlage eines vibrierenden Schallkopfs auf dem Mastoid) bestimmt. Dabei wird die Frequenz der Töne geändert, wobei die spezifische Hörschwelle für jede Frequenz in einem Graphen dokumentiert wird. Durch Verbinden der einzelnen Schwellenpunkte erhält man beim Normalhörigen eine annähernd horizontale Linie, die sich für Luft- und Knochenleitung kaum unterscheidet. Verschiedene Erkrankungen des Ohres gehen mit charakteristischen Hörverlusten im Hoch- oder Tieftonbereich und daher mit Kurvenänderungen im Tonschwellenaudiogramms einher (Abb. 1).

Sprachaudiometrie

Um das Sprachverständnis des Patienten zu testen, werden ihm über Kopfhörer mehrsilbige Zahlen und einsilbige Wörter vorgespielt. Der Untersucher erhöht dabei bei jeder Testreihe die Lautstärke. Durch Ermittlung des Prozentsatzes an verstandenen Wörtern und Zahlen kann das Sprachverständnis im Verhältnis zum Normalhörigen abgeschätzt werden. Zweistellige Zahlen liefern dabei vor allem Informationen über den Tieftonbereich, da sie reich an Vokalen sind, einsilbige Wörter mit vielen Konsonanten decken eher den Hochtonbereich ab. Werden auch bei maximaler audiometrischer Verstärkung einsilbige Wörter nicht verstanden, spricht man von einem **Diskriminationsverlust**, also einem starken Hörverlust bei höheren Frequenzen.

Objektive Tests

Impedanzmessung

Impedanz entspricht dem Widerstand, den das Trommelfell und die Gehörknöchelchenkette dem eintreffenden Schall am Übergang zwischen äußerem Ohr und Mittelohr entgegensetzen. Durch Verschluss des äußeren Gehörgangs und Änderung der dortigen Druckverhältnisse kann man über eine Sonde die Änderung des akustischen Widerstands messen. Bei der **Tympanometrie** wird so die Fähigkeit des Trommelfells zur Schallweiterleitung gemessen. Diese ist bei gleichen Druckverhältnissen im äußeren Gehörgang und im Mittelohr optimal und verschlechtert sich zum Beispiel bei Unterdruck im Mittelohr durch eine Tubenfunktionsstörung (Verschiebung des Optimums hin zu niedrigeren Drücken im äußeren Gehörgang). Zur Messung des **Stapediusreflexes** wird ein Ohr mit großer Lautstärke beschallt (über 70 dB). Physiologisch löst dies eine Kontraktion der Stapediusmuskeln beider Ohren aus, welche als Impedanzänderung gemessen werden kann. Bleibt diese aus, können Trommelfelldefekte, Ossikelfixierung, kochleäre Schwerhörigkeit oder andere Gründe die Ursache sein.

Elektrische Reaktionsaudiometrie

Durch Stimulation der Cochlea mit akustischen Reizen werden entlang der Hörbahn Potentialänderungen ausgelöst, die durch Elektroden abgeleitet werden können. Die Elektroden werden hierbei je nach Lokalisation invasiv (auf dem Promontorium über Nadelelektrode) oder nichtinvasiv (Hirnstamm und Rindenfelder über Oberflächenelektroden) angebracht. Latenzzeiten während der

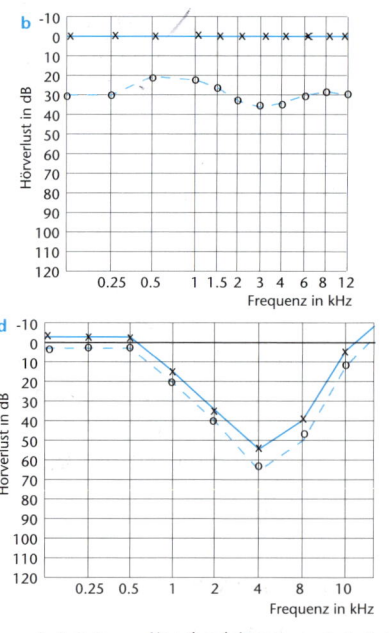

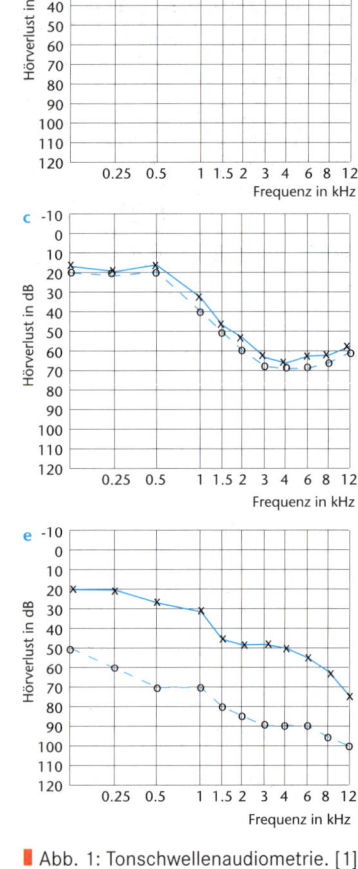

Luftleitung —o–o–o–o— Knochenleitung —x–x–x–x—

a. Normalhörigkeit mit deckungsgleichem Verlauf der Luft- und Knochenleitungshörkurven
b. Schallleitungsschwerhörigkeit mit einer Schallleitungskomponente von ca. 30 dB (Paukenerguss, akute oder chronische Otitis media)
c. Schallempfindungsschwerhörigkeit, im Hochtonbereich betont (Altersschwerhörigkeit)
d. Schallempfindungsschwerhörigkeit mit c^5-Senke (bei 4000 Hz). Typischer Befund bei einem akustischen Trauma
e. Kombinierte Schallleitungs- und Schallempfindungsschwerhörigkeit (chronische Otitis media, Otosklerose)

 Abb. 1: Tonschwellenaudiometrie. [1]

Potentialschwankung geben Hinweise auf die Lokalisation einer Erkrankung, z.B. eines Akustikusneurinoms bei Auffälligkeiten im Bereich der Hirnstammelektrode. Dieses Verfahren kann auch in Narkose durchgeführt werden und kommt so vermehrt bei der Diagnostik von Säuglingen und Kleinkindern zum Einsatz.

Otoakustische Emissionen (OAE)

Die äußeren Haarzellen des Corti-Organs werden durch Schallreize zur Kontraktion stimuliert und verstärken dadurch die Stimulation der inneren Haarzellen. Die Energie dieser Kontraktionen wird über das runde Fenster und das Mittelohr bis zum äußeren Gehörgang fortgeleitet und kann hier durch hochempfindliche Mikrofone als Schallsignal nachgewiesen werden. Bei einem Drittel der Patienten lässt sich auch eine spontane Kontraktion der äußeren Haarzellen ohne äußeren Schallreiz (**spontane otoakustische Emissionen**) nachweisen. Das Ausbleiben der OAE spricht für eine Innenohrschwerhörigkeit über 30 dB, da hierbei immer auch die äußeren Haarzellen geschädigt sind. Wie die elektrische Reaktionsaudiometrie werden auch die OAE zum Neugeborenenscreening verwendet.

Vestibularisprüfungen

Zur Objektivierung eines vom Patienten empfundenen Schwindels und zur Lokalisation einer Läsion muss das Vestibularorgan auf seine Funktionsfähigkeit untersucht werden. Hierzu kommen verschiedene Tests in Frage, etwa Koordinationsprüfungen zur Untersuchung der vestibulospinalen Reflexe oder Nystagmusprüfungen.

Koordinationsprüfungen (Auswahl)

Romberg-Versuch

Der Patient steht mit geschlossenen Augen und vorgehaltenen Armen. Es besteht Fallneigung zur erkrankten Seite oder – bei zentraler Läsion – regellose Fallneigung.

Unterberger-Tretversuch

Der Patient marschiert mit geschlossenen Augen auf der Stelle. Pathologie wie bei Romberg.

Nystagmusprüfungen

Um eine optische Fixation (führt zu Unterdrückung des Nystagmus) auszuschließen, wird dem Patienten eine Lupenbrille (Frenzel-Brille) aufgesetzt. Alternativ besteht die Möglichkeit einer **Elektronystagmographie** (ENG), bei welcher Nystagmen bei geschlossenen Augen über Elektroden aufgezeichnet werden. Die ENG nutzt hierfür den Dipolcharakter von Kornea (positiv geladen) und Retina (negativ geladen). Man unterscheidet einen **Spontannystagmus,** welcher normalerweise pathologisch ist, von einem vom Untersucher ausgelösten **Provokationsnystagmus.** Schlägt der Spontannystagmus nur in eine Richtung, spricht dies eher für eine periphere Läsion, ändert er seine Schlagrichtung je nach Blickrichtung, steht dies meist mit einer zentralen Vestibularisstörung im Zusammenhang. Der Provokationsnystagmus wird in verschiedenen Positionen vom Untersucher ausgelöst. So kommt auch ein eventuell bestehender latenter Nystagmus zum Vorschein. Durch Testung des **kalorischen Nystagmus** kann jeweils das Labyrinth einer Seite geprüft werden. Hierzu wird dem liegenden Patienten mit angehobenem Kopf jeweils mit kaltem oder warmem Wasser das Ohr gespült. Kaltes Wasser löst dabei physiologisch einen Nystagmus zur Gegenseite, warmes Wasser zur gleichen Seite aus.

Pathologische Unter- oder Unerregbarkeit einer Seite weist auf eine periphere Funktionsstörung hin.

Radiologie

Um das Felsenbein röntgenologisch überlagerungsfrei darzustellen, bedarf es spezieller Aufnahmetechniken. Die **Aufnahme nach Schüller** dient vor allem zur Beurteilung des Warzenfortsatzes, des äußeren und inneren Gehörgangs und des Kiefergelenks. Bei der **Aufnahme nach Stenvers** liegt das Hauptaugenmerk in der Darstellung des Labyrinthblocks und des inneren Gehörgangs. Das **CT** findet bei Darstellung von Felsenbeinfrakturen, Mittelohrfehlbildungen oder Akustikusneurinomen seinen Einsatz (▮ Abb. 2), das **MRT** wird hauptsächlich zur Tumorbeurteilung (z.B. von Kleinhirnbrückenwinkeltumoren) eingesetzt. Durch zusätzliche Kontrastmittelgabe kommen auch Gefäßneubildungen im Rahmen eines Tumorgeschehens sowie Gefäßschlingen zur Darstellung.

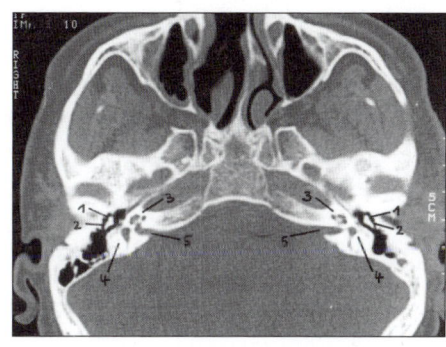

1	Hammer	4	Bogengänge
2	Amboss	5	innerer Gehörgang
3	Cochlea		

▮ Abb. 2: Hochauflösendes Felsenbein-CT. [2]

Zusammenfassung

✖ Durch die Tonschwellenaudiometrie können bei korrekter Durchführung Hörverluste aufgezeigt werden.

✖ Objektive Tests werden zur Beurteilung von Kleinkindern oder bei Patienten, die nicht zur Mitarbeit in der Lage sind, verwendet. Hier kommt vor allem die elektrische Reaktionsaudiometrie zum Einsatz.

✖ Impedanzmessungen dienen vor allem zur Beurteilung des Mittelohres.

✖ Durch Vestibularisprüfungen können Schwindelsymptome objektiv verifiziert werden.

Hörverlust I

Schwerhörigkeiten oder Ertaubungen können aufgrund verschiedenster Erkrankungen auftreten. Man unterscheidet dabei **Schallleitungsschwerhörigkeit** und **Schallempfindungsschwerhörigkeit (sensorineuraler Hörverlust).** Auch Mischformen sind möglich. Ist die Schallleitung betroffen, muss vor allem nach pathologischen Veränderungen im Bereich des äußeren Ohres und des Mittelohres gefahndet werden. Die Schallempfindungsschwerhörigkeit wird meist durch Beeinträchtigung der Cochlea, des Hörnerven selbst oder zentraler Strukturen bedingt. Außerdem unterscheidet man zwischen angeborenen und erworbenen Hörverlusten. Der Grad des Hörverlustes kann durch die Audiometrie quantifiziert werden, wobei Dezibel die Maßeinheit darstellen. Die sensorineurale Schwerhörigkeit ist meist keiner spezifischen Ursache zuzuweisen. Häufig liegt ein Verlust der Haarzellen des Corti-Organs vor, dabei ist vor allem der stapesnahe Hochtonbereich besonders gefährdet. Da Haarzellen nicht regenerationsfähig sind, droht ein permanenter Hörverlust. Bei einseitiger Schwerhörigkeit im Zusammenspiel mit Tinnitus und Gleichgewichtsstörungen sollte vor allem ein Akustikusneurinom ausgeschlossen werden (■ Tab. 1).

Die **Anamnese** eines Patienten mit Hörverlust muss Auskunft geben über den Verlauf der Schwerhörigkeit (plötzlich eintretend oder allmählich zunehmend), über evtl. bestehende Nebenbefunde (Schmerzen, Ohrgeräusche, Gleichgewichtsstörungen) sowie über die Familiengeschichte (Ertaubungen bei Verwandten). Auch die äußeren Umstände des Patienten müssen hierbei erfasst werden, um z. B. Schwerhörigkeiten aufgrund von Lärmbelastungen oder der Einnahme ototoxischer Medikamente auszuschließen. Durch die schnell durchführbaren Stimmgabelprüfungen, die Otoskopie und die Audiometrie lässt sich ein krankhafter Prozess, der zu einer Schallleitungsschwerhörigkeit führt, meist leichter diagnostizieren als pathologische Prozesse im Innenohr oder am Hörnerv. Durch die Möglichkeit einer chirurgischen Sanierung gestaltet sich die Behandlung der Schallleitung ebenfalls aussichtsreicher.

Hörverlust im Kindesalter

Schwerhörigkeiten oder Ertaubungen bei Kindern haben weitreichende Folgen in der normalen Sprachentwicklung (und somit dem Ausbau der sozialen Fähigkeiten) der jungen Patienten. Daher muss vor allem der Früherkennung einer solchen Behinderung sowie einer adäquaten Therapie größte Aufmerksamkeit gewidmet werden.

Die Inzidenz eines schweren sensorineuralen Hörverlusts liegt bei 1 : 1000. Besonderes Augenmerk liegt auf erblichen Hörschädigungen, sind sie doch in fast der Hälfte aller Fälle die Ursache. Vor allem bei Kindern mit hörgeschädigten Verwandten muss daher eine gründliche Untersuchung erfolgen. Zu den **kongenitalen Gendefekten,** die mit einem Hörverlust einhergehen, gehört zum Beispiel das **Waardenburg-Syndrom** (■ Abb. 1). Hier kommt es neben einem Hörverlust auch zu Pigmentstörungen und kraniofazialen Dysplasien. Als **nonsyndromale Defekte** bezeich-

	Schallleitungsschwerhörigkeit	Schallempfindungsschwerhörigkeit
Angeboren	▶ Fehlbildungen der Ohranlage und der Gehörknöchelchen	▶ Vererbung ▶ Intrauterine Rötelninfektion
Erworben	▶ Äußeres Ohr: Ohrenschmalz, Otitis externa, Fremdkörper ▶ Mittelohr: Paukenerguss, Trommelfelldefekte, Cholesteatom, Otosklerose	▶ Perinatal: Hypoxie, Ikterus ▶ Trauma: Lärm, Kopfverletzung, postoperativ ▶ Entzündung: chronische Otitis, Meningitis, Masern, Mumps, Lues ▶ Alter: Presbyakusis ▶ Medikamente: Antibiotika, Zytostatika etc. ▶ Neoplastisch: Akustikusneurinom ▶ Andere: M. Menière

■ Tab. 1: Die häufigsten Ursachen eines Hörverlustes.

net man Genvarianten, die sich in ihrer Klinik auf das Ohr beschränken.

Doch auch schon leichtere Schwerhörigkeiten können die Lernfähigkeit eines Kindes maßgeblich beeinflussen. Die soziale Entwicklung eines Kindes sowie sein Kommunikationsverhalten bieten oftmals erste Anhaltspunkte für eine Hörminderung. Eine spät einsetzende verbale Artikulation oder ein vermindertes Aufmerksamkeitsvermögen sind hierfür typische Beispiele. Die genaue Befragung der Eltern ist neben der direkten Untersuchung des Kindes also unumgänglich. Wird die Diagnose einer Schwerhörigkeit gestellt, sollte der Patient schnellstmöglich eine Therapie erhalten, um die Entwicklung seiner Sprachfähigkeiten nicht noch weiter zu behindern. In der Folgezeit müssen betroffene Kinder kontinuierlich bzgl. ihres Kommunikationsverhaltens beobachtet werden, um bei Verschlechterungen sofort reagieren zu können. Neben den Eltern und den behandelnden Ärzten sind hierbei auch Logopäden und Pädagogen gefragt.

Seromukotympanon

Diese Erkrankung gilt als häufigste Ursache einer kindlichen Schallleitungsschwerhörigkeit. Vor allem die Altersgruppe von 3 – 6 Jahren ist hiervon betroffen. Bei Patienten mit Gaumenspalten oder mit Down-Syndrom ist die Inzidenz noch höher. Zwar bestehen bei etwa 60% aller Kinder im ersten Lebensjahr Flüssigkeitsansammlungen in der Paukenhöhle, doch sind diese meist asymptomatisch. Erst bei lang anhaltender Tubenfunktionsstörung kommt es zu Umbauprozessen der

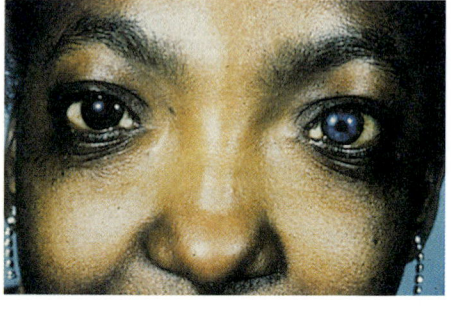

■ Abb. 1: Waardenburg-Syndrom: deutlich erkennbare Pigmentstörung der Iris, daneben abgeflachte Nasenpyramide als Zeichen kraniofazialer Dysplasien. [1]

Schleimhaut, wobei ein aktiv sezernierendes Epithel entsteht. Das abgesonderte Sekret ist hierbei zunächst serös, wandelt sich aber immer mehr in eine visköse bis leimartige Flüssigkeit um („**Leimohr**"). Durch den Verschluss der Tube kann sie nicht abfließen und wird auch nicht vom Epithel resorbiert.

Ätiologie: Ursache für eine Verlegung der Tubenöffnungen im Nasopharynx sind häufig katarrhalische Erkrankungen der Nase oder eine eingeschränkte Nasenatmung durch vergrößerte Rachenmandeln. Daher steigt die Inzidenz des Seromukotympanons entsprechend dem jahreszeitlichen Vorkommen dieser Erkrankungen. Auch eine Allergie kann durch Reizung der Nasenschleimhaut die Ventilation der Paukenhöhle behindern.

Klinik und Diagnostik: Der Patient verspürt Druck auf dem betroffenen Ohr (häufig auch beidseits) sowie zunehmende Schwerhörigkeit, wobei es zu Hörverlusten von bis zu 40 dB kommen kann. Nicht selten klagt er auch über rezidivierende Ohrenschmerzen. Das Trommelfell erscheint otoskopisch nicht mehr transparent, sondern leicht gelblich (▌Abb. 2). Es präsentiert sich verdickt und eingezogen. Häufig kommt es zur Darstellung radiärer Gefäße. Im Tympanogramm zeigt sich eine eingeschränkte Trommelfellbeweglichkeit mit charakteristischem flachem Kurvenverlauf.

Therapie: Zuerst sollte **konservativ** die Tubenfunktionsstörung behandelt werden. Hierbei kommen abschwellende Nasentropfen, Antibiotika (z. B. Amoxicillin, Trimethoprim) sowie – bei Schleimhautschwellungen allergischer Genese – Antiallergika zum Einsatz. Bei Rachenmandelhyperplasie sollte eine **Adenotomie** erfolgen. Das Seromukotympanon wird durch **Parazentese** im vorderen unteren Quadranten abgesaugt. Die **Paukendrainage** schließlich erlaubt die Trockenlegung der Paukenhöhlenschleimhaut. Dabei sistiert auch die Aktivität des sezernierenden Epithels. Durch Aspiration des viskösen Sekrets und anschließendes Einsetzen eines **Paukenröhrchens** wird das Mittelohr über den äußeren Gehörgang belüftet. Das Paukenröhrchen wiederum verbleibt meist über mehrere Monate in seiner Position im Trommelfell, bevor es von allein nach außen abgestoßen wird. Danach verschließt sich das Trommelfell von selbst.

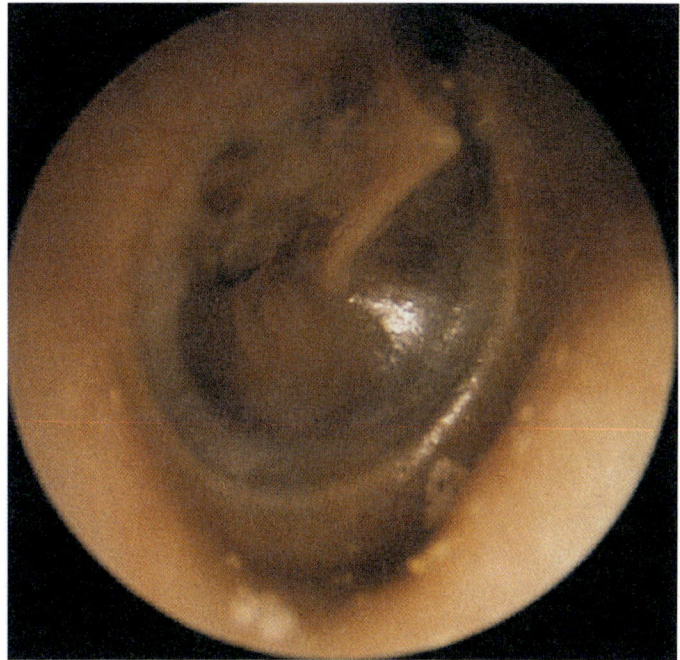

▌Abb. 2: Otoskopisches Erscheinungsbild eines Seromukotympanons: gelbliche Verfärbung des Trommelfells, durch Einziehung treten der Hammergriff und der kurze Fortsatz des Hammers deutlich in Erscheinung. [1]

Komplikationen: Nur selten muss bei Rezidivergüssen erneut ein Röhrchen eingesetzt werden, häufig kommt es jedoch nach der Therapie zur Bildung von sklerotischen Narben in Form weißer Flecken auf dem Trommelfell. Auch Ohrenlaufen kann durch Infektion des Mittelohrs über das Röhrchen auftreten. In diesem Fall muss mit antibiotischen Tropfen nachbehandelt werden. Meist ist die Entfernung der Drainage aber nicht erforderlich. Komplikationen eines (meist unbehandelten) Seromukotympanons sind **Adhäsivprozesse** im Mittelohr, **Tympanosklerose** oder Übergang in eine akute oder sogar chronische **Otitis media.** Gelingt es nicht, den ventilationsbedingten Unterdruck in der Paukenhöhle auszugleichen, können sich in den Retraktionstaschen des eingezogenen Trommelfells schließlich auch **Cholesteatome** bilden.

Zusammenfassung

✖ **Hörminderungen** bei Kindern haben weitreichende Folgen für das Erlernen kommunikativer Fähigkeiten.

✖ **Serumukotympanon** stellt die häufigste Ursache einer erworbenen kindlichen Schwerhörigkeit dar. Die operative Behandlung erfolgt durch Anwendung einer Paukendrainage und Einsetzen eines Paukenröhrchens, unbehandelt kann eine chronische Otitis media die Folge sein.

Hörverlust II

Hörverlust bei Erwachsenen

Die häufigste Ursache einer Schwerhörigkeit im Erwachsenenalter ist neben der Altersschwerhörigkeit der Verschluss des äußeren Gehörgangs durch Ohrenschmalz. Bei den meisten anderen Erkrankungen liegen neben einer Schwerhörigkeit als Hauptbefund noch andere Symptome vor.

Schallleitungsschwerhörigkeit

Äußerer Gehörgang

Oft ist die Anwendung von Wattestäbchen zur Beseitigung von Ohrenschmalz die Ursache einer Verstopfung des Gehörgangs. Hierbei wird das Zerumen nicht entfernt, sondern lediglich tiefer in das Ohr hineingedrückt, wo es dann als Zeruminalpfropf den Gehörgang völlig verlegen kann (Cerumen obturans). Um Ohrenschmalz zu entfernen, sollte eine Spülung (nur bei intaktem Trommelfell) oder eine instrumentelle Reinigung unter Sicht erfolgen. Dabei können harte Pfröpfe durch vorherige Applikation von öligen Ohrentropfen weicher gemacht werden. Hautabschilferungen und Zerumen können bei massivem Auftreten im trommelfellnahen Bereich auch zur Ausweitung und Erodierung des Gehörgangs führen.

Trommelfellverletzungen

Die häufigste Ursache von Trommelfellperforationen sind indirekte Druckwellentraumen, wie sie bei Explosionen oder auch Ohrfeigen auftreten. Als direkte Traumen bezeichnet man Verletzungen des Trommelfells durch perforierende Gegenstände, z. B. Wattestäbchen oder Stricknadeln. Der Defekt findet sich meist in den unteren Quadranten und erscheint otoskopisch als

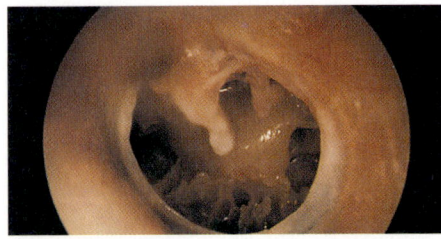

■ Abb. 3: Subtotale Perforation des Trommelfells. Man erkennt das runde Fenster und das Promontorium als Strukturen des Mittelohrs. [1]

schlitzförmiger Riss, der häufig von einem blutigen Rand umgeben ist (■ Abb. 3). Neben dem Trommelfell können auch das Mittelohr mit den Ossikeln oder das Innenohr verletzt sein.

Klinik und Therapie: Eine Perforation äußert sich als stechender Schmerz mit sofort einsetzender Schwerhörigkeit, je nach Ausmaß der Innenohrbeteiligung auch mit Tinnitus bzw. Schwindel. Therapeutisch schient man den Trommelfelldefekt, z. B. mit Silikonstreifen. Treten Trommelfellperforationen im Rahmen entzündlicher Erkrankungen auf (chronische Otitis media), müssen persistierende Defekte durch eine Tympanoplastik verschlossen werden. Hierbei dient häufig die Temporalisfaszie als Verschlusssegment. Vor der Operation wird das Ohr medikamentös „trocken gelegt". Spülungen oder Seife dürfen unter keinen Umständen zum Einsatz kommen, da sie das Risiko einer Infektion des Mittelohrs erhöhen.

Mittelohr

Bei Erwachsenen spielt im Gegensatz zu Kindern der Paukenerguss nur eine untergeordnete Rolle. Dennoch sollte eine Sinusitis oder die Verlegung der Tubenöffnungen durch nasopharyngeale Tumoren als Ursache für eine Schallleitungsschwerhörigkeit ausgeschlossen werden.

Otosklerose

Bei dieser Erkrankung kommt es zu pathologischen Knochenumbauprozessen im Bereich der Labyrinthkapsel. Sie betrifft häufiger junge Frauen als Männer und verstärkt sich in der Schwangerschaft, weswegen eine hormonelle Genese vermutet wird. Die Ätiologie ist jedoch noch unklar. Es kommt herdförmig zur Resorption von gesundem Knochen durch Osteoklasten. Dafür wird überschüssig ein geflechtartiger, spongiöser Knochen gebildet. Die Knochenmasse führt zur Fixation des Stapes im ovalen Fenster und damit zu einer Schallleitungsschwerhörigkeit. Das Trommelfell erscheint otoskopisch normal.

Klinik: Der Patient erleidet einen progredienten, in Schüben verlaufenden

Hörverlust, meist mit Tinnitus, jedoch ohne Schmerzen. Oft ist ein Ohr stärker betroffen, grundsätzlich liegt die Erkrankung aber beidseits vor. Typisch ist weiterhin eine Paracusis Willisii: Betroffene Patienten hören paradoxerweise in lauter Umgebung besser als bei niedriger Lärmbelastung.

Therapie: Bei Hörverlusten über 25 dB, die eindeutig der Schallleitungsschädigung zuzuschreiben sind, wird eine Stapesplastik eingesetzt. Hierbei wird die überschüssige Knochenmasse entfernt und das ovale Fenster durch ein Bindegewebsläppchen zum Teil verschlossen. Ein Drahtbügel ersetzt den Stapes und gibt durch die Öffnung der Membran die Schwingung direkt an das Innenohr weiter (■ Abb. 4). Bei unter einem Prozent der Behandelten kommt es dadurch jedoch zu einem totalen Hörverlust.

Schallempfindungsschwerhörigkeit

Presbyakusis

Die Presbyakusis („Altersschwerhörigkeit") wird durch die mit dem Alter fortschreitende Degeneration der Haarzellen des Corti-Organs mitbedingt. Zu dieser „physiologischen" Schwerhörigkeit summiert sich der Hörschaden, den wir durch die Lärmbelastung in unserer Umwelt erhalten. Die reine Presbyakusis macht sich etwa ab dem 50. Lebensjahr klinisch bemerkbar. Die betroffenen Patienten klagen über seitengleiche Schwerhörigkeit, vor allem im Hochtonbereich. Mit zunehmendem Hörverlust ist die Unbehaglichkeitsschwelle herabgesetzt, d. h., Geräusche werden schneller als schmerzhaft laut empfunden. Die Diskriminierungsfähigkeit ist ebenfalls betroffen, so dass bei Störgeräuschen das Sprachverständnis leidet. Daneben klagen die Betroffenen häufig über ein konstantes Ohrgeräusch.

Therapie: Hörgerät, Verzicht auf unnötige Lärmbelastungen, Nikotinverzicht.

Plötzlicher (idiopathischer) Hörsturz

Eine Schallempfindungsschwerhörigkeit kann auch innerhalb von Sekunden oder Minuten in einem bis dahin gesunden Ohr auftreten. Solch ein akuter

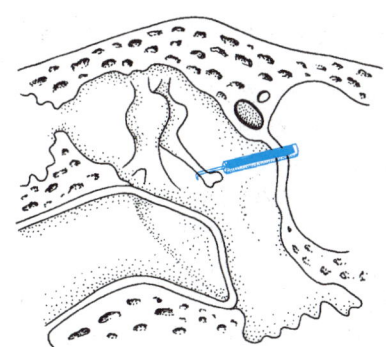

Stapesprothese mit Bindegewebe-
Ummantelung im ovalen Fenster

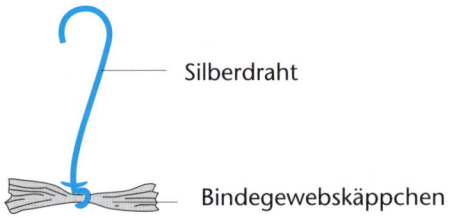

Silberdraht

Bindegewebskäppchen

■ Abb. 4: Stapesplastik: Über einen Silberdraht-
bügel wird der entfernte Stapes ersetzt. [2]

Hörsturz ist immer einseitig. Häufig klagen die Patienten über ein gleichzeitig einsetzendes Ohrgeräusch. Als Ursache gelten Mikrozirkulationsstörungen, Virusinfektionen, Innenohrembolien sowie Stoffwechselstörungen. Auch Stressfaktoren werden als Auslöser diskutiert.

Therapie: hämorheologische Infusionen (HAES), vasodilatorische Pharmaka sowie bei jüngeren Patienten Stellatumblockaden zur Durchblutungsverbesserung.

Akustische Traumen

Durch akute oder chronische Lärmexposition kommt es im Innenohr zur Schädigung der Sinneszellen durch metabolische Vorgänge (z.B. Sauerstoffmangel) oder zu direktem mechanischen Schaden. In der Hörschwellenkurve finden sich zumeist eine Senke bei 4 kHz sowie ein Hochtonhörverlust.

▶ **Knalltrauma:** akute Belastung von über 140 dB während eines Zeitraums von unter 1,5 ms. Es kommt zur sofortigen, nur z. T. reversiblen Ertaubung, die mit einem stechenden Ohrschmerz einhergeht. Nach einigen Tagen bessert sich die Symptomatik.

▶ **Explosionstrauma:** tritt bei einer länger als 2 ms andauernden Lärmbelastung von Schalldruckpegeln über 140 dB ein. Das Trommelfell ist der Belastung nicht gewachsen und reißt, und auch das Mittelohr mit der Gehörknöchelchenkette ist betroffen.

▶ **Chronisches Lärmtrauma:** wird durch eine (berufsbedingte) jahrelange Exposition von Schalldruckpegeln über 85–90 dB hervorgerufen.

▶ **Akutes Lärmtrauma:** Bei zusätzlicher Fehlhaltung der HWS kann es zur vorübergehenden Minderdurchblutung mit plötzlich eintretender Symptomatik kommen. Zur Behandlung kommen rheologische Infusionen in Frage, bei Zerreißungen des Trommelfells muss dieses zusätzlich geschient werden.

Perilymphfisteln

Zu einer Ruptur der Membran des runden Fensters oder der Ringmembran des ovalen Fensters kann es nach intrakranieller Drucksteigerung (durch Anheben schwerer Lasten, Anästhesien oder Schädeltraumen) kommen. Auch nach Stapedektomien können – nach unsauberem Verschluss – Verbindungen zwischen Mittel- und Innenohr verbleiben. Perilymphe ergießt sich durch das Leck in das Mittelohr, der Patient klagt über Hörverlust, Schwindel und Tinnitus. Über eine Tympanoskopie lässt sich ein genauer Befund über das Ausmaß der Schädigung erheben, um diese in der Folge durch Bindegewebe oder Gewebskleber zu beheben. Bei therapieresistenten Hörsturzereignissen ist eine Perilymphfistel grundsätzlich auszuschließen.

Entzündliche Innenohrerkrankungen

Viele virale Erkrankungen führen neben ihrem typischen somatischen Beschwerdebild auch zu Innenohrschädigungen. So können Masern, Mumps, Meningitis oder Lues auch Ursache einer sensorischen Schwerhörigkeit sein. Bakterielle Entzündungen des Mittelohres greifen, falls nicht konsequent therapiert, ebenfalls auf das Labyrinth über. Durch die frühzeitige Behandlung mit Antibiotika ist die Zahl solcher Fälle allerdings stark zurückgegangen.

Toxische Schäden

Das Innenohr ist durch die dort fortlaufend aktiven Stoffwechselprozesse sehr anfällig für toxische Schädigungen durch Pharmaka. Davon sind v.a. die Haarzellen des Corti-Organs betroffen, so dass sich die OAE als Therapieüberwachung gut eignet. Besonders nephrotoxische Medikamente (Aminoglykosidantibiotika, Schleifendiuretika, ASS) sowie viele Chemotherapeutika führen häufig auch zu Schädigungen im Bereich der Cochlea und des Labyrinths. Bei Therapien mit solchen Wirkstoffen muss eine kontinuierliche Überwachung der Hörfunktion erfolgen, ggf. müssen die entsprechenden Substanzen abgesetzt werden.

Zusammenfassung

✖ Die Verlegung des äußeren Gehörgangs mit Ohrenschmalz sowie die Altersschwerhörigkeit sind die häufigsten Ursachen einer Schwerhörigkeit im Erwachsenenalter.

✖ Die meisten Ursachen einer Schallleitungsschwerhörigkeit lassen sich bereits otoskopisch erkennen.

✖ Bei einer Otosklerose ist der Trommelfellbefund meist normal.

Entzündungen des äußeren Ohrs

Akute Otitis externa

Entzündliche Erkrankungen der äußeren Gehörgangshaut betreffen meist Erwachsene. Als begünstigende Faktoren gelten feuchtigkeitsbedingte Hautschädigungen, eine unsachgemäße Ohrreinigung sowie Ventilations- und Abflussstörungen. Bei den auslösenden Erregern überwiegen gramnegative Keime (v. a. Pseudomonas, Proteus und Streptokokken) sowie Pilze.

Klinik: Die Erkrankung äußert sich durch Juckreiz und Druck- sowie Zugschmerz im Bereich des äußeren Ohrs, sie kann in schweren Fällen aber auch bis zum Hörverlust durch die ödematöse Schwellung des Gehörgangs führen (❙ Abb. 1). Otoskopisch sieht man häufig einen dünnen Belag auf der Gehörgangshaut und eine zarte Rötung. Liegt eine Immunschwäche vor (z. B. Diabetes), kann sich die Entzündung auf das Trommelfell und das umgebende Weichteilgewebe ausbreiten oder sich ein systemisches Erkrankungsbild einstellen. Obwohl bei Infektionen des äußeren Gehörgangs die Schmerzsymptomatik im Vordergrund steht, tritt meist auch ein geringes Ohrenlaufen (Otorrhö) auf. Das Sekret ist hierbei meist dünnflüssig bis schmierig, je nach Keim aber auch fötid. Ist die Otorrhö schleimig-fadenziehend, weist dies auf einen Sekretionsherd im Mittelohr hin. Bei vielen generalisierten Hauterkrankungen kommt es im Verlauf ebenfalls zur Ausbildung einer Otitis externa mit Otorrhö, so etwa bei Psoriasis, seborrhoischen Dermatitiden oder Ekzemen.

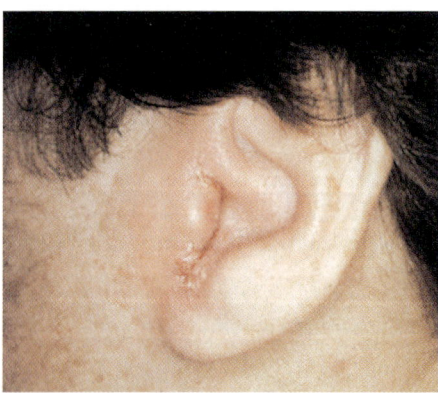

❙ Abb. 1: Akute Otitis externa. Der Gehörgang ist durch die Schwellung verschlossen. [1]

Therapie: Es empfiehlt sich bei unkomplizierten Formen eine desinfizierende Lokaltherapie, ansonsten nach Abstrichuntersuchung eine lokale oder, in schweren Fällen, systemische Antibiotika- bzw. Antimykotikatherapie. Bei Ekzembildung kommt auch der Einsatz von Kortison in Frage, es sollte aber bei verlängerter Behandlung mit Steroiden und Antibiotika an die Möglichkeit einer **sekundär induzierten Aspergillose** gedacht werden (❙ Abb. 2). Eine solche Ohrmykose produziert ein schleimiges Sekret und führt häufig zu einer Begleitmyringitis mit Granulationen. Der Juckreiz kann durch Hydrokortisoncreme gelindert werden – jedoch erst nach Behandlung der Infektion. Starke Schmerzen werden mit Analgetika behandelt.

Furunkel, Otitis externa circumscripta

Infektion eines Haarfollikels im Bereich des äußeren Gehörgangs. Auslösende Erreger sind zumeist Staphylokokken. Die Entstehung wird durch Manipulation im Gehörgang gefördert.

Klinik: starke Schmerzen und umschriebene Hautrötung, bis schließlich der Abszess rupturiert. Hierbei kommt es zum Auftreten eines rahmigen, z. T. stark fötiden Sekrets.

Therapie: in Einzelfällen Inzision unter Anästhesie, ansonsten lokalantibiotische Salbenbehandlung. Bei rezidivierendem Auftreten muss eine resistenzschwächende Allgemeinerkrankung (v. a. Diabetes) ausgeschlossen werden.

Otitis externa maligna (necroticans)

Äußerst aggressive Form einer Otitis externa, die v. a. Diabetiker und immunsupprimierte Patienten betrifft. Die Erkrankung entspricht pathophysiologisch einer infiltrativen Osteomyelitis im Bereich des Schläfenbeins durch **Pseudomonas aeruginosa.**

Klinik: granulierende Otitis mit eitriger Sekretion. Das Erkrankungsausmaß muss durch CT und Röntgen ermittelt werden. Im Verlauf kann sich die Entzündung auf das Mittelohr und die unteren Hirnnerven an ihren Austrittspunkten aus der Schädelbasis ausweiten, auch ein septisches oder meningitisches Krankheitsbild ist möglich.

Therapie: hochdosierte systemische Antibiotikatherapie, ggf. über lange Zeiträume, mit Pseudomonas-wirksamem Penicillin oder Cephalosporin. Chirurgische Behandlung je nach Ausweitung der Erkrankung.

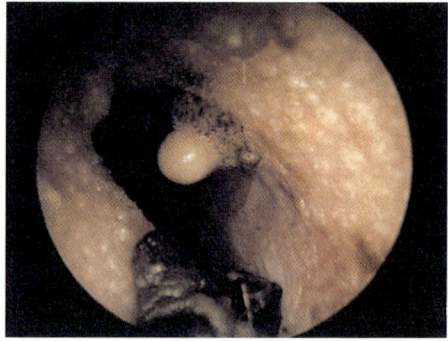

❙ Abb. 2: Sekundäraspergillose nach akuter Otitis externa. Die schwärzlichen Sporen sind Ausdruck einer Infektion mit Aspergillus niger. [1]

Otitis externa (Myringitis) bullosa

Erkrankung viralen Ursprungs („Grippeotitis") mit Bläschenbildung im Bereich des Gehörgangs und des Trommelfells (Myringitis).

Therapie: symptomatisch.

Komplikation: Beteiligung des N. vestibulocochlearis.

Parotisfistel

Abszesse der Ohrspeicheldrüse können in den äußeren Gehörgang durchtreten und sich in ihm als Pseuso-Otorrhö entleeren. Das Sekret erscheint zunächst eitrig, nach vollständigem Ausfluss des Abszesses jedoch immer wässriger (Parotissekret).

Die Symptomatik schwankt typischerweise mit der Aktivität der Parotis, nach Mahlzeiten nimmt sie zu. Die Öffnung der Fistelverbindung findet sich immer am Boden des Gehörgangs oder an der Vorderwand des knorpeligen Anteils.

Entzündliche Veränderungen der Ohrmuschel

Entzündungen des äußeren Gehörgangs können sich leicht auf die Ohrmuschel ausbreiten und sich hier in einem breiten Spektrum von Haut- und Knorpelveränderungen manifestieren.

Erysipel der Ohrmuschel

Klinik: Ausgelöst durch eine Streptokokkeninfektion zeigen die Haut der Ohrmuschel, des Ohrläppchens und benachbarte Anteile der Gesichtshaut die typischen Veränderungen mit Rötung, Schwellung, Erwärmung und meist scharfer Abgrenzung zur Umgebung.
Therapie: systemische Antibiotikagabe, meist intravenös mit Penicillin.

Herpes zoster oticus

Eine Reaktivierung von neurotropen Varicella-Zoster-Viren, die nach Infektion in Ganglienzellen verblieben sind, führt zu schmerzhafter herpetiformer Bläschenbildung im Bereich der Ohrmuschel (▮ Abb. 3). Durch Affektion der Hirnnerven VII und VIII kann es komplizierend auch zu weiteren Symptomen wie Fazialisparese oder Hörverlusten kommen (Ramsay-Hunt-Syndrom).
Therapie: Aciclovir systemisch.

Dermatitis der Ohrmuschel

Entzündungen der Ohrmuschelhaut, oder noch häufiger des Ohrläppchens, werden meist durch allergische Reaktionen auf nickelhaltige Schmuckgegenstände oder Ohrentropfen ausgelöst. Auch physikalische Auslöser wie Wärme, Kälte oder Strahlung können Ursache sein. Als Komplikation können bakterielle Superinfektionen der geschädigten Haut auftreten. Nur in diesen Fällen macht eine antibiotische Therapie Sinn, ansonsten muss das auslösende Agens erkannt und vermieden werden.

Perichondritis

Entzündung des Ohrmuschelknorpels infolge einer bakteriellen Infektion mit Staphylokokken, Pseudomonas oder anderen Keimen. Vorangegangen ist zumeist eine kleinere oder größere Hautverletzung, etwa nach physikalischer oder traumatischer Schädigung, nach operativen Eingriffen oder

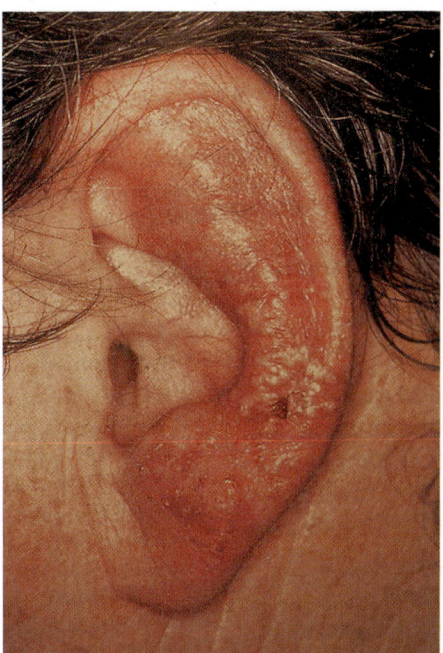

▮ Abb. 3: Zoster oticus. [2]

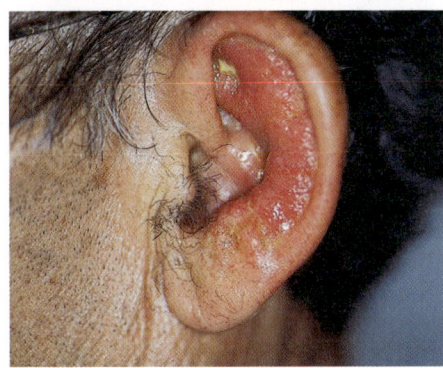

▮ Abb. 4: Perichondritis nach Radiatio. [2]

strahlentherapeutischer Behandlung. Eher selten ist eine Perichondritis auch autoimmun bedingt.
Klinik: stark schmerzhafte Rötung und Schwellung der Ohrmuschel. Betroffen sind jedoch nur die knorpelunterlegten Bereiche. Das Ohrläppchen bleibt im Gegensatz zum Erysipel von der Entzündung ausgespart (▮ Abb. 4). Bei starker Entzündungsreaktion sind auch Allgemeinsymptome wie Fieber und Lymphknotenschwellung möglich.
Therapie: lokale Desinfektion, systemische Antibiotikagabe bei schweren Fällen.

Zusammenfassung

✖ Entzündungen des äußeren Gehörgangs werden zumeist durch Bakterien hervorgerufen.

✖ Von der Otitis externa maligna sind zumeist immungeschwächte Patienten betroffen, es handelt sich um ein schweres Krankheitsbild.

✖ Ein Zoster oticus kann schwerwiegende Komplikationen mit sich bringen.

✖ Bei Rötung und Schwellung der Ohrmuschel und des Ohrläppchens handelt es sich vermutlich nicht um eine Perichondritis.

Mittelohrentzündungen I

Mittelohrentzündungen stellen vor allem im Kindesalter eine sehr häufig Krankheitsgruppe dar. Im Folgenden wird näher auf die verschiedenen Krankheitsbilder und deren Therapie eingegangen. Im nächsten Kapitel werden die häufigsten Komplikationen im Rahmen einer Mittelohrentzündung beleuchtet.

Otitis media acuta (OMA)

Mittelohrentzündungen sind vor allem bei Kindern unter 2 Jahren häufig der Grund von Ohrenschmerzen. Die Infektion durch **Pneumokokken** und **Haemophilus** (bei Erwachsenen auch grampositive Kokken) erfolgt meist aufsteigend über die Tuba Eustachii aus dem Nasopharynx. Bei bereits perforiertem Trommelfell ist auch eine Infektion über den Gehörgang möglich. In der Paukenhöhle kommt es zu Ergussbildung und exsudativer Sekretion mit konsequenter Spannung des Trommelfells.

Klinik: Der Patient schildert **pulsierenden Ohrschmerz**, fakultativ begleitet von Fieber und Tachykardie, manchmal auch Gleichgewichtsstörungen. Otoskopisch erscheint das Trommelfell gerötet, vorgewölbt oder eventuell bereits perforiert (■ Abb. 1). Bei Ruptur sistiert der Schmerz schlagartig. Bei der kindlichen Otitis media sieht man häufiger eine Otorrhö mit geruchlosem, trüb-serösem Sekret, das dann in einen dickflüssigen, eitrigen Ausfluss übergeht. In der Heilungsphase stellt es sich schleimig-fadenziehend dar.
Als typisches Leitsymptom einer **Grippeotitis** gilt ein sanguinolentes Sekret, welches durch die Beimischung kleinster Mengen Blut entsteht.

Säuglingsotitiden fallen durch schleimig-eitriges, geruchloses Sekret auf. Bei allen akuten Mittelohrerkrankungen ist die Otorrhö jedoch nicht zwingend vorhanden oder gar als Erstsymptom zu erwarten. Vor allem bei Kindern überwiegen Allgemeinsymptome, wie z. B. gastrointestinale Störungen.

Therapie: In den meisten Fällen reichen Bettruhe, Analgetika sowie Wiederherstellung der Mittelohrbelüftung durch abschwellende Nasentropfen aus, ansonsten erfolgt zunächst eine Behandlung mit Schmalspektrum-, später mit Breitspektrumantibiotikum gegen Haemophilus und Streptokokken. Bei Therapieversagen verbleibt die Parazentese zur Wiederherstellung der Mittelohrbelüftung. Oft entsteht bei Erwachsenen nach Erkrankung eine Hörminderung über die ersten Folgemonate. Von einer rezidivierenden OMA spricht man bei mehr als sechs Ereignissen im Jahr. Hier können ebenfalls eine Parazentese sowie eine Adenotomie (bei Tonsillenhyperplasie als Ursache der chronischen Tubendysfunktion) angezeigt sein. Alternativ kann eine Langzeitbehandlung mit niedrigdosiertem Penicillin erfolgen.

Otitis media chronica

Bei der chronischen Mittelohrentzündung ist das **Ohrenlaufen** klinisch das häufigste Leitsymptom, während der Ohrenschmerz meist ausbleibt. Man unterscheidet zwei Formen der Otitis media chronica (s. u.). Die Differentialdiagnose wird unter anderem anhand der Qualität des Ausflusses gestellt. Beide Formen gehen mit Trommelfelldefekten und Hörverlusten einher.

Die chronische Mittelohrentzündung verlangt sehr häufig eine **operative Therapie.** Neben den sanierenden Maßnahmen sind vor allem die Rekonstruktionen der durch die Entzündungsvorgänge destruierten Strukturen von Interesse. Hierzu gehören in erster Linie die Rekonstruktion des Trommelfells (Myringoplastik) sowie der Paukenhöhle (Ossikuloplastik):

1. Myringoplastik
Die Trommelfellrekonstruktion erfolgt je nach Lokalisation und Ausmaß der Destruktion durch verschiedene Techniken. Der operative Eingriff kann transmeatal oder über einen retroaurikulären Zugang durchgeführt werden. Der Patient wird hierfür oft nur lokal betäubt. Zumeist finden die Temporalisfaszie, das Perichondrium des Ohrknorpels oder in dünne Scheiben geschnittener Conchaknorpel als Deckungsmaterial Verwendung. Dabei ist die Flexibilität des Materials von untergeordneter Bedeutung, da sich auch mit härteren Knorpelscheiben ein nur unmerklich schlechteres audiologisches Ergebnis erzielen lässt. Die Fixierung erfolgt mit Hilfe von Fibrinkleber. Der Defekt wird meistens von innen unterlegt, da bei Deckung des Defekts von der meatalen Seite her das Risiko einer Translokation des eingesetzten Materials in den äußeren Gehörgang verbleibt.

2. Ossikuloplastik
Die Wiederherstellung der Schallleitungskette ist abhängig vom Funktionsverlust der beschädigten Strukturen. Bei intaktem und beweglichem Stapes kann eine künstliche Verbindung zwischen Trommelfell und Stapesköpfchen eingesetzt werden (PORP = partial ossicular replacement prosthesis). Anderenfalls muss auch der Stapes ersetzt werden (TORP = total ossicular replacement prosthesis). Bei fixierter Fußplatte und damit verschlossenem ovalen Fenster kann eine Fenestrierung des lateralen Bogengangs erwogen werden.
Die Rekonstruktionstechniken innerhalb des Mittelohrs (Tympanoplastiken) wurden durch **Wullstein** in fünf Typen unterteilt:

▶ Typ I: Die Ossikel sind nicht betroffen, es erfolgt eine Myringoplastik.
▶ Typ II: Die Ossikel sind kaum betroffen, es erfolgt eine Ossikelrekonstruktion.
▶ Typ III: Nur der Stapes ist erhalten, es erfolgt eine direkte Verbindung zwischen Trommelfell und Stapes (z. B. PORP).

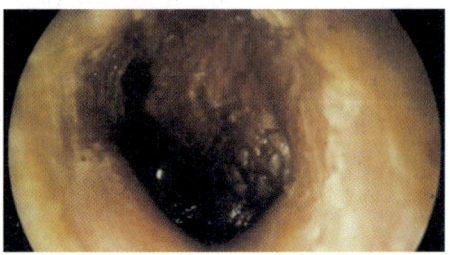

■ Abb.1: Akute Otitis media. Der Otoskopiebefund zeigt ein gerötetes, durch Eiterentwicklung im Mittelohr vorgewölbtes Trommelfell mit bereits deutlichen Zeichen der Schädigung. [1]

▶ Typ IV: Nur die Stapesfußplatte ist erhalten. Die Paukenhöhle wird verkleinert und das ovale Fenster dem Trommelfell angelegt.

▶ Typ V: Das ovale Fenster ist verschlossen, über Fenestrierung des lateralen Bogengangs wird ein neuer Zugang geschaffen.

Heutzutage sind fast nur noch die Typen I und III von klinischer Bedeutung.

Chronische mesotympanale Otitis media

Bei dieser auch als chronische Schleimhauteiterung bezeichneten Erkrankung kommt es nach rezidivierenden akuten Otitiden zu Umbauprozessen der mesotympanalen Schleimhaut. Ursache sind meist verstopfte Tuben oder wiederholtes Eintreten von Nässe in die Paukenhöhle (z. B. bei Schwimmern). Es entwickelt sich ein sezernierendes, respiratorisches Epithel. In der Regel besteht eine persistierende zentrale Trommelfellperforation in der Pars tensa ohne Beteiligung des Anulus (▮ Abb. 2a).

Klinik: Der Patient leidet unter einer Schallleitungsschwerhörigkeit. Die Sekretion einer geruchlosen, fadenziehenden, schleimig-eitrigen Flüssigkeit gilt als Leitsymptom. Dabei kann die Otorrhö permanent sein oder sich mit trockenen Phasen abwechseln. Auch die Menge des ausgeschiedenen Sekrets unterliegt starken Schwankungen. Die Paukenschleimhaut erscheint in trockenen Phasen blass bis grau, in Phasen aktiver Sekretion rötlich verdickt.

Therapie: Säuberung und Trockenlegung des Gehörgangs. Nach Abstrich und Antibiogramm Behandlung mit entsprechend wirksamen Ohrentropfen. Bei trockenem Defekt erfolgt, je nach Notwendigkeit, eine Myringoplastik. Eine Beteiligung des Mastoids (Mastoiditis) muss ausgeschlossen werden, um Rezidiven vorzubeugen.

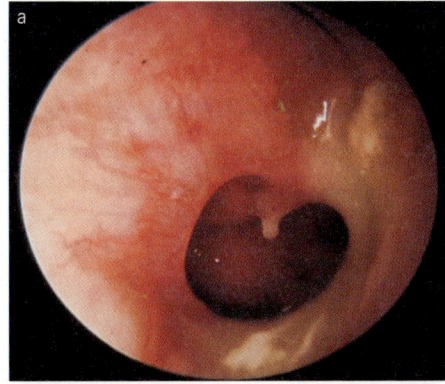

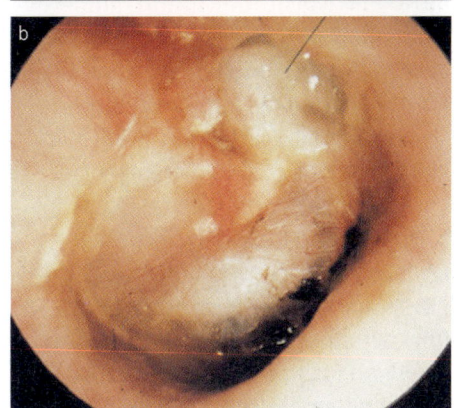

▮ Abb.2: a) Chronisch mesotympanale Otitis media: subtotaler Defekt des Trommelfells. b) Chronische Knocheneiterung: randständiges Cholesteatom sichtbar, Trommelfell schmierigeitrig belegt. [2, 1]

Chronische Knocheneiterung (Cholesteatom)

Zur chronischen Knocheneiterung kommt es meist durch lang anhaltende Tubenfunktionsstörung. Durch den Unterdruck in der Paukenhöhle bilden sich im Trommelfell Retraktionstaschen. Prädilektionsstellen hierfür finden sich im hinteren oberen Quadranten der Membran. Durch Abschnürung wird Plattenepithel in der Paukenhöhle eingeschlossen, und ein Defekt im Trommelfell verbleibt. Dieser Defekt ist immer randständig, der Anulus ist zerstört. Die Epithelmassen werden von einer Schicht verhornenden Plattenepithels umgeben, die wiederum einer Perimatrix aus Granulationsgewebe aufliegt. Durch die entzündlichen Prozesse kommt es zum Abbau des ortsständigen Knochens sowie eventuell der Ossikelkette.

Klinik: Neben einer Schallleitungsschwerhörigkeit fällt ein schmierig-eitriger Belag auf Trommelfell und Gehörgang auf, welcher auch nach sorgsamer Ohrtoilette fötid riecht (▮ Abb. 2b). Das Sekret hat eine bröckelige Konsistenz und ist nicht schleimig-fadenziehend! Schmerzen bestehen meist nicht, eher wird über Druckgefühl geklagt.

Therapie und Komplikationen: Ein Cholesteatom muss operativ behandelt werden, da es sich um einen progressiven destruierenden Prozess handelt. Neben der Zerstörung der Gehörknöchelchen kann es auch zur Ausbildung einer Bogengangsfistel kommen. Einbrüche in den Fazialiskanal, das Mastoid oder intrakranielle Abszessbildung gelten als weitere verheerende Komplikationen. Durch eine Operation muss die Entfernung des Cholestatomsacks, die Ausheilung der Knocheneiterung, sowie die Wiederherstellung der Ossikelkette sichergestellt werden. Eine Myringoplastik beseitigt den Trommelfelldefekt.

Zusammenfassung

✖ Die akute Otitis media hat einen starken, häufig pulsierenden Ohrenschmerz als Leitsymptom.

✖ Bei chronischer Schleimhauteiterung reicht eine konservative Behandlung im Zusammenspiel mit gründlicher Ohrtoilette meist aus.

✖ Bei chronischer Knocheneiterung ist eine operative Behandlung obligat.

✖ Die Wahl des Rekonstruktionsverfahrens bei Mittelohrdestruktion ist in erster Linie von der Beschaffenheit des Trommelfells und des Steigbügels abhängig.

Mittelohrentzündungen II

Heutzutage sind durch Verwendung von Antibiotika zur Behandlung der Otitis media Komplikationen in der Folgezeit eher selten. Trotzdem stellen sie bei Auftreten einen akuten HNO-ärztlichen Notfall dar. Daher bedarf es im Zweifelsfall schnellstmöglicher Aufklärung und Therapie. Als häufigste Komplikation gilt die Mastoiditis, welche vor allem bei Kindern im Anschluss an eine schlecht therapierte akute Otitis media auftreten kann (▮ Abb. 3). Für gewöhnlich teilt man die möglichen Komplikationen in extrakranielle und intrakranielle Folgeerkrankungen ein.

Extrakranielle Komplikationen
Mastoiditis

Eine Mastoiditis kann besonders bei Kleinkindern und Säuglingen nach einer akuten Otitis media auftreten. Hierbei kommt es zu einer Entzündung der Zellen des Warzenfortsatzes. Ist nur die Schleimhaut betroffen, spricht man von einer **Begleitmastoiditis**, welche recht häufig nach Mittelohrerkrankungen beobachtet wird. Kommt es auch zur Entzündung der Knochenstrukturen, handelt es sich um die seltenere Mastoiditis im engeren Sinne. Ihre Entstehung wird durch erschwerten Sekretabfluss, erhöhten Pneumatisationsgrad, die allgemeine Abwehrlage des Patienten sowie die Virulenz der Erreger begünstigt.
Klinik: Es bestehen die Symptome der akuten Otitis media (Schmerzen, pulssynchrones Klopfen, Schwerhörigkeit) weiter, dazu steigt auch das Fieber wieder an, und der Patient wird tachykard. Zudem kommt es zu einer **ödematösen**

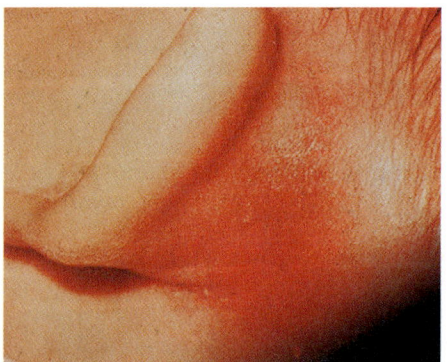

▮ Abb. 3: Mastoiditis. Das Ohr erscheint abstehend, Ausbildung eines subperiostalen Abszesses. [2]

geröteten Schwellung hinter der Ohrmuschel (Ohr erscheint abstehend), einem **Druckschmerz** über dem Mastoid sowie einer **Otorrhö**. Otoskopisch kann sich eine Rötung der hinteren Gehörgangswand erkennen lassen. Durch Entzündungsprozesse im benachbarten Antrum kann der Gehörgang außerdem abgesenkt wirken.
Therapie: Bei Beteiligung der knöchernen Strukturen (Beurteilung durch CT) muss eine **Mastoidektomie**, immer kombiniert mit intravenöser Antibiotikagabe, durchgeführt werden. Kam es zu einem Übergreifen auf Jochbeinzellen (Zygomatizitis) oder Zellen des Felsenbeins (Petrositis), sind diese ebenfalls vollständig auszuräumen. Als Zugang dient ein retroaurikulärer Hautschnitt. Eine konservative antibiotische Therapie ist nur bei Vorliegen eines Frühstadiums mit ausschließlicher Schleimhautbeteiligung zu empfehlen. Es sollte bedacht werden, dass sich aus einer Mastoiditis andere, auch intrakranielle Komplikationen entwickeln können.

Fazialisparese

Bei Kindern kann es schon durch eine akute Otitis media zur einseitigen Fazialislähmung kommen (s. a. Kap. Fazialisparese). Sie wird durch eine direkte entzündliche Beteiligung des Hirnnervs bedingt und betrifft so zumeist den tympanalen Anteil. Durch intrakranielle Prozesse können neben dem N. facialis auch alle anderen Hirnnerven durch otogene Komplikationen in Mitleidenschaft gezogen werden!

Labyrinthitis

Durch das Übergreifen der Entzündungsprozesse einer Otitis media auf das Innenohr kommt es zu einer **serösen Labyrinthitis**. Das Labyrinth ist dabei selbst nicht infiziert, es handelt sich lediglich um eine Begleitentzündung, ausgelöst durch die freigesetzten Mediatoren und Toxine. Der Patient leidet unter Drehschwindel, Schallempfindungsschwerhörigkeit und Erbrechen, außerdem findet sich ein Spontannystagmus zur kranken Seite. Die seröse Labyrinthitis kann vollständig ausheilen

oder in eine **eitrige Labyrinthitis** übergehen. Hierbei hat sich auch das Innenohr mit Erregern infiziert. Die Symptome sind etwas ausgeprägter, der Spontannystagmus weist jetzt zur gesunden Seite. Durch Fortschreiten der Erreger zum inneren Gehörgang besteht die Gefahr einer Meningitis.
Therapie: Das Mittelohr muss durch eine Paukendrainage oder Mastoidektomie entlastet werden. Zur Infektionsbekämpfung werden parenteral Antibiotika verabreicht. Bei einer eitrigen Labyrinthitis bleibt immer ein Residualschaden zurück!

Intrakranielle Komplikationen
Otogene Meningitis

Nach eitrigen Mittelohrentzündungen kann die Entzündung auf die weichen Hirnhäute übergreifen und so eine Meningitis auslösen. Als Ausbreitungswege kommen hierfür Blutgefäße, Diploevenen, das Labyrinth selbst oder Knochenlücken nach Frakturen in Frage. Vor allem bei Pneumokokkenmeningitiden mit unklarem Infektionslokus sollte das Ohr genauestens untersucht werden, da hier häufig der Ausgangspunkt liegt.
Klinik: Der Patient leidet initial unter Fieber und Kopfschmerz. Später kommt es zu Verwirrtheit, Unruhe und Erbrechen sowie Nackensteife. Die Diagnose wird klinisch per Lumbalpunktion gestellt. Durch ein CT kann ein eventuell bestehender Hirnabszess ausgeschlossen werden.
Therapie: sofortige parenterale Gabe von Antibiotika. Nach Stabilisierung des Allgemeinzustands folgt gegebenenfalls ein operativer Eingriff zur diagnostischen Abklärung und therapeutischen Sanierung des Infektionsherds. Rezidivierende Meningitiden verlangen nach einer HNO-ärztlichen Inspektion der Ohren und der Nasennebenhöhlen, um den Infektionsfokus auszuschalten.

Intrakranielle Abszesse

Intrakranielle Abszesse gehören zu den schwerwiegendsten Komplikationen, die mit einer Mittelohrentzündung einhergehen können. Häufiger findet sich Abszessbildung allerdings nach chroni-

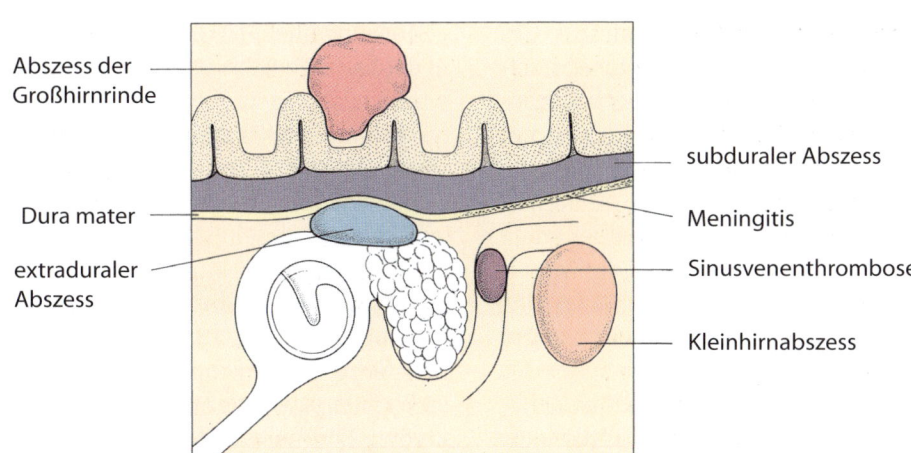

Abb. 4: Intrakranielle Komplikationen nach Mittelohrinfektion. [1]

Abszess der Großhirnrinde

subduraler Abszess

Dura mater

Meningitis

extraduraler Abszess

Sinusvenenthrombose

Kleinhirnabszess

scher Knocheneiterung (Cholesteatom). Durch die direkte Ausbreitung einer Mittelohrinfektion in die mittlere oder hintere Schädelgrube bilden sich **Extraduralabszesse.** Sie stehen nicht mit dem Liquorraum in Verbindung und sind daher – abgesehen von der Grunderkrankung – je nach Größe eher symptomarm. Wird auch die Dura durchbrochen, kommt es zu **Subduralabszessen** im Arachnoidalraum. Hier zeigen sich Beschwerden ähnlich einer Meningitis oder einem Empyem. Auf dem Boden dieser Abszesse oder über Gefäßbahnen schließlich kann sich auch in der weißen Substanz ein Herd bilden. Intrakranielle Abszesse **neigen zur Kapselbildung.**

Schläfenlappenabszess

Abszesse des Temporallappens gehen meist vom Tegmen tympani aus. Im **Initialstadium** klagt der Patient über plötzliches Erbrechen bei geringem Krankheitsgefühl, Kopfschmerzen, Fieber. Zusätzlich finden sich anamnestisch häufig vorangegangene Beschwerden einer Mittelohrentzündung (Otalgie, Otorrhö). Nach einer Latenzzeit von mehreren Wochen erfolgt der Übergang in das **manifeste Stadium:** Bewusstseinstrübung und spezifische Herdsymptomatik. Zu Letzterer gehören bei Schläfenlappenabszess Aphasien (sensorisch und amnestisch), Krämpfe und Hirndruckzeichen (Bradykardie, Lähmungen, Stauungspapillen).

Therapie: Bei der Beseitigung der Infektionsquelle wird der Abszess operativ eröffnet und drainiert oder, bei tieferen Abszessen, eine transkranielle Punktion durchgeführt. In jedem Fall muss parallel mit hochdosierten Antibiotika behandelt werden. Unbehandelt kann der Abszess in das Unterhorn des Seitenventrikels einbrechen!

Kleinhirnabszess

Dieser geht meist von der hinteren Schädelgrube aus. Er findet sich seltener als der Schädellappenabszess, kann aber während oder nach Mastoiditis auftreten. Neben erhöhten Hirndruckzeichen bestimmen Ataxien, Hirnnervenausfälle und Gleichgewichtsstörungen das klinische Bild. Kleinhirnabszesse bilden seltener Kapseln und sind daher unbehandelt meist letal.

Sinusvenenthrombose

Nach Mastoiditis oder Cholesteatom kann es zur Thrombophlebitis des Sinus sigmoideus oder des Bulbus der V. jugularis kommen. Der infizierte Thrombus streut und führt zur otogenen Sepsis. Außerdem verlegt er die Ausflussbahn und erhöht den Hirndruck. Klinisch besteht das Bild einer Sepsis mit Fieber, Schüttelfrost und schlechtem Allgemeinbefinden. Therapeutisch erfolgt meist eine Mastoidektomie mit operativer Entfernung des Thrombus.

Zusammenfassung

✖ Die Mastoiditis ist die häufigste Komplikation einer Mittelohrentzündung.

✖ Neben der Fazialisparese können auch andere Hirnnervenlähmungen otogenen Ursprungs sein.

✖ Intrakranielle Komplikationen können auch ohne otologische Symptome auftreten.

✖ Neben der Beseitigung des Infektionsherds muss parallel die intrakranielle Symptomatik behandelt werden.

✖ Bei septischem Krankheitsbild im Zusammenhang mit Otitis muss eine Sinusthrombose ausgeschlossen werden.

Fazialisparese

Der N. facialis ist der einzige Hirnnerv mit allen Faserqualitäten. In seinem Verlauf gibt er sowohl sekretorische als auch motorische Fasern ab und führt sensorische und sensible Informationen aus der Peripherie zum ZNS. Motorische Funktionseinschränkungen stellen sich häufig schon auf den ersten Blick eindrücklich dar (▮ Abb. 2a–d). Intrakraniell ziehen Fasern des Tractus corticonuclearis vom Gyrus precentralis zu den motorischen Fazialiskernen im Hirnstamm. Während die Fasern für die Innervation von Auge und Mund vollständig kreuzen, verlaufen die Fasern für die motorische Innervation der Stirn gekreuzt und ungekreuzt. Einseitige Schädigungen in diesem **supranukleären** Bereich führen daher nur zu Lähmungen im kontralateralen Auge-Mund-Bereich, das Stirnrunzeln ist weiterhin beidseits möglich. Außerhalb des Hirnstamms winden sich die Fasern als inneres Fazialisknie um den Abduzenskern. Die Fasern lagern sich dem N. intermedius an und verlassen zusammen mit dem VIII. Hirnnerv die Schädelgrube. Im Ganglion geniculi **(1. Fazialisknie)** gehen die Fasern für die Versorgung der Tränen- und Nasenschleimhautdrüsen ab. Die restlichen Anteile ziehen durch das Mittelohr Richtung Mastoid und bilden dort das **2. Fazialisknie,** bevor sie durch das Foramen stylomastoideum die Schädelbasis verlassen. Nach Durchzug durch die Ohrspeicheldrüse verzweigen sich die extrakraniellen Fasern im Pes anserinus. Vorher geben sie noch den N. auricularis posterior zur sensiblen Versorgung der hinteren Gehörgangswand ab.

Die verschiedenen Faserqualitäten des N. facialis und sein großes Innervationsgebiet zeugen von seiner herausragenden Bedeutung im Bereich des Nervensystems. Hierzu gehören:

▶ **Motorische Innervation** der mimischen Gesichtsmuskulatur, des M. stapedius, des M. stylohyoideus, des hinteren Bauchs des M. digastricus und des Platysmas
▶ **Sekretorische Innervation** der Tränen- und Nasenschleimhautdrüsen, der Gll. submandibularis und sublingualis
▶ **Sensorische Innervation** der Geschmacksknospen der vorderen $\frac{2}{3}$ der Zunge über die Chorda tympani
▶ **Sensible Innervation** der hinteren Gehörgangswand

Klinik und Diagnostik

Um die Ursache und die Lokalisation einer Schädigung zu bestimmen, ist eine genaue Befragung des Patienten notwendig. Dabei spielen der Verlauf der Lähmung (plötzlicher Eintritt, allmähliche Symptomatik), der Grad der Lähmung (komplett, inkomplett) sowie eventuelle Zusatzsymptome (Ohrenschmerzen, Geschmacksstörungen etc.) eine Rolle. Berichtet der Patient von gustatorisch ausgelöster Tränensekretion, spricht man von „Krokodilstränen", wie sie bei Nervenfehlgeneration auftreten können. Vorangegangenen Traumen, Operationen oder Infektionen (v. a. auch Zeckenbisse!) muss besondere Aufmerksamkeit geschenkt werden, da sie als häufige Auslöser einer Fazialisschädigung gelten. Ebenfalls gilt es Allgemeinerkrankungen (Diabetes, bekannte Tumorleiden etc.) auszuschließen.
Bei der **klinischen Untersuchung** ergeben sich für den Arzt anhand der Ausfallserscheinungen Hinweise auf den Ort der Schädigung. Generell sollte eine gründliche HNO-ärztliche Untersuchung mit besonderem Augenmerk auf Ohrsymptomatik und Ausfälle anderer Hirnnerven durchgeführt werden. Man spricht bei eingeschränkter Funktion von einer Parese, bei kompletter Lähmung von einer Paralyse. Anhand der Funktionsfähigkeit der mimischen Muskulatur kann die Unterscheidung zwischen peripherer und zentraler Parese

getroffen werden. Ist der Patient noch in der Lage, die Stirn zu runzeln, liegt eine Schädigung im zentralen (supranukleären) Bereich des Nervs vor. Ist die ganze Gesichtshälfte gelähmt, liegt die Störung peripher der Nervenkerne auf der ipsilateralen Seite. Klagt der Patient über eine Hyperakusis, deutet dies auf eine Schädigung im Bereich oberhalb des Abgangs des N. stapedius hin. Mit dem **Schirmer-Test** misst man durch einen Filterpapierstreifen die Tränensekretion. Eine Seitendifferenz von mehr als 30% gibt Hinweise auf eine Schädigung des Nervs im Bereich des Abgangs des N. petrosus major bzw. des Ggl. geniculi. Durch eine **Geschmacksprüfung** kann die Lokalisation der Schädigung im Verhältnis zum Abgang der Chorda tympani bestimmt werden: Kommt es zu gustatorischen Ausfällen, liegt sie oberhalb des Abgangs (also vor dem Abschnitt innerhalb des Mastoids), ansonsten unterhalb. Ebenfalls zur Messung der Funktionsfähigkeit der Chorda tympani kann die Speichelproduktion der Gll. submandibulares verwendet werden. Dafür müssen allerdings die Ausführungsgänge sondiert und deren Fluss gemessen werden **(Sialometrie),** was sich in der Praxis als sehr mühsam darstellt. Zu den elektrischen Methoden zur Objektivierung einer Fazialisparese gehören die **Elektromyographie (EMG)** und die **Elektroneuronographie (ENoG).** Bei der EMG werden die Aktionspotentiale der mimischen Muskulatur nach willkürlicher Innervation gemessen und mit der Gegenseite verglichen. Die ENoG misst das Summenaktionspotential der Gesichtsmuskulatur nach Reizung von außen und vergleicht dieses ebenfalls mit der gesunden Seite.

Idiopathische Parese (Bell-Parese)

Bei der häufigsten Form der Fazialislähmung handelt es sich um eine Ausschlussdiagnose. Es werden infektiösentzündliche Faktoren diskutiert, doch konnte bisher noch keine einwandfreie Ätiologie bewiesen werden.
Klinik: Es bestehen normalerweise keine Einschränkungen des Allgemeinbefin-

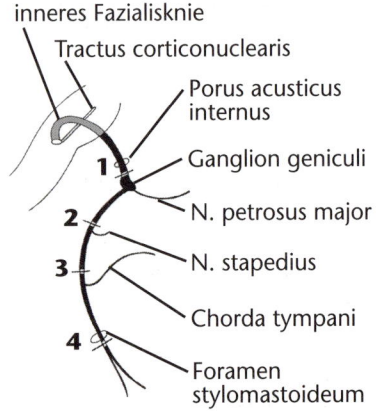

▮ Abb. 1: Verlauf des N. facialis. [3]

inneres Fazialisknie
Tractus corticonuclearis
Porus acusticus internus
1
Ganglion geniculi
2
N. petrosus major
3
N. stapedius
Chorda tympani
4
Foramen stylomastoideum

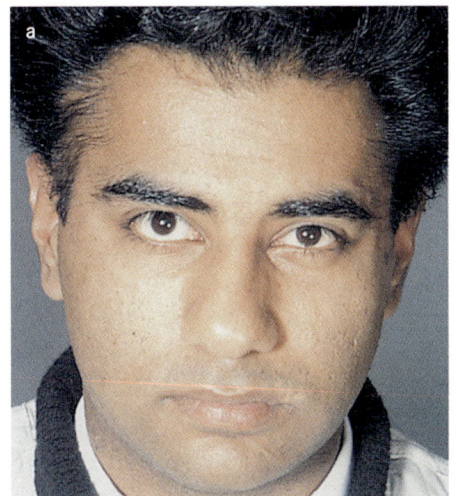
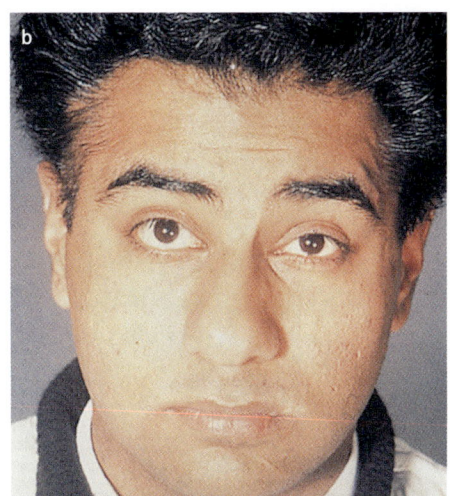
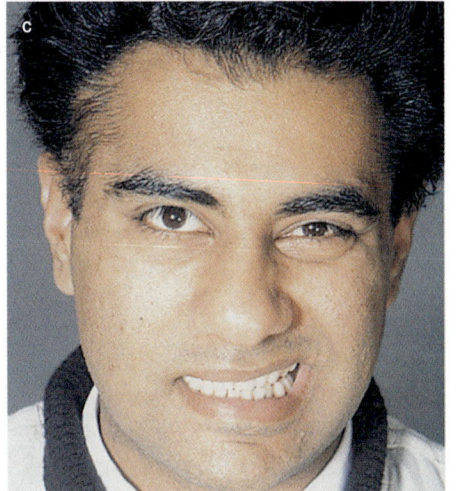
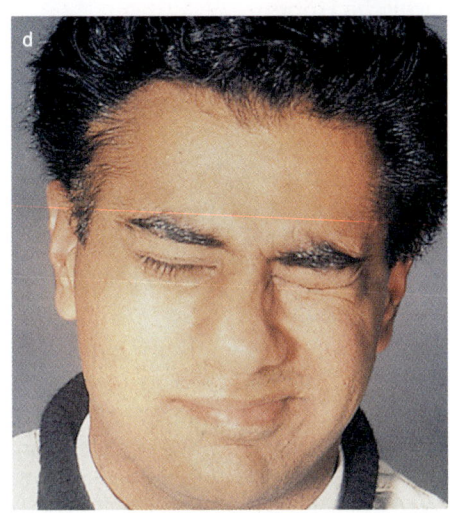

Abb. 2: Periphere Fazialisparese rechts. a) „Entspannen." Beachte die leicht erweiterte Lidspalte auf der rechten Seite. b) „Augenbrauen anheben!" Auf der rechten Seite bilden sich weniger Stirnfalten als links. c) „Lächeln!" Rechts eindeutige Bewegungseinschränkung der Mund- und Augenpartie. d) „Augen zukneifen!" Deutliche Schwäche rechts. [1]

Traumatische Fazialisparese

Nach Schädelbasisfrakturen, Weichteilschädigungen, scharfen oder stumpfen Gesichtstraumen sowie nach Operationen kann es zu Schädigungen des N. facialis kommen. Treten dabei Lähmungserscheinungen sofort auf, wurden die Faserstrukturen direkt durch das Trauma geschädigt, meist zerrissen. Bei langsamen fortschreitenden Funktionsverlusten sind eher Kompressionsvorgänge durch Weichteilschwellungen und Hämatome als Ursache anzusehen. Während bei letzterem Zustand erst die Abschwellung abgewartet bzw. mit Kortikosteroiden unterstützt werden sollte, ist bei direkter traumatischer Schädigung eine sofortige Operation unumgänglich.

Andere Ursachen eine Fazialisparese

Infektiöse Ursachen dürfen bei unklarer Problematik nicht aus den Augen gelassen werden. Vor allem otogene Infektionen greifen durch die nahe Beziehung zum Nervenverlauf häufig auf diesen über. Auch an eine Infektion mit Herpes-Zoster-Viren muss gedacht werden (Ramsay-Hunt-Syndrom). Meist findet man hierbei als zusätzliches Symptom im Bereich der Ohrmuschelhaut Ansammlungen von Bläschen. Auch eine Borreliose verursacht in manchen Fällen Fazialisparesen.
Tumoren können Paresen durch direktes Wachstum innerhalb der Nervenstruktur selbst auslösen (Fazialisneurinom, Akustikusneurinom) oder durch tumorbedingtes Wachstum benachbarter Strukturen zu Kompressionen führen (Parotistumoren, Meningeome).

dens und kein Fieber. Auffallend ist eine Häufung bei Diabetes und Schwangerschaft. Die Parese setzt **akut** innerhalb weniger Stunden als meist **einseitige, komplette, periphere Fazialislähmung** ein. Hauptsymptom sind neben den mimischen Einschränkungen Geschmacksverlust, eingeschränkte Tränensekretion sowie in manchen Fällen Hyperakusis. Bei inkompletter Parese bessert sich die Symptomatik meist von selbst nach einigen Wochen, oft kommt es zur vollständigen Erholung. Bei kompletter Lähmung dauert dieser Prozess einige Monate, und häufig verbleiben Restsymptome.
Therapie: Es gilt vor allem das Auge vor Austrocknung zu schützen, da dieses durch den inkompletten Lidschluss ständig Tränenflüssigkeit verliert und die Hornhaut nicht benetzt wird. Dafür kommen Uhrglasverbände, Tropfen sowie das Beschweren des Augenlids mit Gewichten in Frage. Kortikosteroide werden empfohlen, bei bislang zweifelhaften Ergebnissen. Unter dem Melkersson-Rosenthal-Syndrom versteht man rezidivierende idiopathische Paresen im Komplex mit gleichzeitigem schmerzhaftem Gesichtsödem und Lingua plicata.

Zusammenfassung

✖ Die Ausfallserscheinungen geben Informationen über Lokalisation der Schädigung.
✖ Bei der zentralen Fazialislähmung ist das Stirnrunzeln noch möglich.
✖ Es muss immer eine vollständige HNO-ärztliche Untersuchung erfolgen.
✖ Die Bell-Parese ist eine Ausschlussdiagnose.
✖ Parotistumoren können sich als Fazialisparese darstellen.

Gleichgewichtsstörungen I

Schwindel lässt sich nur schwer als einheitliches Symptom definieren. Es handelt sich generell um ein subjektives Missempfinden eintreffender, meist widersprüchlicher sensorischer Reize. Zugrunde liegen kann einerseits eine Funktionsstörung des peripheren sensorischen Systems – Auge, Vestibularorgan oder propriozeptives System – oder eine Störung der zentralen Verarbeitung auf Höhe des Hirnstamms oder des Kleinhirns (Abb. 1). Schwindel tritt allerdings auch physiologisch auf. So kann es während oder nach Bewegungen zu Scheinempfindungen kommen, die nicht dem eigentlichen Ausmaß der vollführten Bewegung entsprechen. Ebenso kann es bei übermäßiger Reizung, zum Beispiel während einer Schifffahrt, durch gleichzeitige oder gegenläufige Meldungen verschiedener Systeme zum subjektiven Missempfinden kommen. Man spricht dann von einer **Kinetose** oder auch von Reisekrankheit. Letztlich sei auch der physiologische **Höhenschwindel** erwähnt, bei dem es zum Konflikt zwischen vestibulär und propriozeptiv wahrgenommener Stabilität und optisch empfundener „Haltlosigkeit" kommt.

Ist der Patient in der Lage, einen Richtungs- oder Bewegungsmoment seines Schwindels zu bestimmen, spricht man von einem **systematischen Schwindel**. Dieser wird meist durch Störungen im Bereich der peripheren Systeme ausgelöst und äußert sich als Drehschwindel oder als Liftschwindel. Schwankschwindel, Unsicherheit oder gar Bewusstseinstrübung spricht hingegen eher für eine Störung bei der zentralen Verarbeitung der eintreffenden Reize, man spricht von **unsystematischem Schwindel**. Dieser bleibt auch auf Dauer bestehen, während der Ausfall einer peripheren Komponente meist nach einiger Zeit kompensiert werden kann. Ebenfalls von differentialdiagnostischer Bedeutung sind die Dauer der Missempfindung und die Art des Auftretens (Dauerschwindel oder Anfallsschwindel). Wie verhält sich der Schwindel bei Lageveränderungen? Des Weiteren muss der Patient nach zusätzlich bestehenden Ohrsymptomen (Hörverlust, Tinnitus, Sekretion, Schmerz), neurologischen und internistischen Störungen befragt werden. Welche Medikamente werden eingenommen, oder sind kardiovaskuläre Vorerkrankungen bekannt? Eine gründliche Anamnese hilft gerade bei einem so weitläufigen Symptom wie Schwindel bei der Eingrenzung möglicher Differentialdiagnosen.

Diagnostik

Um eine Mittelohrerkrankung als Auslöser nicht zu übersehen, müssen beide Trommelfelle inspiziert werden. Häufig findet sich bei Patienten mit Schwindelsymptomatik ein Nystagmus, welcher nach der Richtung der schnellen Bewegung benannt wird. Eine neurologische Untersuchung der Hirnnerven und der Kleinhirnfunktion dient zur Diagnose neural bedingter Funktionsstörungen. Ein optisch kompensierter Schwindel kann z. B. durch den **Romberg-Versuch** demaskiert werden. Hierbei wird der Patient aufgefordert, mit geschlossenen Augen auf der Stelle zu stehen oder in eine Richtung zu laufen. Bei propriozeptiven oder vestibulären Funktionseinschränkungen kommt es dabei zu erhöhter Fallneigung. Letztlich sollte es zur Überprüfung der kardiovas-

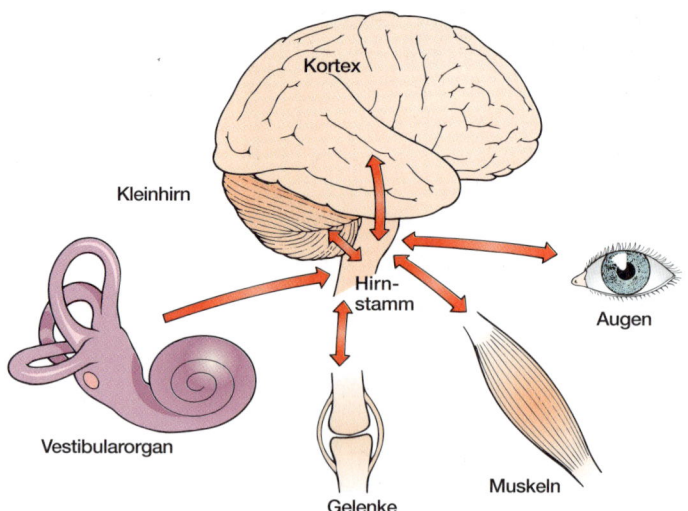

 Abb. 1: Gleichgewichtskontrolle: Durch das Zusammenspiel von optischen, propriozeptiven und vestibulären Informationen kann das ZNS einen Gleichgewichtszustand herstellen. Bei widersprüchlichen Wahrnehmungen der einzelnen Systeme kommt es zu Schwindel. [1]

kulären Funktion und deren Lageabhängigkeit kommen: Schwindelanfälle mit Bewusstseinseinschränkungen etwa haben fast immer eine kardiale Arrhythmie als Ursache.

Periphere vestibuläre Funktionsstörungen

Verschiedene Erkrankungen im Bereich des Ohrs und Gleichgewichtsorgans können mit demselben Symptom „Schwindel" einhergehen (Abb. 2).

Entzündliche Prozesse des Mittelohrs

Sowohl die akute als auch die chronische Mittelohrentzündung können Auslöser für Gleichgewichtsstörungen sein. Bei einer akuten Mittelohrentzündung sollte eine Parazentese durchgeführt werden, um die Paukenhöhle zu entlasten und den Druck auf das angrenzende Innenohr zu verringern. Vestibuläre Störungen im Rahmen eines chronischen Mittelohrprozesses müssen den Verdacht auf ein Cholesteatom mit Perilymphfistel lenken. Eine Labyrinthfistel geht mit anfallsartig auftretendem Schwindel einher. Häufig findet sich hierbei ein Schwindel bei Druck auf den Tragus, da die Reizung über das Cholesteatom an das Labyrinth weitergegeben wird.

Akuter einseitiger Vestibularisausfall – Neuronitis vestibularis

Wie beim akuten Hörsturz lässt sich auch für diese Erkrankung oft keine genaue Ursache ermitteln. Sie tritt zwar häufig im Anschluss an einen grippalen Infekt auf, es werden aber auch metabolische, vaskuläre oder toxische Ätiologien diskutiert.
Klinik: Der Patient empfindet einen starken Drehschwindel mit einem für gewöhnlich deutlichen Spontannystagmus zur gesunden Seite. Erholt sich der Patient, kann dieser allerdings seine Richtung ändern. Es besteht Fallneigung zur erkrankten

Seite. Begleitsymptome wie Ohrenschmerz, Hörverlust usw. fehlen!
Therapie: zunächst Bettruhe und Flüssigkeitszufuhr, in der Erholungsphase sollte der Patient durch vestibuläres Training die Kompensation beschleunigen.

Benigner paroxysmaler Lagerungsschwindel – BPLS

Diese Erkrankung hat vermutlich mechanische Ursachen: Kalzitpartikel, die sich aus der Makula gelöst haben, schwimmen im hinteren vertikalen Bogengang. Bei starken Bewegungen lösen sie dort eine Welle aus, welche zur Reizung der Cupula führt.
Klinik: Der Patient leidet an lageabhängigen Drehschwindelanfällen. Diese dauern für gewöhnlich weniger als eine Minute an und zeigen einen typischen Crescendo-Decrescendo-Charakter. Im Liegen und nach Ruhe verstärken sich die Symptome. Es zeigt sich außerdem ein starker, rotierender Nystagmus.
Therapie: Physiotherapeutische Manöver stehen im Vordergrund. Diese nutzen den Umstand aus, dass nach mehrfacher Provokation der Lagerungsschwindel in seiner Intensität abnimmt. Meist erlischt die Symptomatik aber von selbst.

Morbus Menière

Als Ursache dieser Erkrankung werden mehrere Vorgänge diskutiert, die letztlich alle zu einem **endolymphatischen Hydrops cochleae** führen. Es ist aber nicht klar, ob dieser durch eine Überproduktion von Endolymphe, einen Abflussstau oder eine Resorptionsstörung zustande kommt. Der Hydrops drückt auf die Reissner'sche Membran, an besonders schwachen Stellen (Schneckenspitze) kommt es vermutlich zur Ruptur. Dabei mischt sich neurotoxische Endolymphe mit Perilymphe, der Ausfall des Hörorgans sowie Schwindelanfälle sind die Folge. Betroffen sind von dieser eher seltenen Erkrankung Patienten in der 3.–5. Dekade.
Klinik: Der Morbus Menière äußert sich durch die Trias von anfallsartigen Schwindelattacken, einseitigem Hörverlust sowie einseitigem Tinnitus. Diese Symptome sind immer gleichzeitig

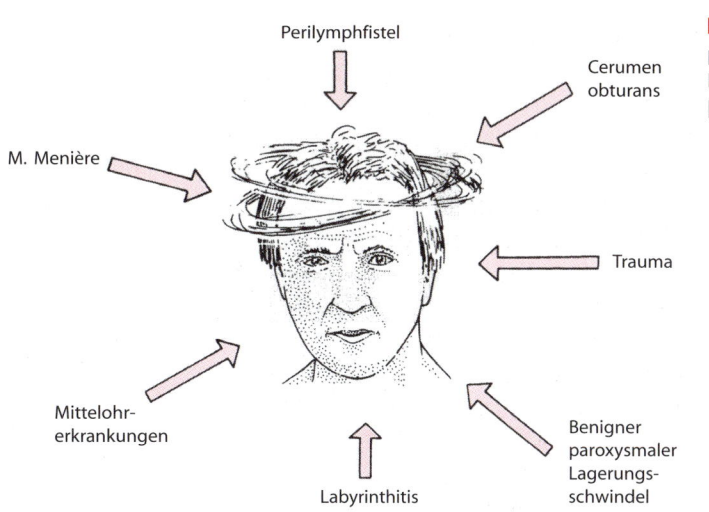

Perilymphfistel

Cerumen obturans

M. Menière

Trauma

Mittelohr-erkrankungen

Benigner paroxysmaler Lagerungs-schwindel

Labyrinthitis

Abb. 2: Ursachen peripherer vestibulärer Funktionsstörungen. [1]

nachweisbar! Der Schwindel kann über Stunden andauern und ist meist mit Nausea und Erbrechen vergesellschaftet. Der Hörverlust stellt sich im Audiogramm klassisch zunächst als Tieftonschwerhörigkeit dar, später sind alle Frequenzen betroffen. Der Tinnitus ist konstant vorhanden, ändert aber seine Intensität.
Therapie: Ein akuter Anfall wird mit Bettruhe und Antivertiginosa bzw. Antiemetika behandelt. Als Prophylaxe kommt eine medikamentöse Intervallbehandlung mit Antihistaminika oder zentral wirksamen Kalziumantagonisten in Frage. Die prognostische Unsicherheit und die zunehmende Angst des Patienten vor plötzlichen Schwindelattacken lassen auch chirurgische Maßnahmen sinnvoll erscheinen. Da diese im Fall einer Neurotomie oder einer Labyrinthektomie mit der Ertaubung des betreffenden Ohrs einhergehen, sind sie

eigentlich nur für die Spätphase der Erkrankung geeignet. Eine weitere Möglichkeit besteht im Einfügen eines intratympanalen Gentamicinröhrchens in die Paukenhöhle. Dieses führt zur kontrollierten Zerstörung betroffener Labyrinthanteile.

Traumatische Störungen

Zu Störungen des Gleichgewichts kann es auch nach Frakturen der Schädelknochen kommen, etwa nach Beschädigung des Felsenbeins. Hierbei ist oft auch der Fazialisnerv betroffen, was die Diagnose einfacher gestaltet. Auch stumpfe Kopftraumen mit Commotio oder Contusio labyrinthi gehen mit Schwindel einher. Häufig kommt es hier nach Wochen auch zum Auftreten von BPLS. Generell sind auch Operationen mit dem Risiko eines iatrogenen Traumas der Gleichgewichtsorgane behaftet.

Zusammenfassung

✖ Um die Ursache des Schwindels festzustellen, muss dieser vom Patienten so genau wie möglich beschrieben werden.

✖ Schwindel mit Bewusstseinseinschränkung weist fast immer auf eine kardiale Ursache hin.

✖ Bei akutem einseitigem Vestibularisausfall mit starkem Drehschwindel fehlen begleitende Symptome.

✖ Das gleichzeitige Auftreten von anfallsartigem Schwindel, einseitigem Hörverlust und einseitigem Tinnitus deutet auf die Menière'sche Erkrankung hin.

Gleichgewichtsstörungen II

Schwindel nicht peripher-vestibulären Ursprungs

Schwindel und Gleichgewichtsstörungen müssen nicht immer auf Schäden des Vestibularorgans oder des Hörapparats beruhen. Häufig findet sich die Ursache auch im Bereich der Halswirbelsäule oder gar auf Ebene der zentralen verarbeitenden Strukturen (█ Abb. 3). Es handelt sich dabei meist um ein Zusammentreffen mehrerer Faktoren.

Schwindel im Alter

Durch die verminderte Sehfähigkeit und den zunehmenden Hörverlust im Alter kommt es zu Fehlleistungen im propriozeptiven System, Schwindel ist die Folge. Verschlimmert wird dies noch durch die oft gleichzeitig bestehenden Kreislaufprobleme älterer Patienten. Arteriosklerose etwa führt zu Mangelperfusion zentraler Strukturen des vestibulären Systems. Auch die Behandlung mit vasoaktiven Medikamenten kann durch das Auslösen hypotoner Zustände Gleichgewichtsstörungen hervorrufen. Davon sind zwar ältere Patienten häufiger betroffen, jedoch gilt dies ebenso bei der medikamentösen Behandlung junger Menschen.

Halswirbelsäulenveränderungen

Verspannungen und Blockierungen der Halswirbelgelenke, besonders der Kopfgelenke, können über Verbindungen der Gelenkrezeptoren mit den Vestibulariskernen eine Reihe von Symptomen hervorrufen. Dazu gehören Schwindel, Innenohrschwerhörigkeit und Tinnitus. Dasselbe gilt für degenerative Erkrankungen wie Arthritis oder traumatische Schäden im Bereich der Halswirbelsäule, etwa **Schleudertraumata** nach Auffahrunfällen. Eine funktionelle röntgenologische Untersuchung in vier Ebenen ist hierbei zum Ausschluss von

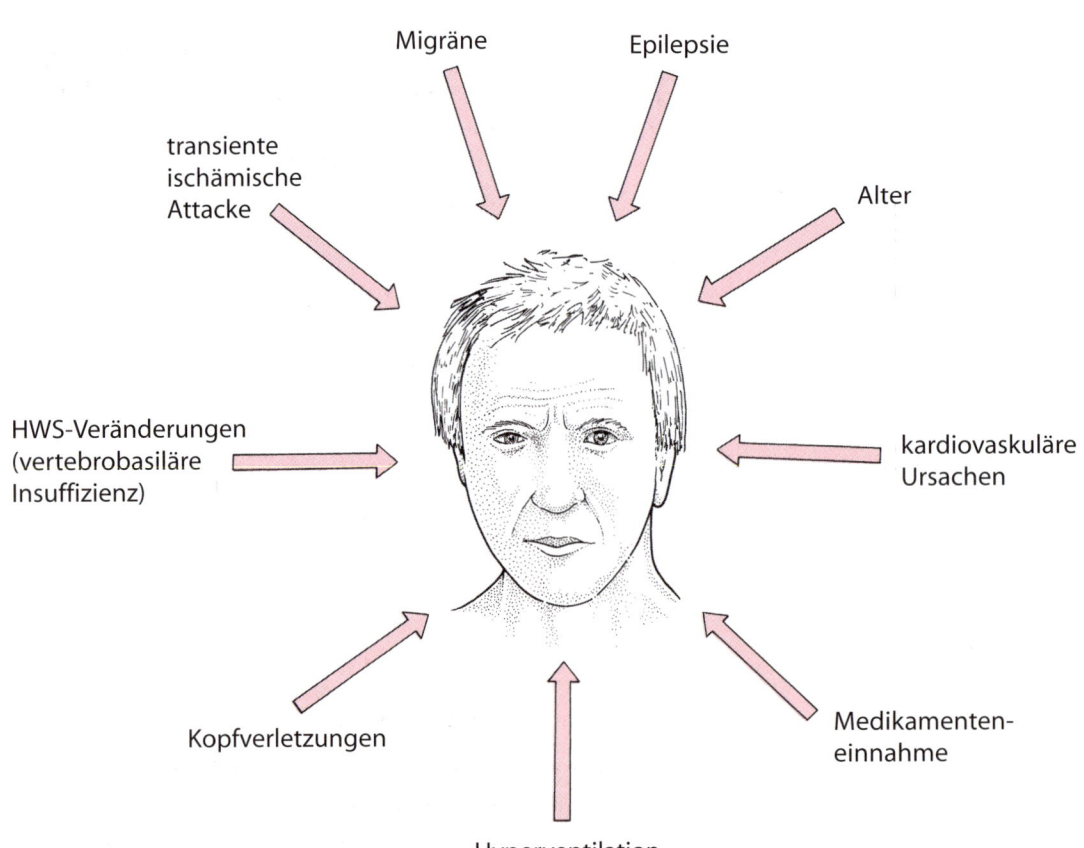

Migräne

Epilepsie

transiente ischämische Attacke

Alter

HWS-Veränderungen (vertebrobasiläre Insuffizienz)

kardiovaskuläre Ursachen

Kopfverletzungen

Medikamenteneinnahme

Hyperventilation

█ Abb. 3: Ursachen von Schwindel nicht vestibulärer Genese. [1]

Frakturen unerlässlich. Therapeutisch kommen je nach Schweregrad Krankengymnastik oder orthopädische Verfahren zur Anwendung.

Vertebrobasiläre Insuffizienz

Zum Stromgebiet der A. vertebralis bzw. der A. basilaris gehören sowohl der Hirnstamm mit den Vestibulariskernen als auch das Innenohr mit dem Labyrinth und den Bogengangsorganen. Mangeldurchblutungen in diesem Bereich können daher zu Gleichgewichtsstörungen und Schwindel führen. Meist finden sich zusätzlich auch andere Zeichen einer zerebralen Insuffizienz, etwa Sehstörungen, Bewusstseinsverlust oder Drop-Attacks. Sind Kompressionen der A. vertebralis auf Höhe der Halswirbelsäule die Ursache für die Symptomatik, spricht man von einem **Zervikalsyndrom.** Andere Auslöser sind arteriosklerotische Veränderungen der Gefäße sowie transiente ischämische Attacken (**TIAs**). Als **Steal-Phänomen** bezeichnet man eine Strömungsumkehr der A. vertebralis einer Seite infolge einer Stenose der ipsilateralen A. subclavia. Auch hierbei kommt es zur zerebralen Mangelversorgung mit Schwindelattacken als Folge. Unter dem **Wallenberg-Syndrom** versteht man Symptome, die als Folge eines lateralen Infarkts der Medulla oblongata auftreten. Dazu gehören neben Schwindelanfällen und Hörstörungen der ipsilaterale Ausfall der Hirnnerven V–X sowie des kontralateralen Tractus spinothalamicus mit entsprechender Einschränkung der Temperaturempfindung.

Kleinhirninfarkt (PICA-Infarkt)

Bei Mangeldurchblutung des Kleinhirns durch Infarkt der A. cerebellaris posterior inferior gehört das akute Auftreten einer Schwindelsymptomatik zu den Leitbefunden. Durch Magnetresonanztomographie können die Diagnose gestellt und der Infarkt von einem einseitigen Vestibularisausfall abgegrenzt werden. Es besteht akute Gefahr einer Einklemmung.

Migräne

Neben den typischen Kopfschmerzen klagen einige Patienten auch über Gleichgewichtsstörungen. Diese können neben der Schmerzsymptomatik ebenfalls Auslöser für Übelkeit und Erbrechen sein.

Multiple Sklerose

Bei der multiplen Sklerose kann Schwindelempfinden zu den Erstbefunden gehören. Daneben treten auch Störungen der willkürlichen Augenbewegung oder Veränderungen des optokinetischen Nystagmus als Kennzeichen einer Demyelinisierung des Hirnstamms auf. Diese kann im MRT unter Umständen nachgewiesen werden. Über akustisch evozierte Potentiale lassen sich retrokochleäre Befunde erheben.

Hyperventilation

Schwindel tritt auch bei Erregungszuständen infolge gesteigerter Atmung auf. Überwiegend sind hiervon junge Patienten betroffen. Begleitend kommt es häufig zu Tinnitus und Kribbelgefühl in den distalen Extremitäten.

Zusammenfassung

✖ Schwindel und Gleichgewichtsstörung sind häufige Symptome des alten Patienten.

✖ Daneben sind zervikale Beschwerden die häufigste Ursache für nicht vestibulären Schwindel.

Tinnitus

Unter Tinnitus versteht man die Wahrnehmung von Ohrgeräuschen ohne zugrunde liegende exogene akustische Information. Etwa 15% der deutschen Bevölkerung klagt über passageren Tinnitus, der je nach Schweregrad unterschiedliche Konsequenzen für die Lebensqualität der betroffenen Patienten hat. Bei etwa jedem 30. hiervon kommt es zu starken Einschränkungen der Lebensführung. Man unterteilt Ohrgeräusche in **subjektiven**, nur vom Patienten wahrnehmbaren Tinnitus und **objektive**, auch vom Untersucher nachvollziehbare Geräuschphänomene (❚ Abb. 1).

Diagnostik

Eine Tinnitussymptomatik tritt typischerweise akut auf. Da die Ohrgeräusche sehr schnell als fremd und störend empfunden werden, suchen die Patienten meist schon nach kurzer Zeit ärztliche Hilfe auf. Die Betroffenen klagen in vielen Fällen zusätzlich über Schlafstörungen und Konzentrationsschwächen, auch Einschränkungen des Hörvermögens sowie der allgemeinen Leistungsfähigkeit sind möglich. Man spricht bei starken Einschränkungen der Lebensqualität von einem **dekompensierten Tinnitus.** Um mögliche Ursachen der Ohrgeräusche zu erkennen, erfolgt grundsätzlich eine vollständige HNO-ärztliche Untersuchung inklusive Auskultation der Ohren. Hörverluste müssen über audiometrische Messungen bestimmt werden. Die radiologische Diagnostik umfasst MRT sowie Doppler-Sonographie der hirnversorgenden Gefäße zum Ausschluss pathologischer Prozesse. Vor allem bei chronischem Tinnitus mit massiver Beeinträchtigung muss immer auch die psychische Situation des Patienten beachtet werden.

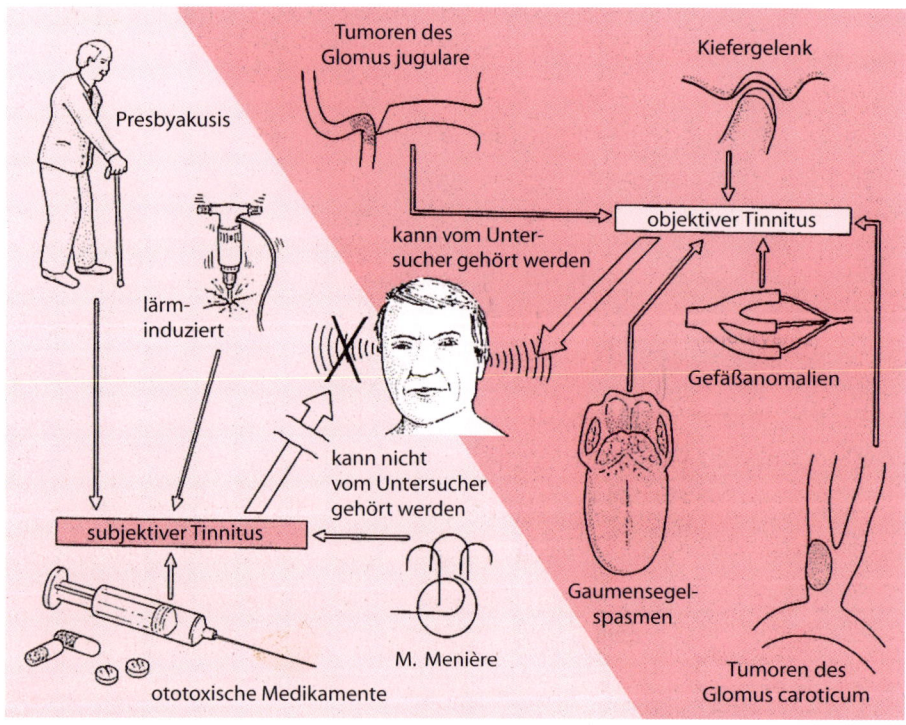

❚ Abb. 1: Verschiedene Ursachen objektiver und subjektiver Ohrgeräusche. [1]

Therapie

Die Therapie des Tinnitus gestaltet sich schwierig und ist oft nur bedingt erfolgreich. Bei Patienten mit objektiven Ohrgeräuschen und ersichtlicher Ursache kommen überwiegend chirurgische Verfahren zum Tragen. Hörstörungen werden mit Hilfe von Hörgeräten behandelt. Als problematisch gelten vor allem die subjektiven Ohrgeräusche, da hierbei kein kausaler Therapieansatz besteht. Medikamentös scheint die Behandlung mit Lidocain den akuten Tinnitus positiv zu beeinflussen. Auch die Infusion mit durchblutungsfördernden Substanzen führt in Einzelfällen zu Erfolgen. Bei chronischem Leiden kann ein **Tinnitus-Noiser** installiert werden. Hierbei handelt es sich um einen extern getragenen Geräuschgenerator, der die pathologischen Geräusche „überdeckt". Die erfolgreichste und gleichzeitig unkomplizierteste Therapie besteht aber sicherlich im erlernten „Überhören" (Retraining-Therapie) des Tinnitus. Dabei gilt es vor allem, den Patienten von der Harmlosigkeit seiner Erkrankung zu überzeugen. Letztlich ist bei schwerer Einschränkung der Lebensqualität auch eine psychotherapeutische Behandlung zu erwägen.

Subjektive Ohrgeräusche

Subjektive Ohrgeräusche können eine Vielzahl von möglichen Ursachen haben. Das Spektrum reicht vom verlegten Gehörgang über Mittelohrprozesse bis hin zu Innenohrschäden, wobei Letztere am häufigsten diagnostiziert werden. Oft kommt es im Zusammenhang mit einer Schallempfindungsschwerhörigkeit zum Tinnitus. Man vermutet eine „Überreizung" der Sinneszellen, die letztlich zu den störenden Hörwahrnehmungen führt. Liegt die Schädigung im Hochfrequenzbereich, kann der Hörverlust für längere Zeit unerkannt bleiben und nur der Tinnitus als Symptom diagnostiziert werden. Auch Hirntumoren oder die Menière'sche Erkrankung können zu fehlerhaften Geräuschwahrnehmungen führen. Bei älteren Patienten findet sich im Rahmen einer Presbyakusis gehäuft eine Tinnitussymptomatik. Hierbei stellt sich das Geräusch nicht, wie sonst typisch, akut ein, sondern wird durch die langsame Progredienz der Erkrankung erst verzögert wahrgenommen. Als weiterer Auslöser kommt der Gebrauch ototoxischer Medikamente, zum Beispiel Aminoglykoside oder Schleifendiuretika, in Frage.

Objektive Ohrgeräusche

Unter den Ursachen des objektiven Tinnitus findet sich am häufigsten ein als klopfendes Geräusch beschriebenes Pulsieren der A. carotis interna. Daneben kann ein solches **vaskuläres** Ohrgeräusch auch durch AV-Fisteln oder Glomustumoren erzeugt werden. Spasmen der Gaumensegel oder der Ohrbinnenmuskeln werden als **muskulärer** Tinnitus wahrgenommen. Das Geräusch hierbei wird eher als ein „Klicken" beschrieben.

Zusammenfassung

✖ Es findet sich meist keine anatomisch oder physiologisch erklärbare Ursache für Tinnitus.

✖ Zu den häufigsten objektiven Ohrgeräuschen gehören Gefäßveränderungen.

✖ Akuter Tinnitus wird durch Lidocain und durchblutungsfördernde Mittel positiv beeinflusst, chronischer Tinnitus kann mit Tinnitus-Noisern maskiert werden.

Ohrmuscheldeformation und Zerumen

Die Ohrmuschel

Die Ohrmuschel ist als prominentester Teil des gesamten Ohrs in erster Linie von Verletzungen, physikalischen Einwirkungen (Hitze und Kälte) und bei Entzündungen betroffen. Hierauf wird in den jeweiligen Kapiteln genauer eingegangen. Daneben ist die Ohrmuschel auch der Teil des Ohrs, der am häufigsten Fehlbildungen aufweist.

Die Ohrmuschel entwickelt sich aus sechs Höckern an der Seite des embryonalen Kopfes. Diese fließen zusammen und verlagern sich nach kranial. Da Mittel- und Innenohr aus anderen Anteilen hervorgehen, sind diese bei Fehlbildungen nicht immer mit betroffen.

Aurikularanhängsel

Kleinere Fehlbildungen in Form von Aurikularanhängseln sind relativ häufig und im Allgemeinen durch Exzision gut therapierbar. Sie finden sich am häufigsten präaurikulär im Bereich der ersten Kiemenfurche. Bei Vorliegen von Aurikularanhängseln sollten immer Fehlbildungen des Mittel- und Innenohrs ausgeschlossen werden, auch wenn diese nur selten in Kombination auftreten. Aurikularanhängsel am Ohrmuschelrand werden als **Darwin-Höcker** bezeichnet und sind ebenfalls apathologische Normvarianten (▌ Abb. 1 a).

Abstehende Ohrmuschel

Beträgt der Ohr-Kopf-Winkel mehr als 30 Grad, spricht man von abstehenden Ohrmuscheln. Streng genommen handelt es sich hierbei nicht um eine Fehlbildung im engeren Sinne, sondern um eine angeborene Normvariante. Auch wenn es normalerweise zu keiner funktionellen Einschränkung kommt, besteht häufig der Wunsch einer kosmetischen Korrektur. Näheres hierzu wird im Kapitel Weichteilverletzungen und plastische Gesichtschirurgie beschrieben.

Ohrfisteln und Ohrzysten

Im Rahmen der embryonalen Entwicklung kann es bei ungenügender Ver-schmelzung der Schlundbögen zur Ausbildung von Fisteln und Zysten kommen.

Fisteln können dabei sowohl im Gehörgang als auch in der Ohrmuschel ihren Ursprung haben. Sie sind meist an ihrer punktförmigen Öffnung im äußeren Gehörgang zu erkennen, und die Fistel erstreckt sich nicht selten bis in die seitliche Halsregion. Da Ohrfisteln häufig eine Eintrittspforte für Infektionen darstellen, müssen sie in der Regel exzidiert werden. Dabei muss der Operateur besonderes Augenmerk auf die Verzweigungen des Fazialisnervs legen, dessen Äste häufig durch den Gang getrennt werden und so bei einer Exzision gefährdet sind.

Als **präaurikuläre Sinus** bezeichnet man embryonal entstandene zystenartige Hohlräume vor der Ohrmuschel, die ebenfalls über eine kleine Öffnung sondiert werden können. Die Eintrittspforte befindet sich meist vor der Helixwurzel (▌ Abb. 1 b).

Ohrmuscheldysplasie

Zu den Dysplasien I. Grades gehören die oben beschriebenen Aurikularanhängsel, der Darwin-Höcker, die Makrotie, abstehende Ohrmuscheln sowie viele weitere Normabweichungen, bei denen grundsätzlich alle Strukturen der Ohrmuschel vorhanden, jedoch teilweise nicht ganz bzw. zu stark ausgebildet sind.

Unter den Dysplasien II. Grades findet sich die leichtere **Mikrotie,** bei der es häufig zu anatomischen Einschränkungen der Schallleitung kommt. Die Funktionsfähigkeit des Innenohrs ist zumeist nicht vermindert, daher besteht die Möglichkeit, über ein Knochenleitungshörgerät der Cochlea auditive Information zukommen zu lassen.

Das vollkommene Fehlen der Ohrmuschel bezeichnet man als **Anotie** (Dysplasie Grad III). Für die Hörfähigkeit gilt hier dasselbe wie für die Mikrotie. Die kosmetische Rekonstruktion der Ohrmuschel durch plastische Chirurgie wird etwa ab dem 10. Lebensjahr durchgeführt, ist im Allgemeinen aber immer noch eher unbefriedigend. Alternativ kommen Pro- oder Epithesen zum Einsatz, welche über ein Ansatzstück, meist aus Titan, im Mastoid verankert werden. Diese Ansatzstücke sind ebenfalls gut geeignet, als Transmitter für die eventuell verwendeten Hörgeräte zu wirken.

Gehörgangsstenosen und -atresie

Im Zusammenhang mit Fehlbildungen der Ohrmuschel kann es auch zum ste-

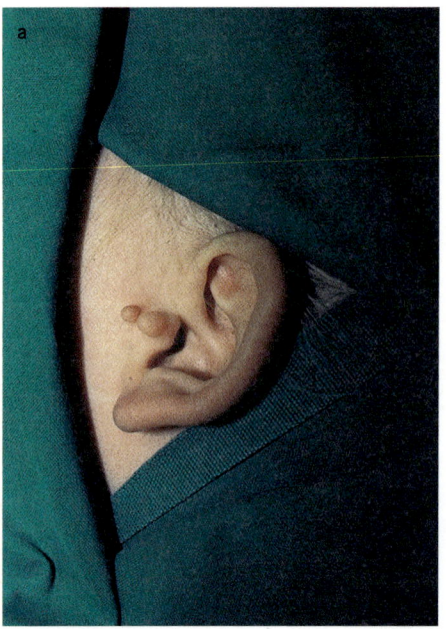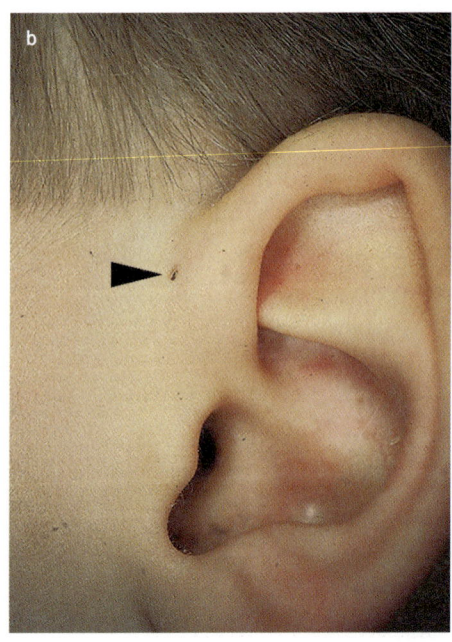

▌ Abb. 1: a) Aurikularanhängsel. b) Präaurikuläre Fistel. [2]

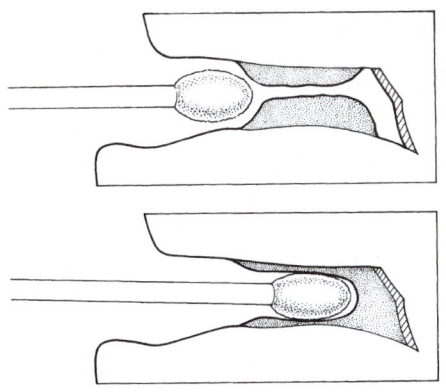

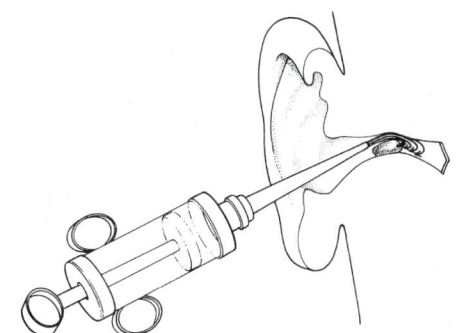

Abb. 2: Einsatz von Wattestäbchen führt zur Verstopfung des Trommelfells mit Ohrenschmalz. [1]

Abb. 3: Spülen des äußeren Gehörgangs: Der Wasserstrahl sollte auf das Dach des Gehörgangs gerichtet sein, um das Trommelfell zu schützen. [1]

notischen Verschluss oder zur vollständigen Fehlanlage des äußeren Gehörgangs kommen. Man unterscheidet hierbei eine knöcherne und eine häutige Stenose. Je nach Situation können eine Eröffnung des Gehörgangs von außen sowie eine Implantation neuer Gehörgangshaut notwendig sein.

Zerumen

Beim Zerumen, auch Ohrenschmalz genannt, handelt es sich um einen natürlichen Schutzfilm des äußeren Gehörgangs. Ohrenschmalz besteht aus dem talgigen Sekret der Ohrendrüsen im lateralen Drittel des Gangs und beigemischten Haaren und Hautschuppen. Seine Produktion wird durch Katecholamine angeregt, es befindet sich aber permanent eine nachweisbare Menge im Gehörgang. Die Konsistenz ist variabel, ebenso kann das Zerumen verschiedene Färbungen zeigen. Seine Funktion besteht im Schutz der äußeren Gehörgangshaut. Es sorgt für ein saures Milieu und enthält bakterizide Inhaltsstoffe. Ohrenschmalz wandert mit der Epithelbildung im Gehörgang nach lateral, es kommt so zu einer physiologischen Entfernung des Drüsensekrets sowie der abgeschuppten Epithelanteile. Ebenso werden auf diese Weise externe Verunreinigungen „ausgewaschen".

Der sehr beliebte häusliche Einsatz von Wattestäbchen verhindert dies und führt im Gegenteil zur Aufstauung des Zerumens vor dem Trommelfell. Durch eindringendes Wasser schwemmt das eingeschlossene Keratin auf und verstopft das Lumen (■ Abb. 2). Man spricht von **Cerumen obturans.** Oft wird auch Flüssigkeit im hinteren Teil des Gehörgangs eingeschlossen. Es kommt zu Hörverlusten und Trommelfellirritationen, die wiederum eine ärztliche Reinigung des äußeren Gehörgangs notwendig machen.

Lässt sich das vermeintliche Ohrenschmalz nur schlecht oder gar nicht entfernen, muss an die Möglichkeit eines Cholesteatoms gedacht werden. Dieses breitet sich vom Mittelohr aus im äußeren Gehörgang aus und kann von einer Kruste bedeckt sein, welche verhärtetem Zerumen ähnelt.

Entfernung des Zerumens

Verschluss des Gehörgangs durch Pfropfbildung, Reizung des Trommelfells und des Gangepithels sowie Behinderungen der Schallleitung können die ärztliche Entfernung des Zerumens notwendig machen. Auch die einfache Inspektion des Trommelfells ist bei übermäßiger Produktion von Ohrenschmalz nicht möglich.

Das Ausspülen des Ohrs ist zur Reinigung des Gehörgangs die einfachste und meist effektivste Behandlung. Die Spülung erfolgt mit körperwarmem Leitungswasser. Der Untersucher richtet den Strahl möglichst nach hinten und oben, so dass er auf das Dach des Gehörgangs trifft und nicht direkt auf das Trommelfell (■ Abb. 3). Um ein besseres Ergebnis zu erzielen, werden härtere Verstopfungen durch vorherige Applikation von glycerolhaltigen Ohrentropfen aufgeweicht.

Bei bekanntem perforiertem Trommelfell sollte von einer Spülung abgesehen und auf andere Methoden zurückgegriffen werden. Hierzu gehört die Entfernung des Zerumens mit einer Kürette. Ebenso wie bei der Spülung müssen hiernach die Haut des Gehörgangs und das Trommelfell auf Schäden durch die Behandlung untersucht werden. Durch mechanische Reizung der benachbarten Bogengänge kann es beim Patienten zu Schwindelsymptomen kommen, auch eine Perforation des Trommelfells ist in seltenen Fällen möglich.

Zusammenfassung

✖ Fehlbildungen der Ohrmuschel müssen nicht zwangsläufig mit Fehlbildungen des Mittelohrs und des inneren Ohrs einhergehen.

✖ Zerumenbildung im Gehörgang ist physiologisch und sollte nicht mit Wattestäbchen behandelt werden.

✖ Schwer lösliches Zerumen kann auf ein zugrunde liegendes Cholesteatom hinweisen.

✖ Eine Ohrspülung darf nur bei intaktem Trommelfell durchgeführt werden.

Verletzungen und Fremdkörper

Verletzungen des äußeren Ohrs
Othämatom und Otserom

Bei stumpfer Gewalteinwirkung auf die Ohrmuschel von außen kann es durch Abscherung des Perichondriums vom Ohrknorpel und Füllung des neu entstandenen Spalts mit Flüssigkeit zur Ausbildung eines Othämatoms oder Otseroms kommen. Diese vor allem bei Sportlern häufige Verletzung zeichnet sich durch einen akuten, das Trauma begleitenden Schmerz aus, welcher mit zunehmender Schwellung jedoch rasch abnimmt (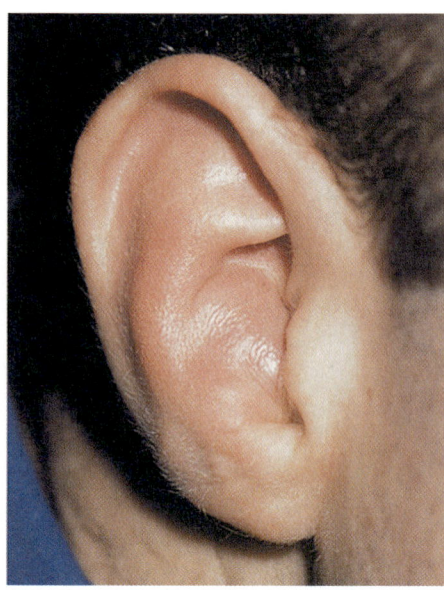 Abb. 1). Die Resorption der angesammelten Flüssigkeit ist im Allgemeinen sehr schlecht, unbehandelt entwickelt sich meist das typische „Blumenkohlohr". Durch sterile Punktion oder Exzision des Ergusses können bleibende kosmetische Schäden vermieden werden, jedoch erhöhen sich dadurch auch die Chancen einer sekundären Infektion mit Gefahr einer Perichondritis. Antibiotikaprophylaxe erscheint daher sinnvoll. Das Ohr wird nach dem Eingriff mit einem Druckverband fixiert. Unbedingt sind auch benachbarte Strukturen (Gehörgang, Trommelfell) auf Verletzungen zu untersuchen.

Verletzungen der Haut und des Knorpels

Die hervorragende Durchblutung der Ohrmuschel ist einerseits Grund für die oftmals heftigen Blutungen im Anschluss an eine Schnitt-, Biss- oder Rissverletzung, bietet andererseits aber gerade dadurch auch gute prognostische Aussichten für eine erfolgreiche chirurgische Versorgung der betroffenen Strukturen. Nach gründlicher Infektionsprophylaxe (vor allem nach Bissen durch Mensch und Tier) zeigen oberflächliche Verletzungen eine gute Heilungstendenz. Sind Knorpelstrukturen freigelegt worden, müssen diese durch Hautlappen bedeckt werden. Bei Abriss der ganzen Ohrmuschel ohne verbindende Hautbrücke ist die Prognose jedoch eher schlecht. Auch hier gilt es, begleitende Verletzungen von Mittel- und Innenohr auszuschließen.

Erfrierungen und Verbrennungen

Die weitaus häufigeren Erfrierungen werden wie Verbrennungen in drei Grade eingeteilt, wobei es sich um **Rötung der Haut** (Grad I), **Blasenbildung** (Grad II) sowie **Nekrose** (Grad III) handelt. Bei Kälteschäden wird das Ohr behutsam wiedererwärmt, bei Grad III wird die Demarkation der betroffenen Gewebeabschnitte unter Trockenbehandlung abgewartet. Verbrennungen sind dementsprechend durch sofortige Kühlung zu behandeln. Nach Grad-III-Verletzungen bleiben zumeist kosmetische Schäden zurück.

Verletzungen des äußeren Gehörgangs

Der äußere Gehörgang ist zumeist durch die Einwirkung von Fremdkörpern – bzw. den Versuchen, diese zu entfernen – Verletzungen ausgesetzt. Vor allem das breite Spektrum an Instrumenten zur Beseitigung des Zerumens (Zahnstocher,

■ Abb. 1: Othämatom nach Sportverletzung. [1]

Stricknadeln, Schraubenzieher) führt zu oft blutigen und schmerzhaften Wunden, die jedoch im Allgemeinen eine gute und rasche Heilungstendenz zeigen. Wie immer gilt es, Beteiligungen des Trommelfells sowie der Mittelohrstrukturen auszuschließen.

Verletzungen des Mittel- und Innenohrs
Druckwellentrauma

Bei Explosionen oder einer einfachen Ohrfeige ist das Ohr starken Druckwellen von außen ausgesetzt. Vor allem die Geschwindigkeit der Druckänderung spielt dabei eine Rolle. Häufig führen solche Traumen zu Zerreißungen des Trommelfells und Schäden am Schallleitungsapparat. Auch das Innenohr kann betroffen sein. Als Folge treten teilweise permanente Hörverluste und Ohrgeräusche auf.

Barotrauma

Bei raschem Anstieg des Umgebungsdrucks bildet sich bei Patienten mit Tubenverlegung im Mittelohr ein Unterdruck. Dies findet z. B. bei der Landung eines Flugzeugs oder beim Abtauchen statt. Durch den Unterdruck kommt es zur Schleimhautschwellung in der Paukenhöhle mit weiterer Verschlechterung der Tubenfunktion. In schweren Fällen reißt das Trommelfell, oder es kann sich durch den Eintritt von Blut in das Mittelohr ein Hämatotympanum bilden. Der Patient hat starke Schmerzen und Schallleitungsschwerhörigkeiten, manchmal auch in Kombination mit vestibulären Symptomen. Parazentese und Schmerzbehandlung sind in schweren Fällen indiziert, auf jeden Fall sollte die Ursache des Tubenverschlusses identifiziert und behandelt werden.

Kopfverletzungen

Neben Schädelbasisverletzungen, bei denen es durch Bruchlinien im Felsenbein zu Schäden im Bereich des Mittel- und

Innenohrs kommt, besteht auch bei leichteren Traumata die Möglichkeit isolierter Verletzungen des Hörorgans oder des Vestibularapparats ohne nachweisbare Frakturen im Bereich der umgebenden knöchernen Strukturen. Durch Erschütterungen der Cochlea kann es zu vorübergehenden Hörverlusten kommen. Sind die Bogengänge betroffen, klagen Patienten zumeist über Lagerungsschwindel und Gleichgewichtsstörungen. Es gilt also, nach bekannten vorausgegangenen Kopfverletzungen auch ohne radiologischen Befund einer Ohrbeteiligung beim Patienten nach möglichen Symptomen zu forschen und diese entsprechend in der Behandlung zu berücksichtigen.

Iatrogenes Trauma

Wie bei allen chirurgischen Eingriffen besteht auch nach Operationen im Bereich des Ohrs das Risiko einer von außen zugeführten Verletzung durch den behandelnden Arzt. Gerade die Gehörknöchelchen und das Innenohr sind dabei durch ihre feinen Strukturen einem erhöhten Risiko ausgesetzt. Manipulationen im Bereich des ovalen Fensters, zum Beispiel Stapedektomien, sollten nur durch erfahrene Operateure durchgeführt werden. Generell ist das Mittelohr auch durch den komplexen Verlauf des N. facialis kein leichtes Operationsgebiet. Folgen eines iatrogenen Traumas können sowohl Schallleitungs- als auch Schallempfindungshörverluste sein.

Fremdkörper

Eine der häufigsten Behandlungen im Bereich des Ohrs besteht in der Entfernung von Fremdkörpern aus dem äußeren Gehörgang (▌ Abb. 2). Vor allem Kinder neigen dazu, sich die verschiedensten Gegenstände sowohl in das Ohr als auch in die Nase einzuführen. Alle Körperöffnungen im Gesichtsbereich sollten daher abgesucht werden. Bei Erwachsenen ist häufig die unsachgemäße Beseitigung des Ohrenschmalzes Grund für die Verlegung. Meist kommen diese Gegenstände an der engsten Stelle des Gehörgangs, dem Isthmus, zu liegen und sorgen dort für Ohrenschmerzen, Ohrenlaufen sowie

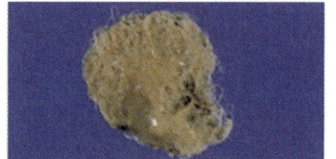
Baumwollpfropf

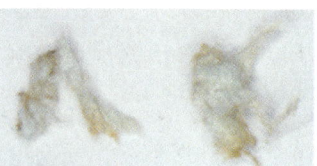
Klopapier

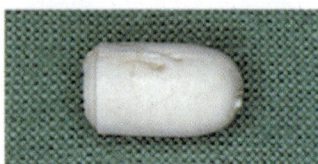
Radiergummi

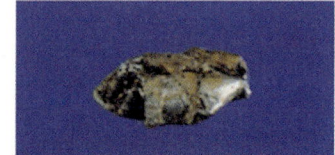
Metallteil, von Ohrenschmalz umgeben

▌ Abb. 2: Verschiedene Fremdkörper nach Entfernung aus dem Ohr. [1]

Behinderung des Hörvermögens. Verirren sich lebende Objekte im Ohr, etwa Ameisen oder andere Insekten, kann es außerdem zu unangenehmen Geräuschphänomenen kommen. Die sachgemäße Entfernung des Gegenstands hängt von dessen Beschaffenheit ab. In manchen Fällen, gerade bei Kindern, ist eine Narkose notwendig, um sowohl dem Patienten die Behandlung zu erleichtern als auch dem Arzt ein ruhiges Behandlungsumfeld zu ermöglichen. Bei organischen Materialien wie Baumwollstückchen oder Pflanzenteilen kann zwar die Verwendung einer Zange Sinn machen, im Allgemeinen ist hiervon aber abzuraten, da sich dadurch die meisten Objekte nur noch tiefer in Richtung Trommelfell drängen lassen. Gerade runde Fremdkörper sollten daher durch spezielle stumpfe Ohrhäkchen entfernt werden. Spülungen können ebenfalls von Nutzen sein, vor allem bei der Entfernung kleinerer Teile. Bei pflanzlichen Gegenständen wie Reiskörnern oder Erbsen sind sie aber kontraindiziert, da es zum Aufquellen des Objekts kommen kann und sich dadurch die Verlegung nur verschlimmert. Insekten können durch vorheriges Einträufeln von Lidocainlösung in den Gehörgang abgetötet werden, eine Spülung entfernt die Reste. Bei jeder Art von Fremdkörperentfernung sollte die Beschädigung des Trommelfells sowie des Mittel- und Innenohrs ausgeschlossen werden.

Zusammenfassung

✖ Ein Othämatom sollte sofort behandelt werden, um eine Perichondritis sowie kosmetische Defekte zu verhindern.

✖ Bei Bissverletzungen ist eine Infektionsbehandlung obligat.

✖ Kopfverletzungen können auch ohne Frakturen zu Schäden am Innenohr führen.

✖ Bei Fremdkörpern im Ohr bei Kindern immer auch die Nase untersuchen.

✖ Fremdkörper möglichst nicht mit Zange entfernen, sondern Ohrhäkchen verwenden.

Tumorerkrankungen des Ohrs

Tumoren im Bereich des Ohrs sind eher selten und betreffen zumeist die Ohrmuschel. Durch ihre exponierte Lage ist diese einer erhöhten UV-Strahlung ausgesetzt, epitheliale Tumoren bilden die Hauptgruppe der Erkrankungen. Dagegen finden sich eher selten Neoplasien im Bereich des Gehörgangs oder des Mittelohrs. Bei den Glomustumoren handelt es sich um Neubildungen im Bereich des Schläfenbeins, die sich oftmals durch Ohrsymptome bemerkbar machen.

Tumoren der Ohrmuschel
Gutartige Neubildungen

Zu den gutartigen epithelialen Neoplasien der Ohrmuschel zählen das seltene **Keratoakanthom,** die **Verruca seborrhoica** sowie **Atherome** (Talgdrüsenretentionszysten). Alle diese Neubildungen haben insgesamt eine gute Prognose. Verschwinden sie nicht von selbst, besteht die Therapie in der Exzision. Es besteht jedoch eine hohe Rezidivwahrscheinlichkeit.

Bösartige Neubildungen

Die häufigsten malignen Tumoren der Ohrmuschel sind das Plattenepithelkarzinom sowie das Basalzellkarzinom. Beide Neoplasien werden durch UV-Strahlung in ihrer Entstehung begünstigt. Das **Plattenepithelkarzinom** zeichnet sich durch exophytisch und endophytisch destruierendes Wachstum mit Randwallbildung aus. Es metastasiert relativ früh in die regionalen Lymphknoten, eine hämatogene Streuung ist dagegen selten. Die Therapie besteht in der vollständigen Exzision, meist mit Entfernung der gesamten Ohrmuschel. Sind die Lymphknoten bereits betroffen, ist eine zusätzliche Neck-Dissection durchzuführen.
Das **Basaliom** wächst vor allem nodulär-ulzerös. Eine Metastasierung ist eher unwahrscheinlich, relativ schnell greift es jedoch auf die knorpeligen Strukturen der Ohrmuschel über (▌ Abb. 1). Die Therapie besteht ebenfalls in der vollständigen Exzision.
Seltener findet man im Bereich des äußeren Ohres Erscheinungsformen des malignen Melanoms. Dessen Prognose ist – abhängig von der Infiltrationstiefe (Clark-Level) – eher ungünstig. Es hat außerdem eine Neigung zu rascher Metastasierung in Halslymphknoten. Exzision ist abermals Therapie der Wahl, gegebenenfalls mit Entfernung der Lymphknoten. Zusätzlich ist möglicherweise Strahlen- oder Chemotherapie notwendig.

Tumoren des Gehörgangs

Bösartige Neubildungen im äußeren Gehörgang sind eher selten. Wenn sie auftreten, besteht allerdings die Gefahr einer Ausbreitung in die Ohrspeicheldrüse, gerade wenn der Tumor im lateralen, knorpeligen Abschnitt sitzt. Die meisten tumorösen Erkrankungen sind Karzinome, die von der Ohrmuschel ausgehen, jedoch gibt es auch isolierte Neoplasien innerhalb des Gehörgangs. Zu diesen zählen tumoröse Wucherungen der Zeruminaldrüsen. Sie können sowohl maligne als auch benigne sein, man spricht in beiden Fällen von **Zeruminomen.** Als häufigste Unterart tritt die adenoid-zystische Form auf. Da bösartige Zeruminome zu sehr schneller lymphogener und hämatogener Metastasierung neigen, ist die Prognose eher schlecht.

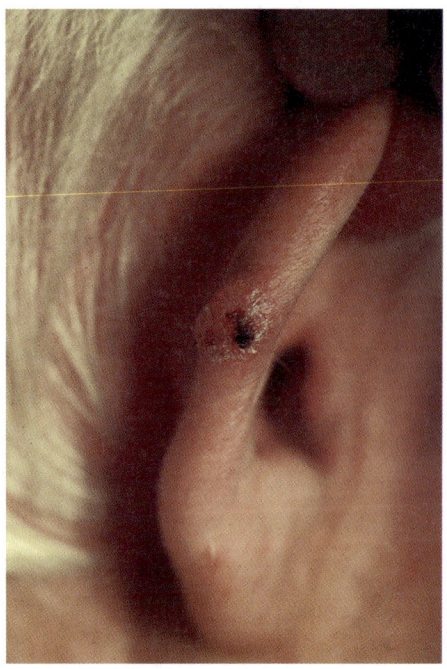

▌ Abb. 1: Basaliom der Ohrmuschel. [2]

Klinik: Die Beteiligung der Gehörgangshaut äußert sich klinisch in blutigem Ohrenlaufen, Ohrenschmerzen sowie Hörverlusten. Reicht die Invasionstiefe bis zum Mittelohr, kann auch der N. facialis in Mitleidenschaft gezogen werden.
Therapie: Befällt ein Plattenepithelkarzinom oder ein Basaliom der Ohrmuschelhaut den Gehörgang, reicht eine alleinige Exzision nicht mehr aus. Es müssen meist neben der Resektion der Ohrmuschel auch die Parotis und der Warzenfortsatz entfernt sowie eine Bestrahlung durchgeführt werden. Die Prognose ist bei weitem ungünstiger.

Tumoren des Mittelohrs

Bösartige Neubildungen, die isoliert nur im Mittelohr auftreten, sind sehr selten. Da sich der Tumor häufig schon in den äußeren Gehörgang oder zum Innenohr hin ausgebreitet hat, lässt sich die genaue Herkunft in den meisten Fällen auch gar nicht mehr bestimmen. Am häufigsten sind Plattenepithelkarzinome und die verschiedenen Glomustumoren.
Klinik: Die betroffenen Patienten stellen sich zumeist mit seit Jahren bestehendem, unauffälligem Ohrenlaufen vor, welches in jüngerer Zeit durch Beimengung von Blut auffiel. Zunehmende Ohrenschmerzen und in manchen Fällen Ausfallserscheinungen des N. facialis sind weitere typische Symptome einer akuten Klinik bösartiger Neubildungen im Mittelohr. Durch Übergreifen auf die umgebenden knöchernen Strukturen können auch das Innenohr, das Kiefergelenk sowie die anderen Hirnnerven an ihren Austrittsstellen aus der Schädelbasis in Mitleidenschaft gezogen werden.
Therapie: Da es zu einer schnellen Metastasierung kommt, sind viele Patienten zum Zeitpunkt der Diagnosestellung nicht mehr kurativ behandelbar. Als geeignete chirurgische Maßnahmen gelten die Entfernung des Warzenfortsatzes sowie bei schwereren Fällen eine ausgeweitete Resektion des gesamten Felsenbeins. Dieser Eingriff geht mit einer hohen Komplikationsrate einher, wobei vor allem auf Hirnnervenschäden, postoperative Meningitis sowie

Verletzungen des Liquorsystems geachtet werden muss. Eine anschließende Strahlentherapie erscheint sinnvoll.

Andere Tumorerkrankungen
Glomustumoren (Paragangliome)

Glomustumoren entwickeln sich aus den Paraganglien der Mittelohrregion. Dazu gehören das Nervengeflecht innerhalb der Paukenhöhle (**Glomus tympanicum,** ▌ Abb. 2a), die Paraganglien um den Bulbus venae jugularis (**Glomus jugulare,** ▌ Abb. 2b) sowie die Nervenstrukturen mit den Chemorezeptoren um die Karotisgabel (**Glomus caroticum**). Es handelt sich um eher seltene Tumoren, sie bilden jedoch die häufigste Gruppe von bösartigen Neubildungen in der Temporalisregion und im Bereich des Mittelohrs. Glomustumoren zeichnen sich außerdem durch ein sehr invasives Wachstum aus. Die Tumoren greifen dabei je nach Lokalisation auf nahezu alle Strukturen der lateralen Schädelbasis über und können auch intrakraniell expandieren. Mit am häufigsten kommt es dadurch zu Ausfällen des N. facialis oder anderer Hirnnerven. Glomustumoren können bei Beschädigung außerdem Ursache massiver Blutungen sein.

Klinik: Diese Neubildungen fallen vor allem durch Schallleitungshörverluste sowie pulsatilen Tinnitus auf. Blutiges Ohrenlaufen, Schwindel und Hirnnervenausfälle sind weitere Symptome. Otoskopisch lässt sich häufig eine rötliche Geschwulst hinter dem in der Regel intakten Trommelfell erkennen. Durch CT und MRT kann man die genaue Lokalisation und Ausdehnung bestimmen, eine Angiographie gibt Aufschluss über den Grad der Blutversorgung.

Therapie: Entfernung des Tumors durch Tympanotomie und Mastoidektomie. Ist dies durch zu weit gestreutes Wachstum nicht mehr möglich, erfolgt eine Strahlentherapie.

Akustikusneurinom (Vestibularisschwannom)

Das Akustikusneurinom ist die häufigste Neubildung der hinteren Schädelgrube und geht von den Schwann'schen Zellen des Nervus vestibulocochlearis aus. Eine Ausbildung innerhalb des Labyrinths ist ebenfalls möglich. Man unterscheidet bei Vestibularisschwannomen zwischen einer medialen Form mit Lokalisation innerhalb der Schädelgrube und einer lateralen mit Sitz im inneren Gehörgang. Die laterale Form zeigt früher eine charakteristische Symptomatik. Diese besteht aus zunehmender einseitiger Schwerhörigkeit, Ohrensausen und Schwindel. Außerdem bestehen je nach Tumorgröße Kompressionssyndrome der umgebenden Strukturen, etwa Schmerzen im Gesichtsbereich durch Druck auf den N. trigeminus. Da der Tumor sehr langsam wächst, können Symptome gerade bei medialer Lokalisation fehlen, und das Geschwür bleibt unentdeckt. Die Therapie besteht in der operativen Entfernung. Wichtig ist die differentialdiagnostische Abgrenzung zum Morbus Menière. Das Akustikusneurinom findet sich außerdem gehäuft bei Patienten mit Neurofibromatose 2, einem Gendefekt auf Chromosom 22, welcher auch zur Ausbildung anderer intrazerebraler Tumoren führt.

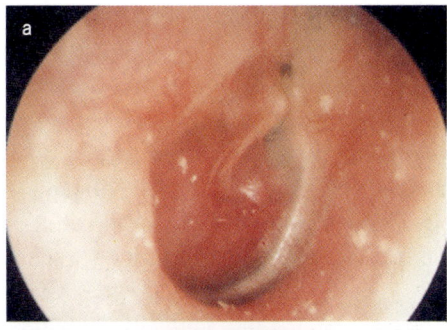
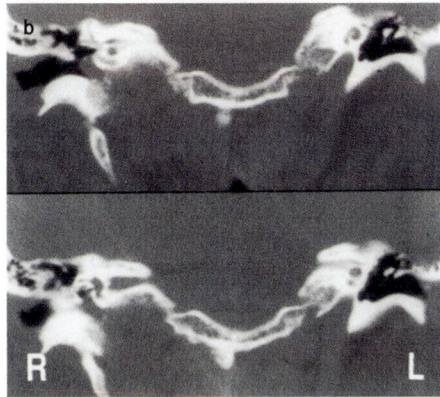

▌ Abb. 2: a) Trommelfellbefund bei Glomus tympanicum. b) Glomus jugulare, CT-Aufnahme mit deutlicher knöcherner Schädigung der rechten Schädelbasis. [1]

Zusammenfassung

✸ Die Ohrmuschel ist die häufigste Lokalisation eines Tumorgeschehens am Ohr.

✸ Exzision ist bei allen bösartigen Neubildungen der Ohrmuschel die Therapie der Wahl.

✸ Zeruminome können sowohl gut- als auch bösartig sein.

✸ Das Mittelohr ist selten von isolierten Tumoren betroffen.

✸ Jede Veränderung eines langjährig bestehenden Ohrenlaufens ist verdächtig auf ein Tumorgeschehen im Mittelohr.

✸ Glomustumoren wachsen sehr invasiv und sind stark vaskularisiert.

✸ Einseitige Schwerhörigkeit, Schwindel und Ohrensausen können von einem Akustikusneurinom ausgelöst sein.

Hörhilfen

Hörhilfen werden heutzutage in mannigfaltigen Variationen verwendet (■ Abb. 1). Neben dem absoluten Hörverlust eines Patienten stellt besonders die relative Beeinträchtigung seiner normalen Lebensführung die Indikation zur Hörgerätversorgung dar. So werden bei speziellen Personengruppen, z.B. Musikern, auch schon leichte Hörverluste frühzeitig behandelt, während andere Patienten freiwillig lange Zeit auf eine Hörhilfe verzichten. Als generelle Indikationen zur Hörgerätversorgung gelten:

▶ Eine operative Hörverbesserung ist nicht möglich oder erscheint nicht erfolgversprechend
▶ Ein gesicherter Hörverlust von 30 dB oder mehr auf dem besser hörenden Ohr in mindestens einer der Frequenzen von 500 bis 3000 Hz
▶ Bei Sprachlautstärke von 65 dB ein Diskriminationsverlust von mindestens 20%

Elektronische Hörgeräte

Die Versorgung des Patienten mit einem Hörgerät kann in den meisten Fällen den bestehenden Hörverlust nicht ersetzen, sondern nur eine Erleichterung im Alltag bieten. Häufig sind die Patienten auch mit dem Hörgerät auf Lippenlesen angewiesen. Elektronische Hörhilfen sind immer noch relativ

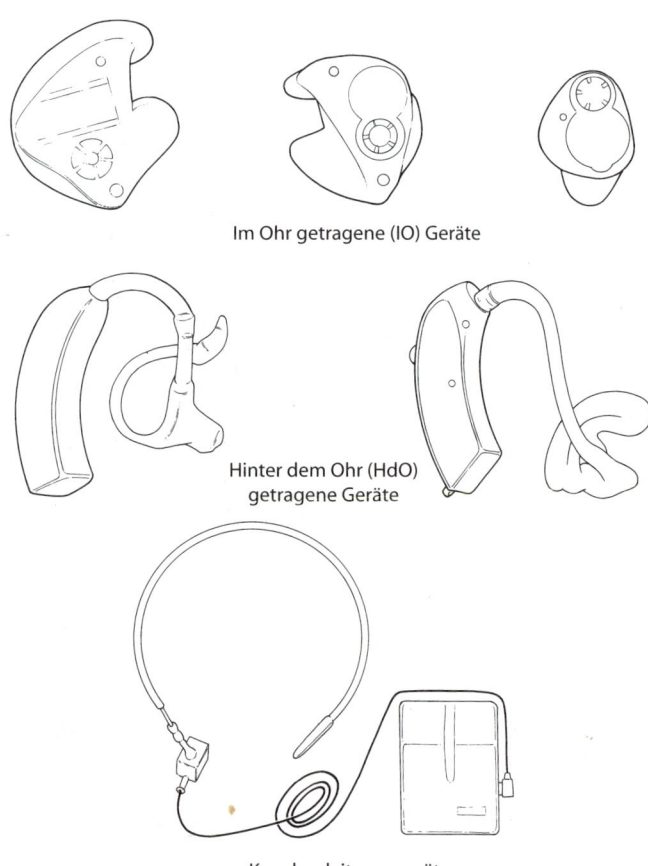

Im Ohr getragene (IO) Geräte

Hinter dem Ohr (HdO) getragene Geräte

Knochenleitungsgeräte

■ Abb. 1: Auswahl an Hörhilfen. Das geeignete Gerät hängt vom Ausmaß der Hörschädigung, von der Art der Hörstörung sowie den ästhetischen Bedürfnissen des Patienten ab. [1]

störanfällige Geräte, die in ihrer Funktionsfähigkeit stark von den Umweltbedingungen abhängig sind. Vor allem eine lärmende Umgebung und eine laute Geräuschkulisse verhindern das Sprachverständnis des Patienten und werden durch die Filterfunktion des Hörgeräts nur selten genügend unterdrückt. Hörgeräte werden im Allgemeinen bei symmetrischer Schwerhörigkeit beidseits verwendet, ansonsten wird das Ohr mit dem schlechteren Sprachverständnis zuerst unterstützt. Unter **Cross-over-Versorgung** versteht man die Unterstützung des schlechteren Ohrs mit Überleitung der Mikrofoninformation zum besser hörenden Ohr über eine Kabelverbindung oder Funk. Ob der Patient ein Hörgerät erhält, entscheidet der HNO-Arzt anhand audiometrischer Messungen und der oben angegebenen Indikationen. Die Anpassung erfolgt bei einem Hörgeräte-Akustiker. Nur durch Ausprobieren kann für den Patient das individuell am besten geeignete Hörgerät gefunden werden.

Luftleitungshörgeräte

Als häufigste Hörhilfe werden Luftleitungshörgeräte verwendet, die meist hinter dem Ohr oder vollständig im Ohr getragen werden. Sie können jedoch nur bei intakter Luftleitung, d.h. bei intaktem Trommelfell und vorhandener Gehörknöchelchenkette verwendet werden. Zu einem solchen Hörgerät gehören ein Mikrofon, ein Verstärker und ein Ansatzstück mit eingebautem elektroakustischem Wandler, welches im Ohrkanal sitzt und individuell angepasst werden muss. Bei Veränderungen des äußeren Ohrs und des äußeren Gehörgangs, etwa nach Operationen, ist daher eine erneute Anpassung durch einen Hörgeräte-Akustiker erforderlich. Außerdem verfügen die meisten Geräte über einen Lautstärkeregler und einen Audioeingang zur direkten Einspeisung von Radiosignalen etwa in Vortragssälen. Nur bei starken Hörschwierigkeiten und entsprechend aufwändigen Apparaturen wird die Energiequelle eines externen Hörgeräts separat am Körper getragen, sie ist dann über Kabel mit dem Ohrstück verbunden. Als häufigstes Problem treten bei Luftleitungshörgeräten **Rückkopplungsphänomene** auf. Dabei treten Signale aus dem Ansatzstück des Hörgeräts erneut in das für eingehende Informationen bestimmte Mikrofon ein, da das Ansatzstück den Gehörgang nicht vollständig verschließt. Der Patient vernimmt hochfrequente Pfeiftöne. Als weiteres Problem der externen Hörgeräte treten Infektionen des äußeren Gehörgangs oder allergische Reaktionen gegen den Fremdkörper im Bereich des Gehörgangs oder der Haut hinter der Ohrmuschel auf. Häufig sind Ohrenlaufen und starke Ohrenschmerzen dafür erste Anzeichen. Nicht selten klagen vor allem ältere Patienten auch über plötzliche Ertaubungen, dann sollte jedoch grundsätzlich erst einmal der Batteriezustand der Energiequelle überprüft werden.

Knochenleitungshörgeräte

Bei gestörter Luftleitung, fehlender Entwicklung des äußeren Ohrs oder rezidivierenden Infektionen des Gehörgangs kom-

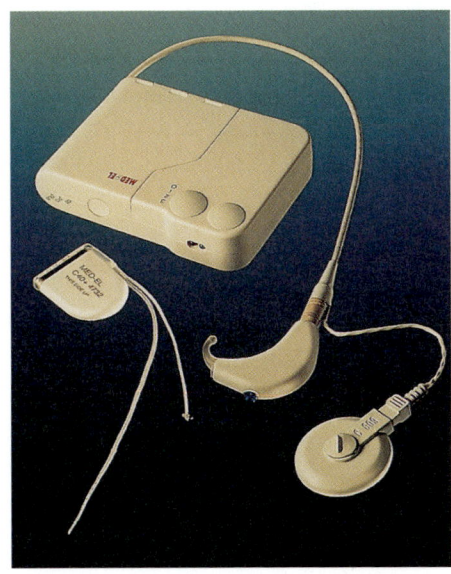

■ Abb. 2: Cochlear implant. Das Gerät stimuliert die verbliebenen Nervenfasern über im Innenohr angebrachte Elektroden. [1]

men Hörgeräte zum Einsatz, welche über einen Schallgeber am Mastoid die Knochenleitung ausnutzen. Der Schallgeber wird hierbei entweder über eine Bügelkonstruktion am Warzenfortsatz befestigt oder direkt perkutan auf den Knochen implantiert, wobei Ersteres aus kosmetischen Gründen nur noch bei Kindern Anwendung findet. Neben der Umgehung der Luftleitung bestehen auch keine Rückkopplungseffekte, und das Hintergrundrauschen ist ebenfalls vermindert.

Implantierbare Hörgeräte

Ebenfalls als Alternative zum klassischen Luftleitungshörgerät besteht die Möglichkeit einer teil- oder vollimplantierten elektromechanischen Hörhilfe. Diese Geräte wandeln die eintreffenden Schallwellen in Vibrationen um. Da der Wandler des Implantats mit dem Amboss im Mittelohr in Verbindung steht, führen diese Vibrationen zur direkten mechanischen Erregung der Gehörknöchelchen. Rückkopplungen werden dabei ebenso vermieden wie Infektionen oder Verschlusseffekte des Gehörgangs.

Cochlear implant (CI) – Innenohrimplantat

Hörgeräte können nur bei normaler oder wenig eingeschränkter Innenohrfunktion von Nutzen sein, denn es werden Haarzellen benötigt, um die verstärkte externe Information überhaupt

aufzunehmen. Bei funktionsunfähiger Cochlea, aber normal angelegtem Hörnerv kann evtl. ein Innenohrimplantat zum Einsatz kommen. Indikationen hierfür sind:

▶ Kongenitale oder erworbene beidseitige Taubheit bei intaktem Hörnerv. Dabei stellt aber eine sehr lange bestehende Taubheit eine Kontraindikation dar
▶ Fehlender Zugewinn des Hörverständnisses bei Ausreizung aller anderen Hörgerättypen

Über einen externen Sprachprozessor werden die für das Verstehen von Sprache wichtigen Frequenzen herausgefiltert und in Form von elektrischen Signalen an eine hinter dem Ohr implantierte Empfangsspule weitergeleitet. Von dieser ziehen Elektroden in das Schneckenrad der Cochlea (■ Abb. 2). Die im Innenohr physiologische Ortskodierung der Frequenzhöhen wird

durch selektive Reizung der jeweiligen Nervenabschnitte durch die ihnen zugehörigen Elektroden nachgebildet. Um sicherzustellen, dass die Grundvoraussetzung eines unbeschädigten Kochlearisnervs erfüllt ist, wird bei allen CI-Kandidaten vor der Implantation ein **Promontoriumstest** durchgeführt. Hierbei wird über am Promontorium eingestochene Nadelelektroden der Hörnerv gereizt, und es sollte beim Patienten eine Hörwahrnehmung entstehen. Kommt es zur Operation, muss nach der Wundheilung der Sprachprozessor eingestellt werden. Vor allem erst seit kurzem ertaubte Personen profitieren vom CI, sie können sich bei der Einstellung des Prozessors an ihr Hörverständnis „erinnern" und sind häufig später auch ohne visuelle Kontrolle in der Lage, Gesprochenes zu verstehen. Die meisten anderen Patienten sind aber auch nach Implantation auf das Lippenlesen angewiesen, profitieren jedoch meist von einem erleichterten Verständnis.

Weitere Hilfsmittel

Um schwerhörigen oder gehörlosen Menschen das Leben zu erleichtern, wurden viele Alltagsgegenstände mit visuellen oder vibratorischen Signalen gekoppelt. Neben Telefonen, Türglocken oder anderen Dingen des privaten Lebens wird im verstärkten Maße auch beim Bau öffentlicher Einrichtungen auf Hörbehinderte geachtet. Um Schwerhörigen und Gehörlosen den Umgang mit ihren Mitmenschen zu erleichtern, existieren Schulungen im Lippenlesen, der Gebärdensprache und dem korrekten Umgang mit den entsprechenden Hörhilfen.

Zusammenfassung

✖ Hörgeräte können das gesunde Gehör nicht ersetzen.

✖ Für jeden Patienten muss individuell die bestmögliche Hörhilfe gefunden werden.

✖ Luftleitungshörgeräte sind nur bei intaktem Mittelohr erfolgversprechend.

✖ Knochenleitungshörgeräte verursachen keine Rückkopplungen und sind bei fehlender Luftleitung indiziert.

✖ Innenohrimplantate können nur bei intaktem Hörnerv verwendet werden.

B Nase und Nasen-nebenhöhlen

Anatomie und Physiologie

Anatomie von Nase und Nasennebenhöhlen

Das menschliche Geruchsorgan besteht nur aus vier kleinen, etwa daumennagelgroßen Abschnitten innerhalb des Nasengewölbes. Die Nase besitzt aber neben der Riechfunktion noch weitere wichtige Aufgaben als Eintrittspforte zu Rachen, Atemwegen und Nasennebenhöhlen.

Äußere Nase

Die Nase ist durch die Nasenwurzel, die von den knöchernen Ossae nasales gebildet wird, mit dem Stirnbein und der Maxilla der entsprechenden Seite verbunden. Die unteren ⅔ des Nasenrückens, die Nasenspitze sowie die Nasenflügel bestehen aus hyalinen, verformbaren Knorpelstücken. Die paarigen Nasenöffnungen werden durch das Septum nasi geteilt. Diese Nasenscheidewand hat einen knöchernen und einen knorpeligen Abschnitt. Die bedeckende Haut der Nase ist fest mit der Unterlage verbunden und enthält Talgdrüsen, welche im Rahmen eines Rhinophyms hypertrophieren können. Die äußere Nase wird über die A. facialis und die A. ophthalmica mit Blut versorgt. Von Bedeutung ist hier der venöse Abfluss, es bestehen über die V. facialis und V. ophthalmica Verbindungen mit dem Sinus cavernosus. Oberflächliche Infektionen des Nasenrückens können so verschleppt werden und zu ernsthaften endokraniellen Komplikationen führen.

Nasenhöhle

Das Innere der Nase wird durch das Septum nasi in zwei Nasenhöhlen geteilt. Den nach außen offenen Anteil jeder Seite bezeichnet man als Vestibulum nasi, ihm folgen die Nasenhaupthöhlen. Im hinteren Abschnitt münden beide Nasenhöhlen hinter dem Septum gemeinsam in den Nasopharynx. Das Septum selbst stellt also die mediale Begrenzung jeder Seite dar, die untere Wand bildet der harte Gaumen, und nach oben begrenzt die Lamina cribrosa die Nasenhöhlen. Durch Letztere ziehen die Fila olfactoria von den Sinneszellen des olfaktorischen Epithels zum Bulbus olfactorius, dem primären Riechzentrum. Die knöcherne laterale Wand ist durch die Einmündungen der Nasengänge geprägt, welche wiederum den Nasenmuscheln zugeordnet werden. Dabei spielt vor allem der mittlere Nasengang als Abfluss (bzw. Zugang) zur Kieferhöhle, zur Stirnhöhle sowie zu den vorderen Siebbeinzellen eine gewichtige klinische Rolle. In der unteren Nasenmuschel entleert sich der Tränennasengang, in den oberen Nasengang münden die hinteren Siebbeinzellen und die Keilbeinhöhle.

Das Innere der Nase wird sowohl von Anteilen der A. carotis interna als auch der A. carotis externa versorgt. Als grobe Grenze kann dabei die Wurzel des mittleren Nasengangs gesehen werden. Die Region darüber wird durch die A. ethmoidalis anterior bzw. A. ethmoidalis posterior versorgt, der untere Abschnitt der Nasenhöhle erhält sein Blut aus den Endästen der A. maxillaris (A. sphenopalatina). Im anterior-inferioren Bereich anastomosieren beide Stromgebiete miteinander im Gefäßplexus des Locus Kiesselbachi. Diese Stelle ist daher für heftiges Nasenbluten prädestiniert. Die sensible Versorgung der inneren Nase erfolgt durch den N. maxillaris (N. trigeminus), sekretorische Fasern zu den Drüsen der Nasenschleimhaut entstammen dem Ganglion pterygopalatinum. Der Parasympathikus fördert dabei, der Sympathikus hemmt die Drüsenaktivität.

Nasennebenhöhlen

Bei den Nasennebenhöhlen handelt es sich um luftgefüllte Erweiterungen der Nasenhaupthöhle. Sie stehen über die Ausführungsgänge mit den Nasengängen in Verbindung. Ihre genaue Funktion ist noch nicht abschließend geklärt. Man unterscheidet eine **vordere Gruppe** (Kieferhöhlen, Stirnhöhle und vordere Siebbeinzellen), die über den mittleren Nasengang Anschluss findet, sowie eine **hintere Gruppe** (hintere Siebbeinzellen und Keilbeinhöhle), welche über den oberen Nasengang in die Nasenhöhle drainiert. Unter dem **osteomeatalen Komplex** versteht man die laterale Nasenwand mit den Einmündungen der vorderen Gruppe (▌ Abb. 1 und 2). Diese funktionelle Einheit ist von Schwellungen der Nasenschleimhaut, anatomischen Variationen oder Verlegungen anderer Art besonders häufig betroffen. Verschlüsse führen zu Entzündungen der nachgeschalteten Nasennebenhöhlen, man spricht von Sinusitis.

Stirnhöhle

Die Stirnhöhlen beider Seiten sind meist verschieden groß, septiert und wie alle Nebenhöhlen mit Flimmerepithel ausgekleidet. Sie entwickeln sich erst nach der Geburt, können sich dann aber rela-

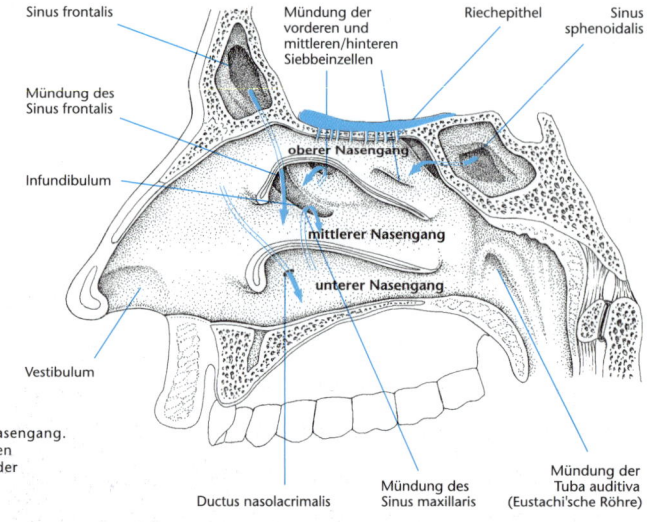

Sinus frontalis

Mündung der vorderen und mittleren/hinteren Siebbeinzellen

Riechepithel

Sinus sphenoidalis

Mündung des Sinus frontalis

Infundibulum

oberer Nasengang

mittlerer Nasengang

unterer Nasengang

Vestibulum

Sinus maxillaris sowie vordere und mittlere Siebbeinzellen münden in enger anatomischer Nachbarschaft im Bereich des Infundibulums im mittleren Nasengang. Die hinteren Siebbeinzellen münden hinter der vertikalen Aufhängung der mittleren Muschel in den oberen Nasengang.

Ductus nasolacrimalis

Mündung des Sinus maxillaris

Mündung der Tuba auditiva (Eustachi'sche Röhre)

▌ Abb. 1: Laterale Nasenwand mit Einmündungen der Nasennebenhöhlen, Nasenmuscheln entfernt. [2]

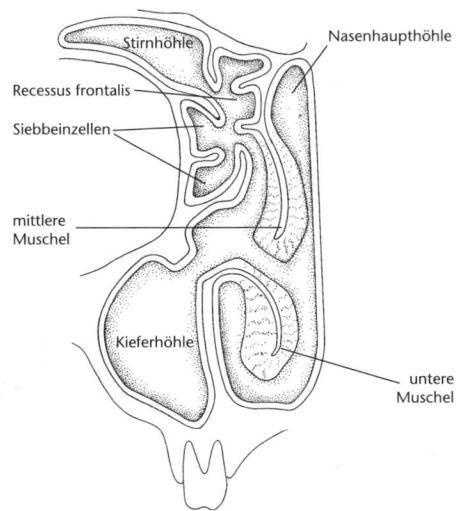

■ Abb. 2: Osteomeatale Einheit. [2]

tiv weitläufig darstellen. Der Boden der Kammern wird durch das Dach der Orbita gebildet, hierdurch zieht auch der N. ophthalmicus. Nach hinten wird die Stirnhöhle nur durch eine dünne Knochenlamelle von der vorderen Schädelgrube abgegrenzt, es besteht daher bei Infektionen erhöhte Gefahr einer Meningitis.

Kieferhöhle

Die Kieferhöhlen sind schon bei Geburt vorhanden, dehnen sich aber bis zum 20. Lebensjahr immer weiter aus. Sie haben die Form vierseitiger Pyramiden, mit der medialen Wand als Basis. Diese entspricht der lateralen Begrenzung der Nasenhaupthöhle. Das Dach wird durch den Orbitaboden gebildet, die untere Wand hat sehr enge Beziehungen zur Mundhöhle (Eiterungen im Bereich der 2. Prämolaren können zu aufsteigenden Entzündungen führen).

Siebbeinzellen

Bei den Siebbeinzellen handelt es sich um 8–10 luftgefüllte Kammern im oberen Bereich der Nase. Bei Infektionen sind vor allem die benachbarte Orbita und die vordere Schädelgrube (über die Lamina cribrosa) gefährdet.

Keilbeinhöhle

Die Keilbeinhöhle hat von allen Nebenhöhlen die sensibelsten Nachbarschaftsbeziehungen. Nach oben grenzt sie an die Hypophyse, nach hinten an die hintere Schädelgrube, nach unten an das Rachendach und seitlich an die A. carotis interna, den Canalis opticus sowie den Sinus cavernosus. Sie stellt auch den meistgenutzten operativen Zugangsweg zu all diesen Strukturen dar.

Physiologie der Nase

Filter- und Schutzfunktion

Als Eingangspforte zu den Atemwegen übernimmt die Nase die erste Filterung der Atemluft. Größere Schwebeteile werden dabei von den Nasenhaaren, den Vibrissen, abgefangen. Kleinere Bestandteile der Luft verfangen sich in einer schleimigen Gelschicht, welche sich über das respiratorische Epithel der Nase erstreckt. Durch die Zilienbewegung im Epithel wird das Material in Richtung Nasopharynx befördert und dort verschluckt. Neben dieser mechanischen Schutzfunktion enthält das Nasensekret noch unspezifische Abwehrstoffe wie Lysozym und sekretorische Antikörper.

Klimatisierungsfunktion

Atemluft sollte nach der Nasenpassage etwa eine Temperatur von 30 °C und eine Feuchtigkeit von ca. 80 % haben. Da das Nasenepithel diese Vorgabe bei sehr unterschiedlichen Klimabedingungen der Umgebungsluft aufrechterhalten muss, verfügt es über ein komplexes System zur Erwärmung und Befeuch-

tung. Die Temperaturregulation erfolgt dabei vor allem durch die venösen Gefäßschlingen des unteren Nasenhöhlenbereichs. Die Sekretion der Nasenschleimhaut sorgt für die nötige Luftbefeuchtung. Außerdem gibt auch die Ausatemluft durch Abkühlung innerhalb der Nasenhöhle Kondensationswärme und Feuchtigkeit ab und hilft so, die eingeatmete Luft den Bedingungen im Körper anzupassen.

Klangfunktion

Form und Funktionsfähigkeit der Nase prägen die individuelle Stimme jedes Menschen. Die Nase gehört zu den starren Bestandteilen des Ansatzrohres für Stimm- und Lautbildung. Ist sie durch übermäßige Sekretion oder andere Behinderung verstopft, ändert sich die Klangqualität, der Patient „näselt".

Geruchsfunktion

Das eigentliche Riechorgan befindet sich in den oberen Abschnitten des Septums und der gegenüberliegenden lateralen Nasenwand jeder Seite. Dort ist das umgebende respiratorische Epithel auf einigen cm^2 unterbrochen und durch ein spezielles Sinnesepithel ersetzt. Diese Riechschleimhaut enthält Rezeptorzellen, deren Axone als Fila olfactoria mit den Riechzentren des ZNS in Verbindung stehen. Die Sinneszellen sind bei der Erfassung von Geruchseindrücken auf Luftzufuhr angewiesen. Ist diese durch Obstruktion oder Verlegung blockiert, ist das Riechorgan in seiner Funktion folglich stark eingeschränkt. Über den eigentlichen Riechvorgang ist bisher wenig bekannt.

Zusammenfassung

✖ Die Nase besteht aus häutigen, knorpeligen und knöchernen Anteilen.

✖ Es besteht eine arterielle Doppelversorgung aus der Carotis externa und der Carotis interna.

✖ Neben dem Geruchseindruck ist die Nase auch für die Befeuchtung und Erwärmung der Atemluft zuständig.

✖ Über die Nasennebenhöhlen können pathologische Prozesse der Nase leicht auf benachbarte Strukturen übergreifen.

Leitsymptome und Diagnostik

Zur Erfassung aller zur Diagnosestellung nötigen Informationen sind neben der Befragung des Patienten die Inspektion des Nasenraums, die radiologische Bildgebung sowie verschiedene klinische Tests die wichtigsten Bestandteile einer umfassenden Untersuchung.

Leitsymptome

Nach allgemeiner Befragung des Patienten nach dessen Befinden und Beschreibung des Beschwerdebilds aus dessen Sicht sollte sich der Untersucher auf die Ermittlung vorhandener Leitsymptome konzentrieren:

Behinderte Nasenatmung

Ursachen für eine behinderte Nasenatmung können anatomische Verlegungen, Traumen, Reizungen der Nasenschleimhaut oder eine Überaktivität des vegetativen Systems sein. Ist die Nasenatmung durch anatomische Strukturen blockiert, ist neben der relativ häufigen **Septumdeviation** auch an eine pathologische Hypertrophie der Nasenschleimhautdrüsen oder **neoplastische Prozesse** zu denken. Bei Säuglingen ist auch eine einseitige **Choanalatresie** auszuschließen. Diese fällt den Eltern durch einen fast stets geöffneten Mund auf. Die doppelseitige Ausbildung dieser Erkrankung führt bereits bei Neugeborenen zu zyanotischen Erscheinungsbildern und wird daher meist schon frühzeitig entdeckt. **Schleimhautschwellungen** durch allergische Reaktionen oder virale Infektionen sind eine andere häufige Ursache behinderter Nasenatmung. Eine Überaktivität des parasympathischen Systems im Rahmen einer **vasomotorischen Rhinitis** führt durch erhöhten Bluteinfluss in die Schleimhaut ebenfalls zu Nasenobstruktion, meist in Verbindung mit wässriger Sekretion.

Erhöhte Nasensekretion

Art und Konsistenz der ausgeschiedenen Flüssigkeit liefern Hinweise auf die ursächliche Erkrankung. Wässriges Nasensekret kommt vor allem bei allergischer und vasomotorischer Rhinitis vor. Eine Verwechslung mit aus der Nase austretendem Liquor, welcher diesem Sekret in der Konsistenz gleicht, muss allerdings ausgeschlossen sein! Als eher schleimig-eitrig wird das im Rahmen einer viralen Infektion ausgeschiedene Sekret beschrieben. Unter dem Begriff **Epistaxis** versteht man den Ausfluss von Blut aus der Nase. Meist sind spontane Verletzungen der nasalen Gefäße hierfür die Ursache, es gilt aber, neoplastische Prozesse ebenso wie pathologische Gerinnungsstörungen auszuschließen.

Geruchsstörung

Das totale Fehlen jeglicher Geruchsempfindung, die **Anosmie**, ist eher selten. Ursache sind meist Schädelbasisfrakturen oder stumpfe Schädeltraumen mit Schädigung der Fila olfactoria. Häufig nimmt der Patient Gerüche dagegen nur schwerer wahr, man spricht von **Hyposmie**. Im Gegensatz hierzu steht die ebenfalls seltene **Hyperosmie**, bei der die Geruchsschwelle gesenkt ist. Bei der **Pseudosmie** werden Gerüche verkannt, meist werden sie dann als unangenehm empfunden (**Kakosmie**). Dies ist ein häufiger Befund bei Hirntumorpatienten. Auch unter physiologischen Bedingungen (z. B. Schwangerschaft) können Gerüche falsch zugeordnet werden, dieser Befund wird als **Parosmie** bezeichnet. Kann ein Geruch gar nicht eingeordnet werden, obwohl er eindeutig wahrgenommen wird, spricht man von **Agnosmie**.

Gesichtsschmerzen

Schmerzen im Gesichtsbereich werden meist nicht durch lokale Entzündungen, wie z. B. Vestibulitis der Nase, ausgelöst, sondern kommen durch **Reizungen des N. trigeminus** zustande. Vor allem Entzündungen der Nasennebenhöhlen führen durch die enge Nachbarschaft zu dessen Nervenästen zu Schmerzen im jeweiligen Versorgungsgebiet. Durch Druck des Untersuchers auf die Nervenaustrittspunkte oder direkt auf die Nebenhöhlen kann die Schmerzempfindung provoziert werden. Auch Lagewechsel des Körpers, etwa Kopfdrehungen oder Bücken, sind für den Patienten schmerzhaft.

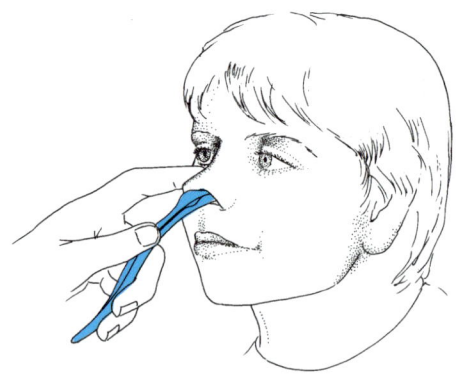

■ Abb. 1: Anteriore Rhinoskopie mit Spekulum. [1]

Diagnostik
Klinische Untersuchung

Die **Inspektion** sollte sich zwar auf die Nase konzentrieren, aber benachbarte Strukturen dabei nicht außer Acht lassen. Bei behinderter Nasenatmung ist immer auch das Ohr zu inspizieren, eine Untersuchung der Mundhöhle und des Rachenraums ist ebenfalls obligat. Schon die Form der Nase gibt Hinweise auf traumatische oder infektiöse Veränderungen, etwa die typische „Boxernase" nach Nasenbeinfraktur oder die „Sattelnase", z. B. als Manifestation der Syphilis. Auch Septumdeviationen können manchmal schon von außen sichtbar sein. Daneben sollte der Untersucher auf die Bewegung der Nasenflügel beim Atmen achten (Kollaps schon in Ruheatmung?) und Haut und Knorpel (luxiert?) auf pathologische Veränderungen hin beurteilen.

Die **anteriore Rhinoskopie** dient der Beurteilung des Vestibulums sowie der vorderen Abschnitte der Nasenhaupthöhle (■ Abb. 1). Der Untersucher benutzt hierfür ein Spekulum, welches in geschlossenem Zustand in die Nase eingeführt und dort vorsichtig geöffnet wird. Durch leichtes Nachvornbeugen des Kopfes sind der Nasenboden sowie die untere Nasenmuschel gut einzusehen.

Für die Begutachtung des klinisch wichtigen mittleren Nasengangs und der rachennahen Abschnitte eignet sich jedoch eher die **Endoskopie.** Diese hat die für den Patienten relativ schmerzhafte posteriore Rhinoskopie nahezu vollständig abgelöst. Sie bietet heute durch den Einsatz sowohl starrer als auch flexibler Instrumente ein breites Spektrum an Einsatzmöglichkeiten. Hauptanwendung findet die Nasenendoskopie bei der Inspektion des Nasopharynx, inklusive der Tubenostien und der Choanen, sowie der Beurteilung des osteomeatalen Komplexes mit seinen Einmündungen. Eine direkte nichtinvasive Untersuchung der Nasennebenhöhlen ist allerdings auch endoskopisch nicht möglich, lediglich die Keilbeinhöhle kann unter Verwendung einer sehr kleinen Optik über ihre Öffnung im oberen Nasenabschnitt erreicht werden.

Klinische Tests

Allergietests

Um eine Allergie als Ursache eines pathologischen Geschehens im Nasenrachenraum zu identifizieren, kommen Hauttests sowie serologische Verfahren zum Einsatz. Einfachste und billigste Methode ist der **Pricktest,** bei welchem typische Allergene in die Haut eingeritzt werden. Eine Hautreaktion mit Rötung und Quaddelbildung spricht für eine Überempfindlichkeit gegenüber dem jeweiligen Stoff, beweist jedoch nicht, dass die Allergie Auslöser der Erkrankung ist. Serologisch können zur Allergiediagnostik das unspezifische Gesamt-IgE (**PRIST-Test**) sowie jeweils das agensspezifische IgE (**RAST-Test**) bestimmt werden. Der **intranasale Provokationstest** führt letztlich zum Beweis einer allergischen Genese der Beschwerden. Dem Patienten wird das verdächtige Agens auf die untere Nasenmuschel aufgetragen. Dabei wird über Rhinomanometrie (s. u.) die daraus folgende Veränderung der Luftdurchlässigkeit bestimmt.

Rhinomanometrie

Hierunter versteht man ein Verfahren zur objektiven Messung der Luftdurchgängigkeit der Nase. Bei geschlossenem Nasenloch wird die Druckdifferenz zwischen Vestibulum und Nasopharynx der Gegenseite gemessen. Die Werte werden dann neben dem Atemluftvolumen pro Zeiteinheit graphisch dargestellt.

Bildgebende Verfahren

Bei akuten Entzündungsprozessen der Nasennebenhöhlen werden **Röntgenübersichtsaufnahmen** im okzipitomentalen und okzipitofrontalen Strahlengang durchgeführt (◼ Abb. 2). Ersterer stellt vor allem Kieferhöhle, Stirnhöhle und Keilbeinhöhle dar, wohingegen sich mit Letzterem eher Stirnhöhle und Siebbeinzellen beurteilen lassen. Vor allem die Beurteilung der Keilbeinhöhle ist allerdings nur bedingt aussagekräftig. Über **CT** können zusätzlich neoplastische Prozesse erkannt werden, hier kommt es jedoch zu starker Artefaktbildung bei Patienten mit metallischem Zahnersatz. Die **MRT** kommt fast nur bei fraglichen Weichteilprozessen zum Einsatz.

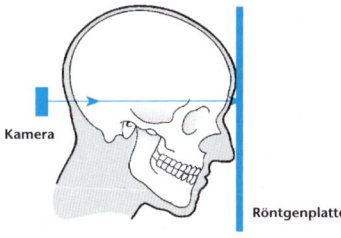
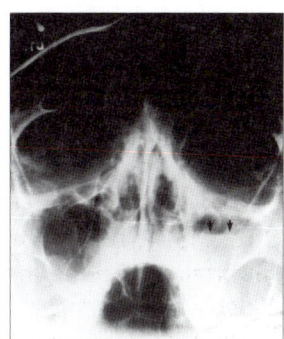
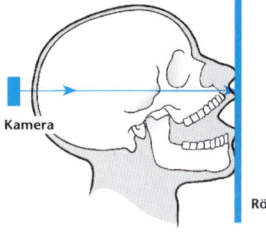

◼ Abb. 2: Röntgendiagnostik der NNH. a) okzipitofrontaler Strahlengang, b) okzipitomentaler Strahlengang, c) okzipitomentales Röntgenbild, Polysinusitis mit Spiegelbildung in Stirn- und Kieferhöhle. [2]

Zusammenfassung

✖ Behinderte Nasenatmung ist das häufigste Symptom eines pathologischen Geschehens im Nasenrachenraum.

✖ Farbe und Konsistenz der ausgeschiedenen Nasenflüssigkeit geben Informationen über die mögliche Ursache der Erkrankung.

✖ Gesichtsschmerz wird meist durch Reizung des N. trigeminus im Bereich der Nasennebenhöhlen ausgelöst.

✖ Die anteriore Rhinoskopie ermöglicht nur eine eingeschränkte Beurteilung des osteomeatalen Komplexes.

✖ Eine positive Hauttestung beweist nicht die allergische Genese einer Rhinitis.

Infektionen der Nase

Entzündungen der Nasen- und Gesichtshaut

Bei eitrigen Entzündungen der Nasenhaut besteht die Gefahr einer Keimverschleppung über die V. angularis und die V. ophthalmica zum Sinus cavernosus. Die Folge sind Kavernosusthrombosen und/oder Meningitiden mit häufig letalem Ausgang.

Follikulitis und Furunkel

Eine Follikulitis ist eine eitrige Entzündung der Haarbälge, meist ausgelöst durch eine Infektion mit Staphylokokken. Am häufigsten sind Nasenvorhof und Oberlippe betroffen. Durch Einschmelzungen kann hieraus eine eitrig-nekrotisierende Entzündung mit Beteiligung tieferer Strukturen entstehen, man spricht von Furunkeln. Zusammenfließende Furunkel werden wiederum als Karbunkel bezeichnet.
Therapie: Bedingt durch die im schlimmsten Falle tödlichen Komplikationen bei hämatogener Ausbreitung werden Furunkel im Gesichtsbereich antibiotisch (Flucloxacillin, Cefuroxim) behandelt, sowohl topisch als auch parenteral. Das Ausdrücken der Eiteransammlungen durch den Patienten ist strengstens kontraindiziert!

Erysipel

Das Erysipel geht von einer kleinen Verletzung aus, über die bakterielle Erreger, meist Streptokokken der Gruppe A, in die Haut eindringen. Es kommt zur flächenhaften, scharf abgegrenzten Entzündung mit Rötung und Schwellung. Fieber kann auftreten, später besteht durch Einschmelzung des betroffenen Gewebes die Gefahr der Abszessbildung.
Therapie: Die Therapie besteht in systemischer Penicillin- oder Makrolidgabe.

Entzündung der Naseneingangshaut – Vestibulitis

Hautveränderungen des Vestibulum nasi können die verschiedensten Ursachen haben. Häufig treten nach längerer Sekretion (etwa nach allergischer Rhinitis) ekzemartige Veränderungen im Bereich des mit Haut ausgekleideten Vorhofs und der Nasenöffnungen auf. Daneben führen auch Diabetes mellitus, Infektionen mit Herpes simplex (■ Abb. 1a) oder Varizellen sowie, vor allem bei Kindern, Fremdkörper und „Nasebohren" zu Rhagadenbildung und Verkrustung der gereizten Haut. In vielen Fällen lassen sich Staphylokokken als Erreger nachweisen (■ Abb. 1b).
Therapie: Die Therapie erfolgt je nach Grunderkrankung durch Anwendung von Zinksalbe, topischen Steroiden und/oder Antibiotika. Bei einer persistierenden, ulzerierenden Vestibulitis im Erwachsenenalter ohne Erregernachweis muss neoplastisches Wachstum als Ursache ausgeschlossen werden.

Entzündungen der inneren Nase (Rhinitis)
Akute Rhinitis

Die akute Rhinitis entspricht der im Volksmund als Schnupfen bekannten viralen Infektion der Nasenschleimhaut. Die häufigsten Erreger sind Corona-, Rhino-, Adeno-, Influenza- sowie Parainfluenzaviren, bei Kindern RS-Viren. Übertragungsweg ist die Tröpfcheninfektion. Diese wird durch verschiedene, das Immunsystem schwächende Faktoren wie Unterkühlung oder Zugluft begünstigt, da das mukoziliare Transportsystem unter diesen Bedingungen in seiner Funktion eingeschränkt ist und die Viren somit längeren Kontakt zur Epitheloberfläche haben.
Klinik: Nach einer Inkubationszeit von wenigen Tagen äußert sich die Infektion mit einem Vorstadium bestehend aus Fieberentwicklung (selten), Kopf- und Gliederschmerzen sowie allgemeinem Unwohlsein. Häufig empfinden die Patienten ein „Kratzen im Hals". Im katarrhalischen Stadium kommt es zur Übersekretion der Nasenschleimhaut, Augentränen, Niesreizentwicklung und zunehmender Obstruktion der Nase durch die Schleimhautschwellung. Das produzierte Sekret ist anfangs wässrig-serös, später kann es durch bakterielle Superinfektion schleimig-eitrig erscheinen. Durch die Rhinorrhö und das häufige Naseputzen kommt es zu Haut-

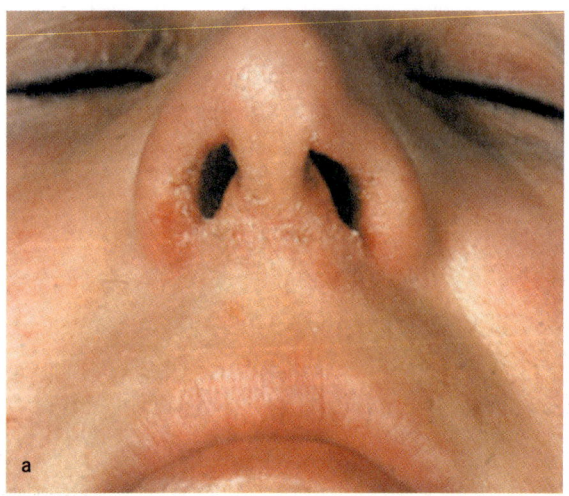

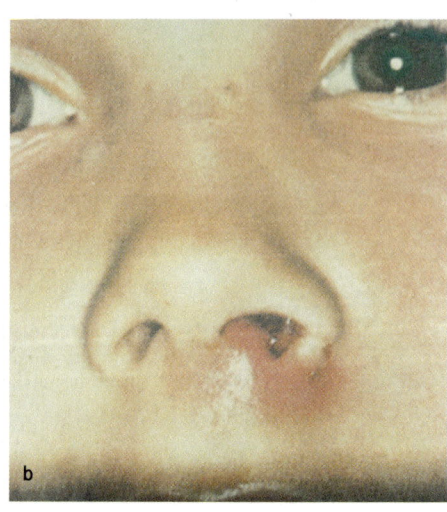

■ Abb. 1: a) Vestibulitis bei Herpes-simplex-Infektion, b) Furunkulose des linken Vestibulums. [1]

reizungen am Naseneingang und an der Oberlippe. Nach etwa 7–9 Tagen sollte die virale Rhinitis in ihrer Symptomatik nachlassen, bei zusätzlichen bakteriellen Erregern dauert es auch länger.

Therapie: Da es sich um eine selbstlimitierende Erkrankung handelt, ist die Behandlung in erster Linie symptomatisch. Gegen die Schleimhautschwellung helfen lokale Sympathomimetika, allerdings sollten diese nicht länger als eine Woche angewandt werden, um eine hyperreflektorische Rhinitis medicamentosa zu verhindern. Dampfinhalationen können zur Steigerung des Allgemeinbefindens angewandt werden, bei Fieberentwicklung auch antipyretische Medikamente (Paracetamol). Bei Ausbildung einer bakteriellen Rhinitis durch Superinfektion kann auch eine Behandlung mit Antibiotika indiziert sein.

Atrophische Rhinitis

Klinik: Patienten mit atrophischer Rhinitis leiden unter extrem trockenen Nasenschleimhäuten. Neben dem Epithel selbst sind auch die Drüsen von der Atrophie betroffen, es wird nahezu kein Sekret mehr produziert. Auf den Schleimhäuten lagert sich ein zäher Schleim ab, der mehr und mehr verkrustet und schließlich zersetzt wird. Dabei kann es (v. a. nach sekundärer Keimbesiedlung) zur Entstehung eines üblen Geruchs kommen, welcher vom Patienten selbst aufgrund der Schädigung seines Riechepithels nicht wahrgenommen wird. Man spricht in diesem Fall von **Ozaena**, einer für den Patienten sozial extrem belastenden Situation. Die Ursache für die primäre Atrophie der Schleimhaut ist bisher noch ungeklärt, sekundär tritt sie nach größeren Schleimhautdefekten, z. B. im Rahmen von Operationen auf. Man findet eine familiäre Kumulation, auch ist das weibliche Geschlecht häufiger betroffen.

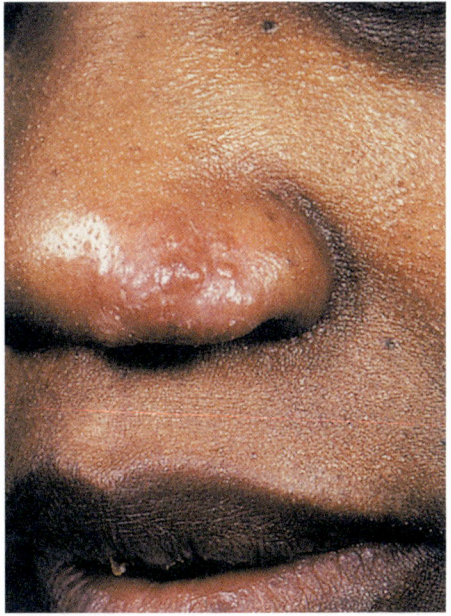
Abb. 2: Lupus pernio bei Sarkoidose. [1]

Therapie: Die Therapie beschränkt sich auf symptomatische Maßnahmen zur Feuchthaltung der Schleimhaut mit öligen Nasentropfen bzw. der täglichen Entfernung der Krusten durch Spülung. Dabei kommt es nicht selten zu Epistaxis. Absolut kontraindiziert sind abschwellende Nasentropfen, sie führen zu einer Verstärkung der Symptome! Operativ kann versucht werden, über die chirurgische Einengung des Nasenlumens einer Austrocknung entgegenzuwirken oder über Fistelverbindungen zur Mundhöhle das Epithel feucht zu halten. Letztlich bringt aber auch dies keine vollständige Symptombeseitigung.

Spezifische Rhinitiden

Tuberkulose

Die Infektion mit Mykobakterien kann im Bereich der Nase zu zwei verschiedenen Manifestationen führen. Durch Ausbildung eines Primärkomplexes etwa 6 Wochen nach Infektion tritt die **Schleimhauttuberkulose** in Erscheinung. Als postprimären **Lupus vulgaris** hingegen bezeichnet man den Befall vor allem des Vestibulums und des Septums. Es bilden sich dabei tuberkulöse Granulome im Bereich der Haut-Schleimhaut-Grenze, die destruierend in den umliegenden Knorpel einwachsen können und durch zentrale Nekrose von außen ein ulzeröses Bild zeigen. Die Therapie entspricht der Tuberkulosebehandlung.

Sarkoidose – M. Boeck

Als granulomatöse Systemerkrankung kann der M. Boeck auch Haut- und Schleimhauterscheinungen zeigen. Dabei kommt es zur Entstehung kleiner Knötchen, welche im Bereich der äußeren Nase als **Lupus pernio** bezeichnet werden (Abb. 2). Von der inneren Nase sind vor allem das Septum und die untere Nasenmuschel betroffen, die Knötchen liegen hier unterhalb der Schleimhaut. Histologisch bietet sich das Bild unverkäsender, epitheloidzelliger Granulome. Neben der Entfernung der Knötchen kommt der Steroidbehandlung die größte therapeutische Bedeutung zu.

Nasale Lues

Die Nase ist klinisch vor allem im Rahmen des Tertiärstadiums betroffen. Es treten dabei entweder solide Gummen oder diffuse gummöse Infiltration der knöchernen Strukturen auf. Letztere führt unbehandelt über Nekrosen zur Destruktion der ursprünglichen Nasenform: Es entsteht die syphilitische Sattelnase.

Zusammenfassung

✖ Infektionen der Nasen- und Gesichtshaut können fortgeleitet zur Kavernosusthrombose und Meningitis führen.

✖ Akute Rhinitis sollte möglichst nur symptomatisch behandelt werden.

✖ Atrophische Rhinitis nie mit Sympathomimetika behandeln!

✖ Die Nase kann Manifestationsort von Systemerkrankungen wie Tuberkulose, Sarkoidose und Lues sein.

Allergische und vasomotorische Rhinitis

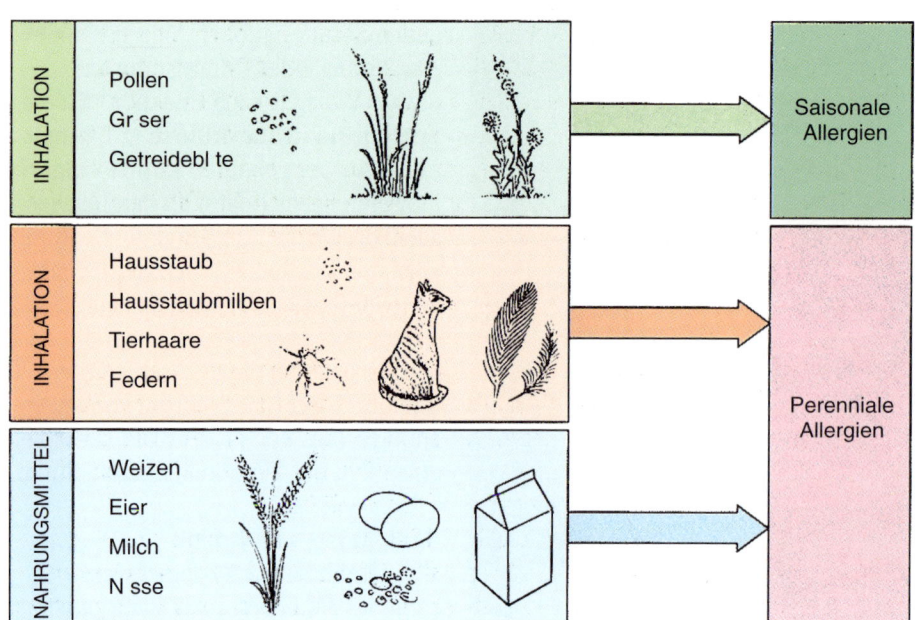

INHALATION — Pollen, Gr ser, Getreidebl te	**Saisonale Allergien**
INHALATION — Hausstaub, Hausstaubmilben, Tierhaare, Federn	**Perenniale Allergien**
NAHRUNGSMITTEL — Weizen, Eier, Milch, N sse	

Abb. 1: Verschiedene Allergene bei allergischer Rhinitis. [1]

Die Ursachen für eine entzündliche Reaktion der Nasenschleimhaut sind vielfältig. Neben viralen und bakteriellen Infektionen (s. Kap. Entzündungen der Nase I) spielen vor allem allergische Überempfindlichkeitsreaktionen in der Pathogenese eine Rolle. Bei diesen reagiert das Immunsystem bei Kontakt mit einem Allergen mit Degranulation von Mastzellen und Ausschüttung von Entzündungsmediatoren. Es handelt sich also um eine Typ-I-Sofortreaktion. Daneben können auch pathologische Ungleichgewichte des vegetativen Nervensystems zu einer Schleimhautschwellung führen, man spricht dann von einer vasomotorischen oder hyperreflektorischen Rhinitis.

Allergische Rhinitis

Die allergische Rhinitis hat sich in den letzten Jahrzehnten wie die anderen allergischen Erkrankungen zu einer Volkskrankheit entwickelt. Man schätzt, dass in Deutschland heute etwa 20% der Bevölkerung unter einer nasalen Manifestation einer Überempfindlichkeit gegen die verschiedenen Allergentypen leiden. Dabei kommt es zur Unterscheidung zwischen saisonal auftretenden Allergien und perennialem (nichtsaisonalem) Auftreten. Zur ersten Gruppe gehören die im Frühjahr einsetzenden Frühblüherallergien sowie die im Frühsommer durch die Gräser- und Getreideblüte ausgelösten Erkrankungen. Ganzjährig finden sich dagegen Symptome bei Überempfindlichkeit gegen Hausstaub und Hausstaubmilben sowie Tierhaare oder Pilzsporen. Außerdem können auch die selteneren Nahrungsmittelallergien Auslöser einer Rhinitis sein, dann in Form einer Fernreaktion (▌Abb. 1).

Pathophysiologie und Klinik: Die allergische Rhinitis wird durch eine Typ-I-Sofortreaktion des Immunsystems ausgelöst. Das Allergen bindet an IgE-besetzte Mastzellen und führt zu deren Degranulation. Es kommt zur Ausschüttung von Entzündungsmediatoren (Histamin, Leukotriene etc.). Diese führen neben ihrer direkten lokalen Auswirkung zusätzlich zum zeitlich verzögerten Einstrom weiterer Entzündungszellen (v. a. eosinophile Granulozyten) in das betroffene Schleimhautareal. Die Entzündungsreaktion wird daher unterteilt in eine Frühphase (0–30 min nach Allergenexposition) mit Mastzelldegranulation, und eine Spätphase (2–12 h danach) mit zellulärer Reaktion. Als Folge dieser Immunantwort kommt es zum typischen **Symptomenkomplex:**

▶ Behinderte Nasenatmung durch Schleimhautschwellung
▶ Juckreiz mit Auslösung von Niesattacken
▶ Starke wässrige Sekretion aus Nase, meist mit Augentränen als Zeichen einer begleitenden Konjunktivitis

Bei vielen Patienten treten mit der Rhinitis andere atopische Krankheitsbilder auf, etwa Ekzembildung, allergische Dermatitis oder Asthma bronchiale.

Diagnostik: Hauptziel der Diagnostik ist der Ausschluss anderer, nichtallergischer Ursachen für eine Rhinitis sowie die Identifikation der krank machenden Allergene. Bei der Inspektion der Nase erscheint die Schleimhaut vor allem im Bereich der unteren Nasenmuschel ödematös geschwollen und mit wässrigem Sekret bedeckt (▌Abb. 2). Nach jahreszeitlichem Auftreten der Symptomatik lässt sich bereits anamnestisch zwischen saisonaler und perennialer Allergie unterscheiden. Bei der Inspektion führen saisonale Allergien dann meist zu eher bläulich livid verfärbter Schleimhaut, perenniale Allergien zeigen ein hochrotes Entzündungsbild. Auch tageszeitliche Veränderungen helfen bei der Allergensuche: Zeigt sich das Krankheitsbild vor allem in den Morgenstunden, lenkt das den Verdacht auf die häufige Hausstaubmilbenallergie oder Überempfindlichkeiten gegen Matratzenfüllstoffe. Auch ist es wichtig zu ermitteln, ob die Symptome nach Kontakt mit bestimmten Tieren, Pflanzen oder Lebensmitteln auftreten. Neben der Anamnese entsprechen die weiteren Schritte der üblichen Allergiediagnostik. Ein positiver Befund im Pricktest ist allerdings nicht beweisend für die aktuelle Krankheitsgenese! Erst über spezifische Serumtestung sowie nasale Provokationstests kann die Aktualität der Überempfindlichkeit für das Krankheitsgeschehen geprüft werden (s. Kap. Leitsymptome und Diagnostik im Bereich der Nase).

Therapie: Die wichtigste und aussichtsreichste Maßnahme bei jedem allergischen Geschehen liegt in der **vollständigen Allergenkarenz.** Dies kann zu drastischen Einschränkungen im Leben der Patienten führen, etwa wenn dies die Abgabe eines geliebten Haustiers bedeutet oder wenn Allergien den Wohnort- oder Arbeitsplatzwechsel notwendig machen. Viele Bedingungen sind jedoch relativ leicht zu schaffen. Bei saisonalen Auslösern wie Pollenflug oder Gräserblüte bieten sich beispielsweise temporäre Aufenthalte in allergenarmer Umgebung (Küste, Gebirge) an. Durch häufiges Waschen der Bettbezüge und Verwenden spezieller Matratzenüberzüge kommt man gegen die hitzeempfindlichen Hausstaubmilben an, die sich sonst dort in großer Zahl tummeln. Bekannte Lebensmittelallergene in der Nahrung lassen sich durch Diät auf ein Minimum reduzieren.

Bei der **medikamentösen Behandlung** stehen die Verhinderung der Mastzelldegranulation (Cromoglicinsäure, Nedocromil) sowie die Hemmung der entzündungsauslösenden Mediatoren (Antihistaminika) im Vordergrund. Mastzellstabilisatoren werden lokal als Augentropfen oder Nasenspray verabreicht. Antihistaminika (H$_1$-Antagonisten) kommen sowohl topisch (z. B. Azelastin) als auch systemisch zur Anwendung. Jedoch ist bei systemischer Gabe die sedierende Wirkung mancher Präparate zu beachten. Topische Steroide (z. B. Fluticason, Betamethason) stellen die am stärksten entzündungshemmende Medikamentengruppe dar, sie werden zusammen mit systemischer Steroid- und Antihistaminikagabe auch zur Therapie der chronischen Rhinitis verwendet.

Bei der **Hyposensibilisierung** werden meist intrakutan abgeschwächte Allergene mit aufsteigender Dosis verabreicht. Der Körper „gewöhnt" sich so an das Fremdeiweiß, eine Immunreaktion bleibt bei Kontakt aus.

Als Ultima Ratio bei Obstruktion der Nase können auch **chirurgische Maßnahmen** in Erwägung gezogen werden.

Um eine Verkleinerung der Nasenmuscheln und damit wieder eine unbehinderte Nasenatmung zu erreichen, wird die hyperplastische Schleimhaut durch Koagulation oder Laserbehandlung abgetragen. Bei gleichzeitig bestehender Septumdeviation ist diese ebenfalls operativ anzugehen. Es kommt jedoch auch hier nur zur Verbesserung der Obstruktion, die Rhinorrhö und der Juckreiz bleiben unverändert.

Vasomotorische (hyperreflektorische) Rhinitis

Die vasomotorische Rhinitis wird durch ein Ungleichgewicht des vegetativen Nervensystems mit Überwiegen des Parasympathikus ausgelöst. Dadurch kommt es zu wechselnd starken Tonusverlusten in den Gefäßen der Nasenschleimhaut, die anschwillt und sich rötlich verfärbt.

Klinik: Das klinische Bild ähnelt der allergischen Rhinitis. Die Hauptsymptome sind Obstruktion, wässrige Sekretion und leichterer Juckreiz. Die Allergiediagnostik ist negativ. Als Ursache für die Obstruktion kommen diverse, meist unspezifische Auslöser in Frage: die Inhalation von Rauch oder Staub, der Genuss von Alkohol, Absinken der Umgebungstemperatur oder Stresssituationen.

Therapie: Können auslösende Situationen vermieden werden, bleibt die Krankheit meist unbehandelt. Durch das Spülen mit eiskaltem Wasser kann die sympathische Versorgung der Gefäße angeregt werden, eine Schwellung wird so unterdrückt. Ansonsten kommen Antihistaminika sowie topische Steroide in Frage, auch chirurgische Maßnahmen sind bei therapieresistenten Fällen indiziert.

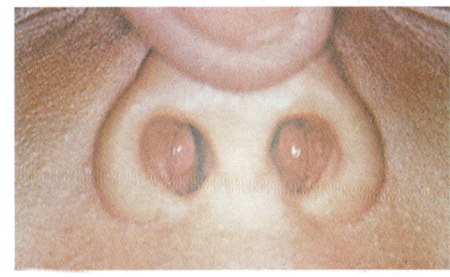

■ Abb. 2: Ödematös geschwollene untere Nasenmuschel bei Patient mit allergischer Rhinitis. [1]

Zusammenfassung

✖ Die allergische Rhinitis ist eine der häufigsten Erkrankungen überhaupt.

✖ Zu den häufigsten perennialen Allergenen zählen Hausstaub und Hausstaubmilben.

✖ Zu den häufigsten saisonalen Allergenen zählen Gräser- und Blütenpollen.

✖ Die Hauptsymptome der allergischen Rhinitis sind Obstruktion, Sekretion und Juckreiz.

✖ Die beste Therapie besteht in Allergenkarenz.

✖ Als Medikamente kommen vor allem Antihistaminika, Steroide und Mastzellstabilisatoren zum Einsatz.

✖ Die vasomotorische Rhinitis wird durch Ungleichgewicht des autonomen Nervensystems ausgelöst.

Sinusitis I

Als Sinusitis werden entzündliche Prozesse der Schleimhautauskleidung der Nasennebenhöhlen bezeichnet. Auslösender Faktor ist zumeist eine Entzündung der Nasenschleimhaut, welche sich über die Ostien kontinuierlich in die Nebenhöhlen fortsetzt. Nahezu jede Rhinitis geht mit einer Beteiligung der Nebenhöhlen einher, jedoch muss diese nicht immer die Züge einer symptomatischen Sinusitis zeigen. Daneben kann, wenn auch weit seltener, eine Kieferhöhlenentzündung auch dentogen verursacht werden. Hierbei zeigt sich nahezu immer ein chronischer Verlauf.

Akute Sinusitis

Die akute Sinusitis tritt vor allem im Rahmen von **viralen Rhinitiden** als infektiöse Entzündung auf. Als begünstigende Faktoren gelten die Verlegung der Nebenhöhlenostien, Schwächen in der Immunitätslage des Patienten sowie die Virulenz der Erreger. Durch die hyperämische, stark resorbierende Mukosa der Nebenhöhlen und die mangelnde Ventilation kommt es zum Aufbau eines Unterdrucks innerhalb der Hohlräume. Dies begünstigt die Ansiedlung bakterieller Keime. Es handelt sich dabei zumeist um **Pneumokokken** und **Haemophilus influenzae**, seltener auch andere Streptokokken, Staphylokokken oder Moraxellen. Hauptsächlich sind die Kieferhöhlen und die Siebbeinzellen betroffen, seltener die Stirnhöhlen und nur in sehr seltenen Fällen die Keilbeinhöhle. Ist (wie fast immer) mehr als eine Nasennebenhöhle erkrankt, spricht man von **Polysinusitis**, sind alle betroffen, von **Pansinusitis.**
Klinik: Die Symptome entsprechen denen einer akuten Rhinitis mit zusätzlichen, unterschiedlich stark ausgeprägten Kopfschmerzen. Diese zeichnen sich durch Lokalisation über der jeweils betroffenen Nebenhöhlenregion aus, bei Keilbeinhöhlenbeteiligung besteht häufig auch Schmerz im Bereich des Hinterkopfes. Sind die Kieferhöhlen bzw. die Stirnhöhlen betroffen, zeigt sich über ihnen ein starker Klopfschmerz. Besonders bei Affektion des Sinus frontalis findet sich häufig eine Schmerzverstärkung bei gebückter Haltung. Über mög-

liche Komplikationen der Erkrankung informiert das folgende Kapitel.
Diagnostik: Über die Rhinoskopie stellt sich die Nasenschleimhaut geschwollen dar, meist sind die Ostien verlegt. Eiterstraßen im mittleren Nasengang deuten auf eine eitrige Entzündung der Kieferhöhle, der Siebbeinzellen und vor allem der Stirnhöhlen hin. Bei Keilbeinhöhlenaffektion können solche Eiteransammlungen auch an der Rachenhinterwand erscheinen. Röntgenaufnahmen werden je nach verdächtiger Nebenhöhle angefertigt bzw. beurteilt. Der okzipitofrontale Strahlengang stellt vor allem Stirnhöhle und Siebbeinzellen gut dar, der okzipitodentale die Kieferhöhle. Für die Keilbeinhöhle sollte zusätzlich eine Aufnahme in seitlicher Ansicht erfolgen. Schleimhautschwellungen führen im Bild zu sichtbaren, polsterartigen Einengungen des Höhlenlumens, Eiter stellt sich zumeist in Form einer Spiegelbildung dar. Das koronare CT wird eigentlich nur präoperativ verwendet (**▌** Abb. 1). Auch die Sonographie kommt diagnostisch eher selten (z. B. bei Kindern, wegen Strahlenschutz) zum Einsatz.
Therapie: In den meisten Fällen ist eine konservative Behandlung ausreichend. Hierzu gehört die Verwendung von abschwellenden Nasentropfen oder -spray zur Verbesserung der Nasenatmung. Alternativ kann auch durch den HNO-Arzt Watte, welche vorher in Sympathomimetika getränkt wurde, direkt unter die mittlere Nasenmuschel gelegt werden. Man spricht dabei von einer „hohen Einlage". Je nach Erreger-

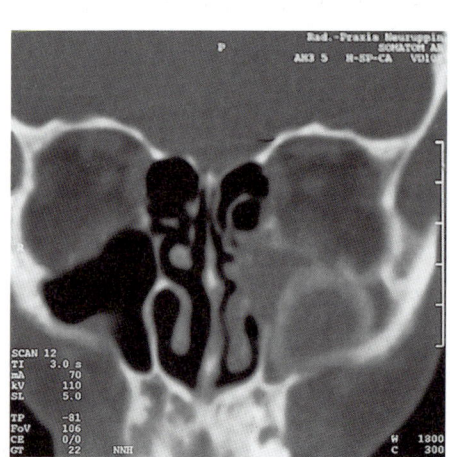

▌ Abb. 1: Einseitige Sinusitis maxillaris und ethmoidalis. [2]

spektrum werden schwere Verlaufsformen mit entsprechenden Antibiotika behandelt. Wärmeanwendung in Form von Dampfinhalationen (feuchte Wärme) oder Kopflichtbädern (trockene Wärme) zeigt ebenfalls einen begünstigenden Effekt. Besteht eine akute Sinusitis länger als 10 – 14 Tage, können invasive Maßnahmen erwogen werden. Hierzu gehört die Punktion der Kieferhöhle über den unteren Nasengang und nachfolgende Spülung mit einer wässrigen Antibiotikalösung. Dasselbe kann auch als „stumpfe Punktion" über das Ostium im mittleren Nasengang versucht werden. Bei Prozessen im Sinus frontalis wird noch selten die **Beck-Bohrung** angewandt: Hierbei wird nach Freilegung der knöchernen Struktur in Höhe der Augenbrauen die Stirnhöhle mit einem Bohrer eröffnet. Eiter und Sekret werden über ein Röhrchen abgesaugt, der Hohlraum danach wieder mit Antibiotikalösung gespült.

Chronische Sinusitis

Man spricht von einer chronischen Sinusitis, wenn eine Entzündung länger als drei Monate in den Nasennebenhöhlen persistiert. Auslöser der Erkrankung ist ein lang andauernder Verschluss der Nebenhöhlenöffnungen im Bereich der osteomeatalen Einheit. Dieser kann wiederum eine Vielzahl von Ursachen haben. Dazu gehören Septumpathologien, Muschelhyperplasien, allergische Prozesse, traumatische Schäden, chronisch-entzündliche Vorgänge oder tumoröse Neubildungen. Die angrenzenden Nebenhöhlen, v. a. die vorderen Siebbeinzellen und die Kieferhöhle, können dadurch nicht mehr im ausreichenden Maße in die Haupthöhle drainieren. Der Sekretstau bewirkt eine reflektorische Schwellung der Mukosa des osteomeatalen Komplexes und somit eine Verschlimmerung der Situation. Über rezidivierende akute Nebenhöhlenentzündungen kommt es schließlich zur Ausbildung eines chronisch-persistierenden Krankheitsbilds.
Klinik: Man unterscheidet eine **seröse Form** mit Ausbildung von Polypen in der Schleimhaut von einer **eitrigen**

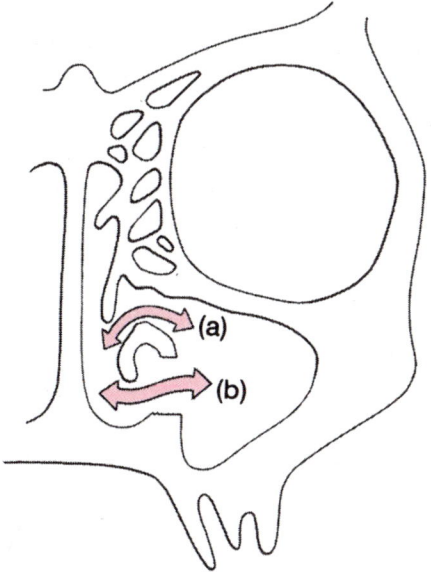

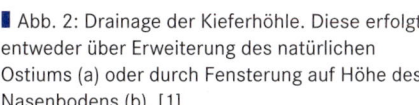

■ Abb. 2: Drainage der Kieferhöhle. Diese erfolgt entweder über Erweiterung des natürlichen Ostiums (a) oder durch Fensterung auf Höhe des Nasenbodens (b). [1]

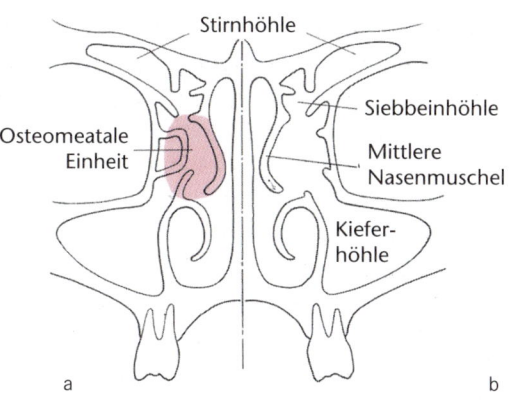

a   b

■ Abb. 3: Infundibulotomie. a) Die osteomeatale Einheit ist für die Drainage von Siebbeinzellen, Stirn- und Kieferhöhle von größter Bedeutung. b) Nach Erweiterung der Ostien und Ausräumung der vorderen Siebbeinzellen. [1]

Form, bei der es (v.a. in der Kieferhöhle) zur Empyembildung kommt. Die Symptome entsprechen in etwa denen einer akuten Sinusitis, wenn sie auch bei chronischen Entzündungen meist schwächer ausgeprägt sind. Zusätzlich kommt es häufig zum Auftreten von eitrigem oder serösem „post-nasal drip" im Rachenraum.

Diagnostik: Über die Rhinoskopie werden die Nasenhaupthöhle und dabei vor allem die Nasenmuscheln mit der osteomeatalen Einheit beurteilt. Bei Neubildungen, die zur Verlegung geführt haben, werden diese biopsiert. An bildgebenden Verfahren steht bei chronischem Krankheitsbild in erster Linie die CT im Vordergrund.

Therapie: Konservative Maßnahmen tragen bei einem chronischen Entzündungsbild nur zur Symptomlinderung bei. Die ursächliche Erkrankung bleibt weitestgehend unberührt. Das medikamentöse und nichtinvasive Behandlungsschema entspricht demjenigen bei akuter Sinusitis. In aller Regel kommt es jedoch zur **operativen Sanierung** der Nasennebenhöhlen. Diese wird durch den HNO-Arzt mit Hilfe von Endoskop, Lupenbrille oder Nasenmikroskop von außen über die Nasenöffnungen durchgeführt. Bei leichten Fällen kann die Erweiterung der Ostien (Infundibulotomie) mit zusätzlicher Ausräumung der vorderen Siebbeinzellen ausreichend sein (■ Abb. 2 und 3). Die Stirnhöhle

kann sich dann von selbst über die Siebbeinzellen wieder entleeren, für die Kieferhöhle kann unterstützend noch der Zugang zur Haupthöhle über eine obere Fensterung erleichtert werden. Reicht dies bei schweren Krankheitsverläufen nicht aus, kommt es zusätzlich zur Sanierung des Sinus maxillaris sowie, wenn auch seltener, des Sinus frontalis. Als Caldwell-Luc-Operation wird die Eröffnung der Kieferhöhle und Entfernung nicht regenerationsfähiger Schleimhautareale über einen Zugang am Dach der Mundhöhle bezeichnet. Sie wird heute nur noch selten ausgeführt. Das Gleiche gilt für die Ausräumung der Stirnhöhle über einen frontalen Zugang. Bei allen Nebenhöhlensanierungen besteht das Risiko, umliegende Strukturen zu reizen oder zu verletzen. Dazu gehören vor allem die Orbita samt Inhalt, die vordere Schädelgrube, sowie die Gesichts-

äste des N. trigeminus. Nicht selten finden sich nach NNH-Operationen daher Trigeminusneuralgien.

Sonderformen der Sinusitis

Zu den Sonderformen der Sinusitis gehört zum einen die **dentogen bedingte Entzündung** der Nasennebenhöhlen, wie sie etwa nach Wurzelentzündungen, oronasalen Fisteln oder Zahnbehandlungen auftreten kann. Typischerweise ist hier nur eine Kieferhöhle betroffen. Da dies auch bei Tumoren der Fall ist, muss eine gründliche Diagnostik erfolgen.

Durch hohe Druckunterschiede zwischen Umgebung und Nebenhöhlenlumen kommt es zu Ödementwicklung und Entstehung einer **Barosinusitis**. Besonders häufig tritt diese Erkrankung bei Tauchern oder nach Flugreisen auf.

Zusammenfassung

✖ Auslöser einer Sinusitis ist häufig eine akute Nasenschleimhautentzündung.

✖ Vor allem der mittlere Nasengang ist für den Abfluss der Nebenhöhlen von Bedeutung.

✖ Der Verschluss der osteomeatalen Einheit ist häufig Ursache einer chronischen Sinusitis.

✖ Eine chronische Sinusitis kann operative Maßnahmen notwendig machen.

Sinusitis II

Entzündliche Erkrankungen der Nasennebenhöhlen können eine Vielzahl von Komplikationen nach sich ziehen. Dazu gehören Ausweitungen des Entzündungsprozesses auf die Orbita, das umgebende Knochen- und Weichteilgewebe sowie endokranielle Komplikationen. Daneben bilden Rhinosinusitiden auch eine Ursache für die Entstehung von Muko- und Pyozelen innerhalb der Nebenhöhlen.

Orbitale Komplikationen

Vor allem bei Kindern findet sich häufig ein Übergreifen des Entzündungsprozesses auf die benachbarten Strukturen der Orbita. Bei Erwachsenen sind diese Komplikationen zwar insgesamt seltener, jedoch in ihrer Ausprägung meist noch schwerwiegender. Auslöser sind zumeist Entzündungen im Bereich der Siebbeinzellen und der Stirnhöhle. Es empfiehlt sich, bei schwereren Erkrankungen einen Augenarzt hinzuzuziehen. Die verschiedenen Krankheitsbilder werden im Folgenden nach aufsteigendem Schweregrad besprochen.

Orbitaödem

Beim Orbitaödem kommt es zur Schwellung und Rötung der Augenlider (■ Abb. 4). Der Bulbus ist nicht betroffen und bleibt in seiner Bewegungsfähigkeit uneingeschränkt. Das Ödem wird konservativ behandelt. Dazu gehören Nasentropfen und Antibiotika. Eine antiphlogistische Therapie in Form einer adjuvanten Steroidgabe kann in Erwägung gezogen werden. Differentialdiagnostisch bedeutsam ist die Abgrenzung zur Dakryozystitis, einer Entzündung des Tränensacks. Die Symptome sind ähnlich, die Schwellung tritt jedoch verstärkt im medialen Lidbereich auf, und es findet sich ein Druckschmerz.

Periostitis

Hierbei greift die Entzündung auf die knöcherne Orbitawand über, überschreitet dabei jedoch nicht das Periost. Der Bulbus bleibt uneingeschränkt beweglich. Neben dem Lidödem besteht ein Druckschmerz im medialen Augenwinkel. Die konservative Therapie ist auch hier meist ausreichend. Bei Therapieresistenz sollte eine operative Sanierung der betreffenden Nasennebenhöhlen erfolgen.

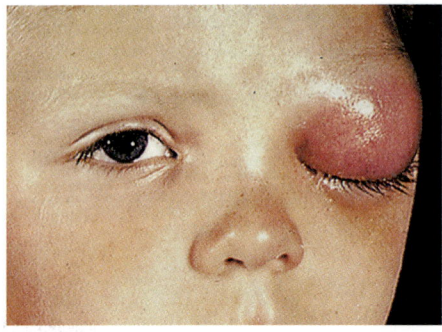

■ Abb. 4: Orbitaödem nach Nebenhöhlenentzündung. [1]

Subperiostaler Abszess

Es kommt zur Abhebung des Periosts von der Lamina papyracea. Hierbei wird der Bulbus nach unten und außen gedrängt, eine Protrusio bulbi besteht. Selten findet sich eine Chemosis, d.h. eine Ödembildung der Bulbusbindehaut mit Abhebung der Lederhaut. Eine stark ausgeprägte, schmerzhafte Lidschwellung besteht weiterhin. Der Patient leidet zudem unter Doppelbildern infolge der eingeschränkten Bulbusbeweglichkeit. Ein Augenarzt muss zur Beurteilung von Visus und Augenhintergrund herangezogen werden. Therapeutisch steht die endoskopisch durchgeführte Eröffnung des Abszesses im Vordergrund. Eine Sanierung der erkrankten Nasennebenhöhle (Sinus frontalis) ist dringend erforderlich. Außerdem erfolgt die Behandlung mit hochdosierter Antibiotikagabe.

Orbitalphlegmone

Dies ist die schwerwiegendste Komplikation im Bereich der Orbita. Es kommt dabei zum Eitereinbruch in die Augenhöhle mit konsekutiver Protrusio und schwersten Bewegungseinschränkungen des Bulbus, die zu Doppelbildern, Visusverlust und im schlimmsten Fall zur Blindheit führen. Daneben bestehen eine massive Schwellung und Verfärbung der Augenlider. Die Orbitalphlegmone kann außerdem über eine Thrombophlebitis zu zusätzlichen endokraniellen Komplikationen führen (siehe unten). Sie stellt eine lebensbedrohliche Notfallsituation dar, welche eine schnellstmögliche operative Behandlung unter Antibiotikaschutz nötig macht. Dabei wird der Abszess zum einen nach endonasal, zum anderen nach außen entleert. Greift die Entzündung auf die dorsalen Strukturen der Orbita über, kann es zum **Orbitaspitzen-Syndrom** kommen. Dies führt zu schwersten Beeinträchtigungen des N. opticus, der Hirnnerven III–VI und der orbitalen Gefäße (A. + V. ophthalmica).

Entzündung des Knochen- und Weichteilgewebes

Leichte Entzündungen der Stirn- und Wangenhaut finden sich relativ häufig infolge von Nebenhöhlenentzündungen. Als schwerwiegende Komplikation gilt dagegen die Entstehung einer **Osteomyelitis** nach Entzündung des Sinus frontalis. **Klinik:** Es kommt dabei über die Diploevenen zur Erregeraussaat im Stirnbein. Klinisch imponiert eine teigige Schwellung der Stirnhaut mit Rötung und Abszessbildung. Das genaue Ausmaß der Entzündung wird über das CT ermittelt. Bei Stirnbeinosteomyelitis besteht zum einen die Gefahr intrakranieller Komplikationen nach Durchbruch der Entzündung in die vordere Schädelgrube. Zum anderen kann das Krankheitsbild auch auf die benachbarten knöchernen Schädelanteile übergreifen und zu einer umfassenden Ostitis der Kalotte führen.

Therapie: Therapeutisch wird die Stirnhöhle unter Antibiotikaschutz saniert, daneben müssen entzündete Knochenanteile des Stirnbeins von außen abgetragen werden.

Endokranielle Komplikationen

Eine endokranielle Ausbreitung einer Nebenhöhlenentzündung geht fast immer vom Sinus frontalis aus. Bei Kindern finden sich auch Komplikationen nach Affektion der Siebbeinzellen oder der Keilbeinhöhle. Die Fortleitung erfolgt entweder über eine kontinuierliche Weichteil- und Knochenentzündung (siehe oben) oder direkt über die Diploevenen. Zu den verschiedenen Krankheitsbildern mit Hirnbeteiligung (▌Abb. 5b) zählen:

▶ Epiduralabszess
▶ Subduralabszess
▶ Stirnlappenabszess
▶ Rhinogene Meningitis
▶ Thrombophlebitis
▶ Sinus-Cavernosus-Thrombose

Eine **Abszessbildung** stellt sich klinisch zunächst eher unspezifisch dar, im weiteren Verlauf kommt es zur Ausbildung von Hirndruckzeichen (Erbrechen, Somnolenz, dumpfer Schmerz). Häufig ist ophthalmologisch eine Stauungspapille nachweisbar. Beim Stirnlappenabszess kann es in schweren Verläufen zu Geruchsausfall und Persönlichkeitsveränderungen kommen. Die Lokalisation und das Ausmaß der Abszessbildung werden über CT oder MRT bestimmt (▌Abb. 5a). Zur Entlastung eröffnet man die Abszesse operativ, daneben muss die auslösende Nebenhöhle saniert werden. Eine rhinogene **Entzündung der Hirnhäute** präsentiert sich mit den typischen Meningitiszeichen. Die Diagnose wird nach CT und Liquorpunktion gestellt. Als schwerwiegendste, wenn auch seltene Komplikation nach Nasennebenhöhlenentzündungen gilt die Thrombophlebitis mit möglicher Ausbildung einer **Kavernosusthrombose.** Letztere stellt sich klinisch mit Lidödem, Chemosis und Exophthalmus dar. Diese Symptome kommen durch die Stauung der Orbitalvenen zustande und werden durch ein allgemein septisches Krankheitsbild ergänzt. Die Diagnose wird über CT oder besser MRT gestellt. Es handelt sich bei der Kavernosusthrombose um eine lebensbedrohliche Komplikation, welche schnellstes Eingreifen in Form einer operativen Entlastung notwendig macht!

Muko- und Pyozelen

Bei Behinderung des Drainagesystems durch Entzündungen, Verletzungen oder nach Operationen kommt es in den Nebenhöhlen zu Ansammlungen von Flüssigkeit. Handelt es sich dabei um Schleim, spricht man von Mukozelen, bzw. bei eitrigem Sekret infolge einer Superinfektion von Pyozelen. Zelen führen zur Vergrößerung der jeweiligen Nebenhöhle und zur gleichzeitigen Verdünnung der umgebenden knöchernen Wand. Am häufigsten findet man Zelenbildung in der Stirnhöhle.

Klinik: Pyozelen imponieren mit lokaler Druckschmerzhaftigkeit. Durch die Ausdehnung kann es zu Verdrängungssymptomen der umliegenden Strukturen kommen (Protrusio bulbi, Doppelbilder etc.). Über das CT oder MRT können Zelen bildlich dargestellt werden, über die Rhinoskopie möglicherweise die Ursache erkannt werden.

Therapie: Die Muko- oder Pyozele wird operativ entfernt, ein auslösender Faktor beseitigt. Ein Tumorgeschehen sollte immer ausgeschlossen werden.

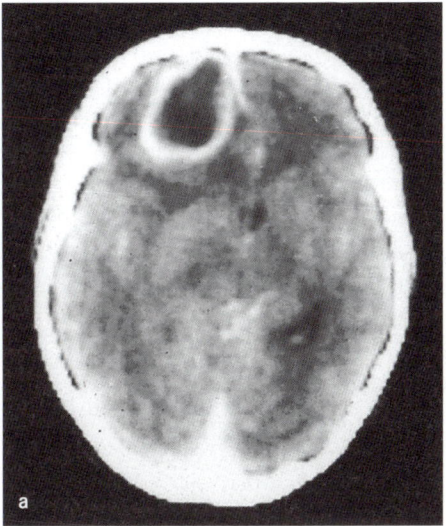
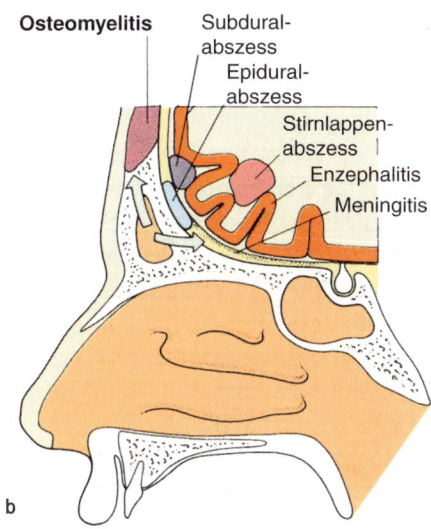

▌ Abb. 5: a) Stirnlappenabszess im CT. b) Endokranielle Komplikationen nach Stirnhöhlenentzündung. [1]

Zusammenfassung

✖ Nebenhöhlenentzündungen können zum Teil lebensbedrohliche Komplikationen nach sich ziehen.

✖ Orbitale Komplikationen gehen zumeist von der Stirnhöhle und den Siebbeinzellen aus.

✖ Bei schweren orbitalen Komplikationen sollte immer ein Augenarzt hinzugezogen werden.

✖ Endokranielle Komplikationen gehen zu Anfang meist mit einem unspezifischen Krankheitsbild einher.

✖ Zelen entstehen durch Verlegung des Drainagesystems der Nasennebenhöhlen.

Nasenpolypen und Fremdkörper

Nasenpolypen

Nasenpolypen bestehen aus ödematösen Schleimhautwucherungen der Nasennebenhöhlen. Sie können durch die entsprechenden Ostien in die Nasenhaupthöhle wachsen und dort zur Verlegung der Nasenatmung und/oder des Riechepithels führen. In der Mehrheit der Fälle treten sie beidseitig auf. Vor allem die Siebbeinhöhlen und die Keilbeinhöhle sind für die Polypenbildung prädestiniert, aber auch im Bereich des osteomeatalen Komplexes finden sich bedingt durch den geringen Abstand der dortigen Schleimhäute (etwa 1 mm) immer wieder polypöse Wucherungen. Intranasale Polypen entstehen meist bei chronischen Entzündungen der Nasenschleimhaut und der Nasennebenhöhlen. Sehr häufig findet sich als Ursache eine allergische Rhinitis (etwa 25 % der Fälle). Andere Auslöser sind chronische Sinusitiden und Rhinitiden sowie Entzündungen der Nasennebenhöhlen im Rahmen von Analgetikaunverträglichkeit (ASS). Im Kindesalter treten Polypen fast nur bei Patienten mit Mukoviszidose auf. Zu den selteneren Ursachen gehört auch die primäre Ziliendyskinesie, eine autosomal-rezessiv vererbte Krankheit mit Störung der Zilienfunktion. Durch die damit einhergehende Verschlechterung des mukoziliaren Transports kommt es zu verstärkten Affektionen der Nasenschleimhaut und des respiratorischen Epithels: Sinusitiden, Otitiden und Bronchiektasien sind die Folge.

Klinik
Die Patienten klagen vor allem über zunehmende **Behinderung der Nasenatmung** und **Einschränkung des Riechvermögens.** Für gewöhnlich ist die polypöse Schleimhaut selbst schmerzlos. Durch die verhinderte Ventilation der Nasennebenhöhlen kommt es allerdings zu **Kopfschmerzen** und **wässriger Rhinorrhö**. Fließt das übermäßig produzierte Sekret über die Choanen in den Oropharynx („post-nasal drip"), sind Räusperzwang, Laryngitis mit Heiserkeit sowie bronchitische Symptome durch Reizung der tiefen Atemwege keine Seltenheit. Bei Verlegung der Tuben können auch Otitiden durch mangelnde Belüftung der Paukenhöhle entstehen.

Diagnostik
Die Rhinoskopie bzw. Endorhinoskopie gibt nur über polypöses Wachstum Auskunft, welches schon über die Ostien in die Nasenhaupthöhle wuchert. Die Polypen erscheinen beidseitig als graue glasige Schleimhautschwellungen. Nur einseitig wachsende, hämorrhagische Wucherungen müssen an neoplastische Prozesse denken lassen. Über die Computertomographie lassen sich auch Polypen limitierter Größe innerhalb der Nebenhöhlen erkennen bzw. Begleitsinusitiden diagnostizieren. Differentialdiagnostisch kommen Meningozelen in Frage, welche sich als einseitige, harte Auswulstung am Dach der Nasenhaupthöhle darstellen. Sie kommen durch pathologische Spaltbildungen innerhalb der vorderen Schädelgrube zustande. Außerdem sei darauf hingewiesen, dass auch bei einer hypertrophierten unteren Nasenmuschel die Unterscheidung zu einer Polypenbildung nicht ganz leicht fallen kann (▋ Abb. 1a).

Therapie
Zu den konservativen Maßnahmen gehört die Anwendung topischer oder systemischer Steroide sowie systemischer Antihistaminika. Diese greifen vor allem bei kleineren Polypen, wobei eine komplette Remission letztlich jedoch selten zustande gebracht wird. Um Rezidive zu vermeiden, kann eine langfristige Nachbehandlung mit lokalen Kortikoiden versucht werden. Bei unbefriedigender Wirkung und bei größeren Polypen wird die operative Abtragung angewandt. Neben der Polypektomie müssen hierbei meist auch die von der Wucherung betroffenen Nebenhöhlen chirurgisch saniert werden.

Antrochoanalpolyp

Dieser seltene Polypentyp geht von der Kieferhöhle aus. Im Gegensatz zur typischen Polyposis nasi findet sich der Antrochoanalpolyp meist nur einseitig. Er besteht aus einem zystischen Anteil innerhalb der Kieferhöhle, der sich mit einem langen Stiel über ein zusätzliches Ostium in einen soliden Polypen im Bereich der Choanen fortsetzt. Teilweise kann dieser Fortsatz bis in den Nasopharynx reichen und dort zur totalen einseitigen Blockade der Nasenatmung führen. Meist sind auch die Tubenöffnungen verlegt, das Ohr der betroffenen Seite zeigt rezidivierende Entzündungen (▋ Abb. 1b). Die Diagnose stützt sich neben dem endoskopischen Befund auf die radiologisch nachweisbare, vollkommene Verschattung der Kieferhöhle. Die Therapie besteht in der operativen Entfernung.

Neoplastische Polypen

Diese sind ebenfalls nur einseitig zu finden. Sie erscheinen nicht grau-glasig, sondern eher leuchtend rot. Bei Palpation kann es zur Blutung kommen. Klinisch imponieren Neoplasien durch zunehmende Obstruktion der Nase, Nasenbluten sowie unangenehm riechende

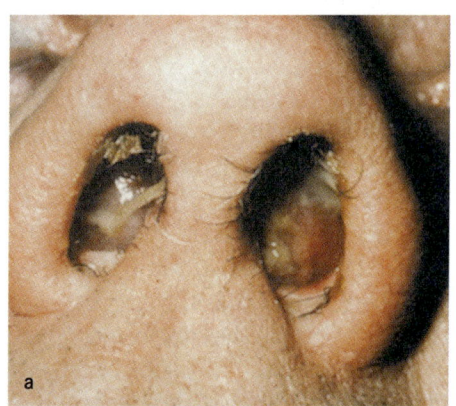

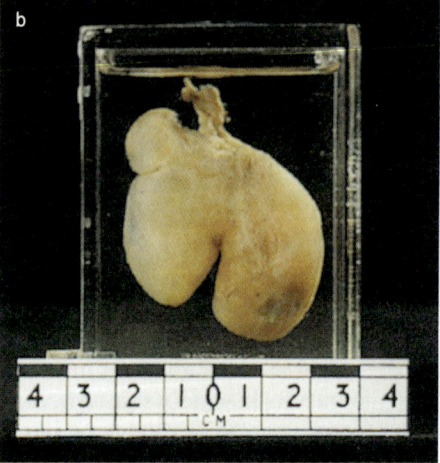

▋ Abb. 1: a) Bilaterale Nasenpolypen. Bei der Inspektion kann eine Unterscheidung zu einer hypertrophischen unteren Nasenmuschel schwer fallen. b) Antrochoanalpolyp. [1]

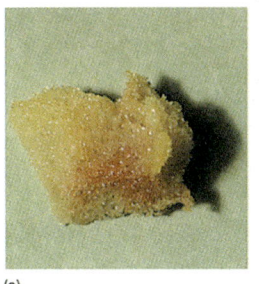
(a)
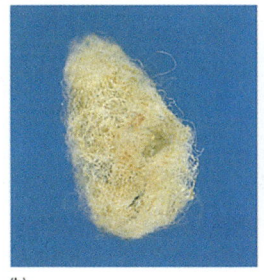
(b)
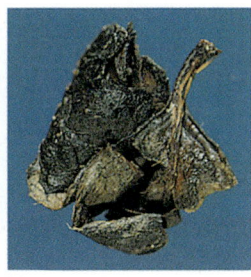
(c)
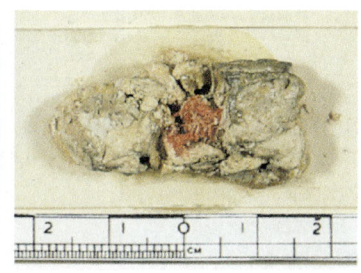
(d)

■ Abb. 2: Aus der Nase entfernte Fremdkörper:
a) Sofafüllstoff.
b) Baumwollstück.
c) Blatt.
d) Rhinolith, der Kern (rotfarben) besteht aus Verbandmaterial bei vorangegangener Epistaxisbehandlung. [1]

Sekretion. Eine bioptische Abklärung der Pathologie ist unumgänglich.

Fremdkörper

Endonasale Fremdkörper bei Kindern gehören für den HNO-Arzt zum „Tagesgeschäft". Dabei kann es sich um alle Arten von Objekten handeln, meist Spielgegenstände oder Nahrungsmittel (■ Abb. 2a–c). Letztere sind häufig aufquellend (z. B. Hülsenfrüchte) und erschweren sowohl das Symptombild als auch die Entfernung. Bei Erwachsenen sind Fremdkörper eher selten (die Ausnahme bilden psychiatrische Patienten), kommen aber ebenfalls vor. Die Objekte finden sich meist direkt in der Nasenhaupthöhle, nur äußerst selten gelangen Fremdkörper in Nebenhöhlen und sind auch dann eher Überbleibsel vergangener ärztlicher Interventionen (z. B. nach Zahnfüllungen, Medikamentenapplikationen) oder Verletzungsfolgen.

Klinik und Diagnostik

Die Kinder klagen über eine einseitig behinderte Nasenatmung, einseitige eitrige Rhinorrhö, bei Verletzungen der Schleimhaut auch über Nasenbluten. Häufig sind Zeichen einer Vestibulitis zu erkennen, um die betroffene Nasenöffnung sowie im Bereich der Oberlippe kommt es zu Hautrötung und Krustenbildung. Der Fremdkörper ist oft schon von außen zu sehen, ansonsten wird nach Abschwellung der Schleimhaut rhinoskopisch nach ihm gesucht. Über Sonden kann die Durchgängigkeit der Nase überprüft werden, hierbei besteht jedoch die Gefahr, den Fremdkörper noch tiefer in die Nase hineinzutreiben. Findet sich kein Fremdkörper bei weiterhin verdächtiger Symptomatik, sollte (v. a. bei Kindern) eine Exploration unter Narkose in Erwägung gezogen werden. Bei Erwachsenen mit fötider Sekretion und einseitig behinderter Nasenatmung muss differentialdiagnostisch neoplastisches Wachstum ausgeschlossen werden. Auch an ein Kieferhöhlenempyem sollte gedacht werden.

Therapie

Der Fremdkörper wird für gewöhnlich mit Häkchen oder stumpfer Zange unter Oberflächenanästhesie entfernt. Bei Kindern mit tief sitzendem Fremdkörper muss ggf. unter Narkose vorgegangen werden. Zum Teil ist der Zugang über den Nasopharynx vorzuziehen. Grundsätzlich sollte gerade bei kleineren Objekten auch die andere Nasenöffnung inspiziert werden.

Rhinolith

Verbleibt ein Objekt über Jahre innerhalb der Nasenhöhle, lagern sich um den ursprünglichen Fremdkörper als Kern Kalksalze ab. Der so entstandene Rhinolith kann dabei um ein Vielfaches größer sein als das ursächliche Objekt. Häufig entwickeln sich solche Rhinolithen etwa infolge von in der Nase verbliebenem Verbandmaterial nach Epistaxis (■ Abb. 2d). Im Gegensatz zum normalen, häufig organischen Fremdkörper ist der Kalk innerhalb des Rhinolithen auf Röntgenbildern gut zu erkennen.

Zusammenfassung

✖ Polypen bilden sich meist als Folge chronischer Entzündungen.

✖ Sie gehen fast immer aus den Nasennebenhöhlen hervor.

✖ Einseitige, blutende Polypen können auf ein neoplastisches Geschehen hindeuten.

✖ Polypen im Kindesalter sind sehr selten und kommen gehäuft bei Mukoviszidose vor.

✖ Fötider einseitiger Ausfluss bei Kindern weist auf Fremdkörper hin.

✖ Zur Entfernung von Fremdkörpern kann bei Kindern eine Narkose angewandt werden.

Septumveränderungen, Choanalatresie und Formfehler

Veränderungen des Septums
Septumdeviation

Unter Septumdeviation versteht man die Abweichung der Nasenscheidewand von der Medianstellung. Diese kann neben **angeborenen Formveränderungen** auch **traumatische Ursachen** haben. Durch unterschiedliche Entwicklungszeiten der knorpeligen und knöchernen Anteile während des Septumwachstums liegt die Nasenscheidewand nur bei den wenigsten Menschen direkt in der Mitte: Leichte Verbiegungen sind die Regel. Letztlich bleiben diese in den meisten Fällen symptomlos. Ist die Deviation jedoch stärker ausgeprägt, kann es zur einseitigen Verlegung der Nasenwege kommen (∎ Abb. 1). In seltenen Fällen findet sich durch ein S-förmiges Septum auch eine bilaterale Blockade.

Klinik: Die Deviation äußert sich vor allem in behinderter Nasenatmung, aber auch die Riechfunktion der Nase kann durch die Obstruktion eingeschränkt sein. Durch die verminderte Ventilation können sich außerdem häufig rezidivierende Entzündungen der Nasenhaupt- und -nebenhöhlen nachweisen lassen. Nicht selten klagen die betroffenen Patienten auch über Kopfschmerz. Stößt die verbogene Nasenscheidewand mit ihren knöchernen Anteilen an die lateralen Abschnitte des verengten Bereichs, kann es auch zu rezidivierendem Nasenbluten kommen. Diagnostisch lässt sich der Befund nach anteriorer Rhinoskopie oder Endoskopie leicht stellen. Häufig sieht man eine Schrumpfung der ipsilateralen unteren Muschel und eine kompensatorische Hypertrophie auf der nicht verlegten Seite.

Therapie: Nur symptomatische Deviationen sind therapiebedürftig. Behandlung der Wahl ist die Septumplastik. Hierfür wird der knorpelige Anteil vom knöchernen gelöst, die verbogenen Anteile werden entfernt und das verbliebene Septum in der Medianstellung wieder aufgehängt. Teilweise werden die entfernten Knorpel- und Knochenstücke dann reimplantiert. Bei übermäßiger Entfernung von Septumknorpel kann der Nasenrücken kollabieren, es entsteht eine Sattelnase.

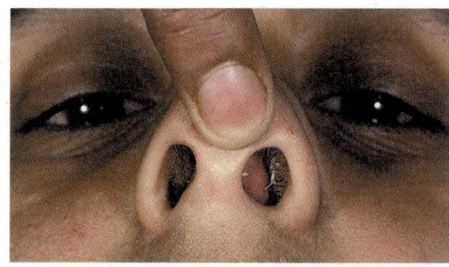

∎ Abb. 1: Septumdeviation mit Verlegung des Septums nach links. Die Nasenatmung auf dieser Seite ist dadurch nahezu blockiert. [1]

∎ Abb. 2: Posttraumatisches Septumhämatom, durch die Schwellung erscheint die gesamte Nase vergrößert. [1]

∎ Tab. 1: Ursachen einer Septumperforation.

Trauma	Maligne Neubildungen
Septumchirurgie	Basalzellkarzinom
Epistaxisbehandlung	Malignes Granulom
Frakturen	
„Nasebohren"	
Infektion	**Andere**
Syphilis	Kokainkonsum
Tuberkulose	Schnupftabak
M. Wegener	Reizgase

Septumhämatom

Ein Septumhämatom tritt als Komplikation im Rahmen traumatischer Schädigungen der Nase auf (∎ Abb. 2). Es ist bei Kindern häufiger anzutreffen, da hier die Schleimhaut nur lose an den unterliegenden Knorpelstrukturen angeheftet ist und so eine subperichondrale Blutung leichter zustande kommt.

Klinik: Die Einblutung führt zur nahezu vollständigen Verlegung der Nasenatmung. Sie stellt sich bei der Rhinoskopie als kissenartige Schwellung der gesamten Septumregion dar. Kommt es zur bakteriellen Infektion des Hämatoms, bildet sich ein **Septumabszess** (akute Meningitisgefahr!). Daneben können **nekrotische Knorpeldestruktionen** zu entstellenden Formveränderungen führen.

Therapie: Drainage durch Punktion oder Inzision, bei Abszessbildung wird zusätzlich antibiotisch behandelt.

Septumperforation

Viele Ursachen können zu Perforationen der Nasenscheidewand führen, meist bleibt die genaue Pathogenese bei den betreffenden Patienten jedoch unbekannt (∎ Tab. 1). Eine der häufigeren Ursachen stellen vorangegangene chirurgische Eingriffe in der Septumregion dar, etwa die vorher beschriebene Septumplastik oder ästhetische Operationen. Auch nach Rhinitis sicca ist eine Septumperforation nicht selten. Für gewöhnlich findet sich die Perforation im vorderen, knorpeligen Septumanteil. Eine Ausnahme bildet dabei die Perforation nach Syphilisinfektion, welche klassischerweise den knöchernen Abschnitt betrifft. Als Symptome treten bei Nasenatmung Pfeifgeräusche auf, außerdem kommt es zu rezidivierendem Nasenbluten sowie zur Verkrustung der umliegenden Epithelabschnitte. Letztere wird konservativ behandelt, zur operativen Defektdeckung werden bei nicht atrophischem Septum Schleimhautlappen verwendet.

Choanalatresie

Die Choanalatresie ist funktionell eine angeborene Verlegung des hinteren Nasenausgangs. Sie entsteht bei unterbliebener oder unvollständiger Ruptur der Membrana oronasalis, welche in der Embryonalzeit die Nase vom Rachenraum trennt. In der Mehrzahl der Fälle handelt es sich bei der Atresie um einen knöchernen Verschluss, seltener findet man membranöse Strukturen. Daneben kann die Fehlbildung ein- oder beidseitig vorliegen.

Klinik: Sind beide Choanen verschlossen, entwickelt sich bei den betroffenen Neugeborenen schon kurz nach der Geburt ein akutes Krankheitsbild. Da in den ersten 6 Lebenswochen die meiste Zeit über die Nase geatmet wird, kommt es zu **hypoxischen Symptomen** mit Dyspnoe und Zyanose. Das klinische Bild ändert sich, sobald das Neugeborene schreit, da es dann zwangsweise durch den Mund atmet. Man spricht von einer „**paradoxen Zyanose**", da sie sich entgegen einer kardialen Zyanose durch Erregung des Kindes bessert. Bei allen Neugeborenen sollten postnatal die Choanen sondiert werden, die Verdachtsdiagnose wird durch Endoskopie oder posteriore Rhinoskopie bestätigt. In letzter Zeit werden zunehmend auch CT-Aufnahmen dazu verwendet (■ Abb. 3a).

Therapie: Akut wird zunächst das atretische Material mit einem Trokar unter Intubation durchstoßen. Die neu geschaffene Öffnung wird mit einem Kunststoffröhrchen versehen, um einem narbigen Verschluss vorzubeugen

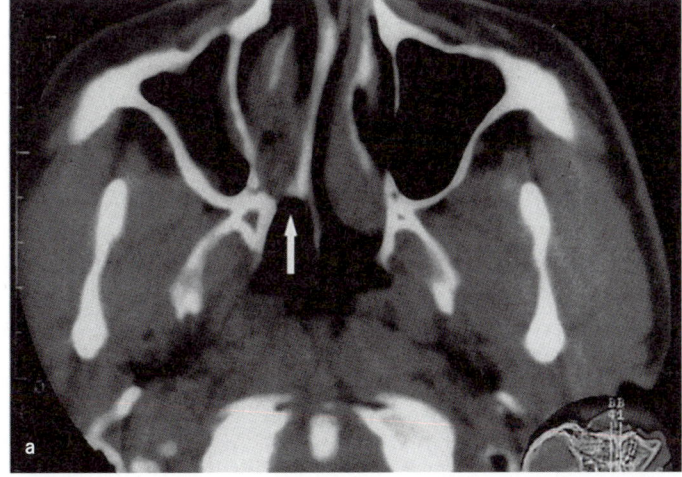

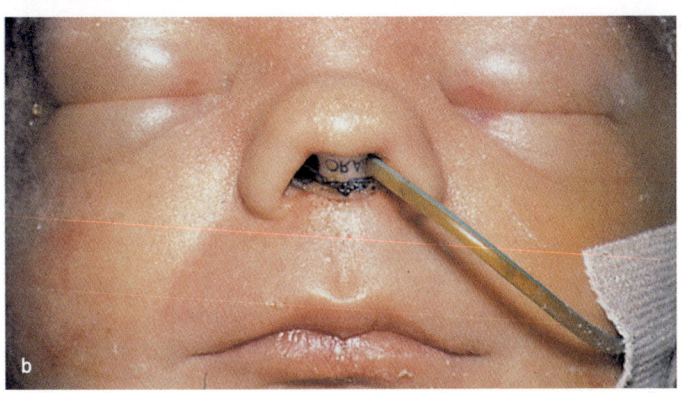

■ Abb. 3: a) Einseitige Choanalatresie, Pfeil zeigt auf atretischen Bereich. b) Über eingelegte Stents wird der postoperative Wiederverschluss verhindert. Linksseitig pernasale Magensonde. [1]

(■ Abb. 3b). Nach einigen Wochen erfolgt die endgültige operative Versorgung.

Formfehler der äußeren Nase

Formfehler der Nase können sowohl angeboren als auch erworben sein. Das Spektrum der möglichen Veränderungen ist breit, man unterscheidet jedoch meist Schief-, Breit-, Höcker- und Sattelnase bzw. Kombinationen aus diesen.

Häufig kommt es über die Einengung der Nasenhaupthöhle und/oder des Nasenvorhofs zu einer Behinderung der Nasenatmung, nicht selten findet sich hierfür auch eine zusätzliche Septumdeviation als Ursache. Operative Korrekturen sind daher neben dem ästhetischen Gesichtspunkt auch als therapeutische Intervention zu begreifen. Einzelheiten zur chirurgischen Versorgung werden im Kapitel Plastische Gesichtschirurgie erläutert.

Zusammenfassung

✖ Septumdeviationen werden nur bei entsprechenden Symptomen behandelt.

✖ Ein Septumhämatom muss schnellstmöglich drainiert werden, um die Gefahr einer Abszessbildung zu verringern.

✖ Eine doppelseitige Choanalatresie stellt einen akuten Notfall in der Neugeborenenmedizin dar.

✖ Formfehler der Nase können eine erhebliche Einschränkung der Nasenatmung bedingen und sind daher bei Symptomen operativ zu korrigieren.

Epistaxis – Nasenbluten

Nasenbluten ist ein häufiges Krankheitsbild, welches im Allgemeinen für den Patienten eher harmlos, wenn auch sehr unangenehm ist. Bei persistierendem Nasenbluten aus großen Blutungsquellen kann Epistaxis jedoch unbehandelt zu erheblichen bis lebensgefährlichen Blutverlusten führen. Außerdem kann auch schwaches Nasenbluten das erste Symptom einer schwerwiegenden Grunderkrankung darstellen.

Ätiologie

Grundsätzlich wird bei den möglichen Ursachen für Epistaxis zwischen lokal bedingtem Nasenbluten und systemischen Auslösern unterschieden. In den meisten Fällen (90%) findet sich als Blutungsort der Locus Kiesselbachi, ein Gefäßplexus im vorderen Bereich der Nasenscheidewand. Die häufigste Ursache stellen digitale Manipulationen (Nasebohren) oder traumatische Verletzungen dar. Zu Letzteren gehören (aber relativ selten) auch Einblutungen in die Nasenhaupthöhle nach frontobasalen Frakturen, bei denen es durch die einwirkenden Scherkräfte zum Zerreißen der A. ethmoidalis anterior kommen kann. **Lokale Ursachen** sind Gefäßrupturen nach starkem Schnäuzen, bei Rhinitis sicca oder durch Fremdkörper. Auch Scheidewandpathologien (Perforationen, Abszesse) gehen meist mit Epistaxis unterschiedlichen Schweregrads einher. Entzündliche Veränderungen der Nasenschleimhaut, etwa nach viralen Infektionen oder bei allergischem Geschehen, erhöhen die Verletzlichkeit der ohnehin zarten Struktur. Letztlich müssen auch Neoplasien als Auslöser einer Blutung in Betracht gezogen werden, etwa das juvenile Nasenrachenfibrom (sehr selten). Zu den **systemischen Auslösern** werden vor allem Gefäß-Kreislauf-Erkrankungen gezählt (Hypertonus, Arteriosklerose). Erkrankungen mit hämorrhagischen Diathesen angeborener oder erworbener Art führen zwar nicht unmittelbar zu einem höheren Risiko für Epistaxis, doch es kommt dabei leichter zu schwer stillbaren Blutungen. Dazu gehört selbstverständlich auch die Behandlung mit Antikoagulanzien oder Thrombozytenaggregationshemmern. Der Morbus Osler als Beispiel einer systemischen Vasopathie zeichnet sich neben rezidivierendem Nasenbluten auch durch Teleangiektasien im Bereich der Haut und Mundschleimhaut aus (▌ Abb. 1). ▌ Tabelle 1 fasst die häufigsten Ursachen einer Epistaxis zusammen.

Lokale Ursachen	▶ Idiopathisch
	▶ Lokale Infektion der Nasenschleimhaut
	▶ Traumatisch bedingt
	▶ Fremdkörper
	▶ Neoplasien
Systemische Ursachen	▶ Gefäß-Kreislauf-Erkrankungen
	▶ Hämorrhagische Diathesen
	▶ Infektionskrankheiten (Masern, Influenza …)
	▶ Vasopathien (z. B. M. Osler)

▌ Tab. 1: Häufige Ursachen einer Epistaxis.

Diagnostik

Bedingt durch die akute Blutung muss die Diagnostik parallel oder leicht versetzt zur Therapie verlaufen. Bei unbekannter Blutungsursache sind zuerst die Kreislaufparameter festzustellen. Mit Blutentnahme und Urinuntersuchung lassen sich hinsichtlich des Gerinnungsstatus erste Verdachtsdiagnosen ausschließen oder bestätigen. Über die Nasenendoskopie wird unter Schleimhautanästhesie versucht, die Blutungsquelle zu lokalisieren. Dabei ist wichtig, wo sich diese im Verhältnis zur mittleren Nasenmuschel befindet, um sie dem Versorgungsgebiet der A. carotis interna (oberhalb der Muschel) oder der A. carotis externa (unterhalb) zuordnen zu können. Auch mit Hilfe einer Angiographie kann die Blutungsquelle über Angiographie ausgemacht werden. Bei Verdacht auf neoplastisches Wachstum ist ein CT unumgänglich.

Therapie

Die Therapie der Epistaxis gliedert sich in

▶ Akutmaßnahmen
▶ Lokale Maßnahmen zur Blutungsstillung
▶ Rezidivprophylaxe

Akutmaßnahmen

Um die Blutungsintensität zu verringern, sollte der Patient aufrecht sitzen. Durch ein Zusammendrücken der Nasenflügel kann die Blutung komprimiert werden. Eine Eiskrawatte (Eisbeutel in Nackenbereich) führt über Vagusreiz zur reflektorischen Vasokonstriktion. Der Patient sollte durch den Mund atmen, damit nicht unnötig Blut in den Nasopharynx läuft. Blut im Rachen sollte nicht geschluckt werden. Dies erhöht das Aspirationsrisiko, da Blut im Magen stark emetisch wirkt. Um bei drohender Schocksymptomatik adäquat reagieren zu können, empfiehlt sich bei größeren Blutverlusten die Anlage eines intravenösen Zugangs.

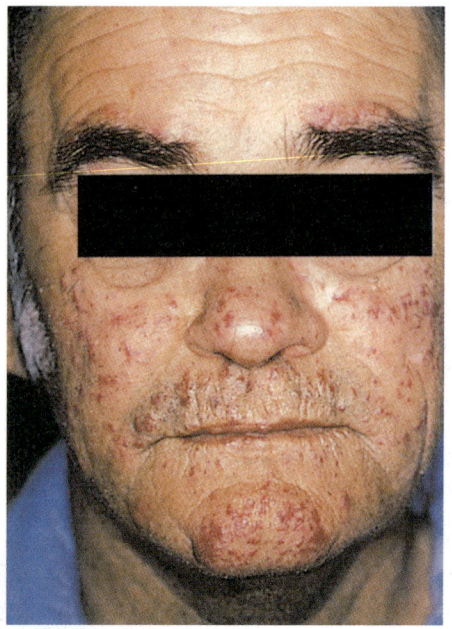

▌ Abb. 1: Patient mit M. Osler. Typisch sind die zahlreichen Teleangiektasien im Gesichtsbereich. Der Patient hatte zum Zeitpunkt der Aufnahme bereits 150 Konserven Blut benötigt. Bei ihm wurden beidseits Ligaturen der A. ethmoidalis anterior, der A. maxillaris und der A. carotis externa durchgeführt, trotzdem leidet er noch immer unter rezidivierender Epistaxis. [1]

Lokale Maßnahmen zur Blutstillung

Die lokalen Maßnahmen sind abhängig vom Ort der Blutung und vom Ansprechen auf die einzelnen Therapieverfahren. Sie werden unter Lokalanästhesie und mit Hilfe eines Nasenspekulums oder endoskopisch durchgeführt.

Ätzung und Koagulation

Liegt eine klar zuordenbare, nur schwache Blutung im Bereich des Locus Kiesselbachi vor, wird zunächst versucht, diese durch Ätzung mit Silbernitrat zum Stillstand zu bringen. Alternativ besteht die Möglichkeit der Elektrokoagulation mit Hilfe einer bipolaren Pinzette. Beidseitiges Nasenbluten im Bereich der Nasenscheidewand darf nicht über diese Methoden behandelt werden, es besteht sonst die Gefahr einer Septumperforation.

Tamponaden

Kommt die Blutung nach Koagulation oder Ätzung nicht zum Stillstand, muss eine Tamponade eingelegt werden. Bei Blutungen im vorderen Teil der Nasenhaupthöhle werden meist **salbengetränkte Gazestreifen** eingeführt. Alternativ finden auch Schaumstofftamponaden Anwendung, diese entfalten sich durch Feuchtigkeit, und es kommt zum Druckaufbau. Dabei ist zu beachten, dass auch bei unilateralem Geschehen immer beidseits eine Tamponade eingeführt werden muss, um genügend Druck auf den Blutungsort auszuüben. Bei unklarer Blutungsquelle werden **zweikammerige Ballonkatheter** eingesetzt (▌ Abb. 2). Sie üben nach Wasserfüllung sowohl auf die Nasenhaupthöhle als auch über den kleineren Anteil auf den Nasopharynx Druck aus. Damit vermindern sie auch das Hinunterlaufen von Blut in den Rachen. Ein weiterer Vorteil ist das leichtere und somit für den Patienten weniger belastende Einführen der Katheter.

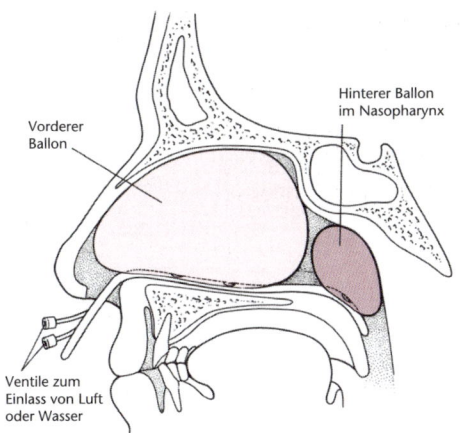

▌ Abb. 2: Zweikammeriger Ballonkatheter. [1]

Vorderer Ballon

Hinterer Ballon im Nasopharynx

Ventile zum Einlass von Luft oder Wasser

Führt auch der Ballonkatheter nicht zum gewünschten Erfolg, kann die als **Bellocq-Tamponade** bezeichnete hintere Tamponade angewandt werden. Dabei wird ein Tupfer im Choanal- oder Nasenrachenbereich angebracht und der Rest der Nase über eine vordere Tamponade verschlossen. Jedoch ist hierbei das Aspirationsrisiko durch den Tupfer im Nasopharynx erhöht, und es kann durch Druck auf den Hirnstamm zu atemdepressiven Symptomen kommen. Tamponaden sollten nicht länger als 2–3 Tage in der Nase verbleiben, um eine Infektion und Gewebsnekrosen durch die Druckbelastung zu verhindern. Über Antibiotikaprophylaxe kann nachgedacht werden.

Andere Maßnahmen

Als Ultima Ratio bei unstillbaren Blutungen können versorgende Gefäße unterbunden oder embolisiert werden. Diese sind bei Blutungen oberhalb der mittleren Nasenmuschel die Aa. ethmoidales, bei Blutungen im unteren Bereich der Nasenhaupthöhle die A. sphenopalatina bzw. die A. maxillaris. Dabei sollte die Ligatur möglichst nah an der Blutungsquelle erfolgen.

Rezidivprophylaxe

Manchmal kann rezidivierendes Nasenbluten nur durch einen operativen Eingriff sinnvoll behandelt werden. Dazu gehört beispielsweise ein knöcherner Septumsporn, der die anliegende Schleimhaut immer wieder reizt. Über eine Septumplastik kann in so einem Fall den Patienten langfristig geholfen werden. Auch systemisch bedingtes Nasenbluten verlangt eine der Grunderkrankung angepasste Behandlung, um der Epistaxis auf lange Sicht Herr zu werden.

Zusammenfassung

✖ Nasenbluten kann bei großen Blutverlusten einen lebensbedrohlichen Befund darstellen.

✖ In den meisten Fällen findet sich als Ort der Blutung der Locus Kiesselbachi.

✖ Leichtere Blutungen im vorderen Nasenbereich können über Ätzung oder Koagulation behandelt werden.

✖ Aufgrund der Infektionsgefahr dürfen Nasentamponaden nicht länger als 2–3 Tage in der Nase verbleiben.

✖ Bei systemischen Ursachen kann nur die Behandlung der Grunderkrankung langfristig Besserung verschaffen.

Frakturen des Gesichtsschädels

Es sei darauf hingewiesen, dass im Folgenden nur die häufigsten, für den HNO-Arzt relevanten klinischen Bilder zur Darstellung kommen. Darüber hinaus besteht natürlich die Möglichkeit kombinierter Traumata. Weitere mögliche Verletzungen des knöchernen Gesichtsschädels sind chirurgischen Lehrbüchern zu entnehmen.

Laterale Mittelgesichtsfrakturen
Jochbein- und Jochbogenfraktur

Eine Jochbeinfraktur mit Einbeziehung der Kieferhöhle (**Tripoidfraktur**) entsteht durch umschriebene stumpfe Gewalteinwirkung von lateral. Die Bruchlinie zieht dabei meist durch die laterale Orbitawand, den Orbitaboden, die laterale Wand des Sinus maxillaris sowie den Jochbogen. Ist nur Letzterer betroffen, spricht man von einer **isolierten Jochbogenfraktur.**

Klinik und Diagnostik: Es imponiert bei Jochbeinfraktur die Asymmetrie der betroffenen Gesichtshälfte durch Impression der Kieferhöhle. Bei Beteiligung des Jochbogens stehen Kieferklemme oder -sperre im Vordergrund. Es kommt häufig zur Entstehung eines **Monokelhämatoms** sowie zur Einblutung in die Kieferhöhle. Bei Schädigung des N. infraorbitalis (verläuft im Orbitaboden) bestehen Parästhesien im Bereich der Wange. Außerdem kann es durch Bulbusabsenkung zu Doppelbildern kommen. Bei der Palpation lässt sich eine Stufenbildung der lateralen Orbitawand erkennen. Prüfung der Sensibilität und der Augenbewegungen gibt über Grad der geschädigten Strukturen Auskunft. Zur Frakturerkennung und Beurteilung der Nasennebenhöhlen werden Röntgenübersichtsaufnahmen

herangezogen, daneben bietet die „Henkeltopfaufnahme" eine genauere Darstellung des Jochbogens. Noch besser zeigen sich Frakturen im CT.
Therapie: Dislozierte Brüche müssen operativ reponiert und über Miniplatten oder Drahtosteosynthese fixiert werden.

Isolierte Orbitabodenfraktur

Diese auch als Blow-out-Fraktur bezeichnete Verletzung entsteht nach frontaler Gewalteinwirkung auf den Bulbus. Der Orbitaboden bricht, und der Inhalt der Augenhöhle rutscht nach unten in die Kieferhöhle. Der Infraorbitalrand bleibt dabei erhalten, auch das Jochbein ist nicht betroffen.
Klinik und Diagnostik: Einschränkung der Augenbewegung, v. a. nach oben, durch Einklemmung des M. rectus inferior im Bruchspalt. Daneben kann es zu Sensibilitätsausfällen (N. infraorbitalis) und zur Entstehung eines Monokelhämatoms kommen. Bei der NNH-Röntgenaufnahme fällt eine Spiegelbildung durch Hämatomentstehung in der Kieferhöhle auf. Am Dach der Kieferhöhle zeigt sich der eingesunkene Orbitainhalt als „hängender Tropfen" (❚ Abb. 1). Über CT kann die Frakturausdehnung bestimmt werden.
Therapie: Über Konjunktival- oder Subziliarschnitt wird eine Platte eingeschoben und der Orbitainhalt so in der Augenhöhle fixiert. Alternativ besteht auch die Möglichkeit eines permaxillären Zugangs.

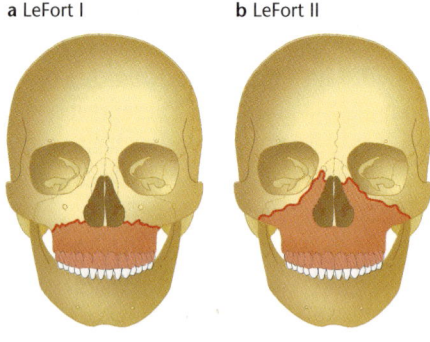

a LeFort I   **b** LeFort II

c LeFort III

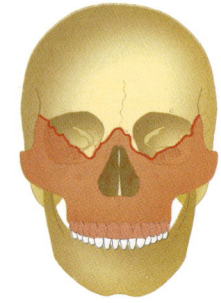

❚ Abb. 2: LeFort-Frakturen. [4]

❚ Tab. 1: Einteilung der Mittelgesichtsfrakturen nach LeFort.

LeFort I	Isolierte Absprengung des Alveolarfortsatzes
LeFort II	Absprengung der Maxilla im Bereich des mittleren Orbitabodens Beteiligung von Siebbein, Frontobasis, Nasenbein möglich
LeFort III	Abriss des gesamten Gesichtsschädels vom Gehirnschädel

Zentrale Mittelgesichtsfrakturen
Maxillafrakturen

Der Franzose LeFort klassifizierte die häufigsten Bruchtypen der zentralen Mittelgesichtsfrakturen. Nach ihm unterscheidet man drei Gruppen (❚ Tab. 1 und ❚ Abb. 2). Mittelgesichtsfrakturen findet man heutzutage am häufigsten als Folge von Verkehrsunfällen, etwa wenn das Opfer frontal an das Armaturenbrett oder das Lenkrad prallt. Der Oberkiefer fungiert dabei als Pufferzone, so dass der Gehirnschädel von der direkten Krafteinwirkung verschont bleibt. Je nach Ausmaß und Winkel der einwirkenden Kraft verschiebt er sich in Relation zur Nase (LeFort I), zur Frontobasis und zum Jochbein (LeFort II) oder zur gesamten Schädelbasis (LeFort III).
Klinik und Diagnostik: Bei reinen LeFort-Frakturen stehen durch die Maxillaverschiebung ausgelöste Symptome im Vordergrund: Fehlbiss, ein-

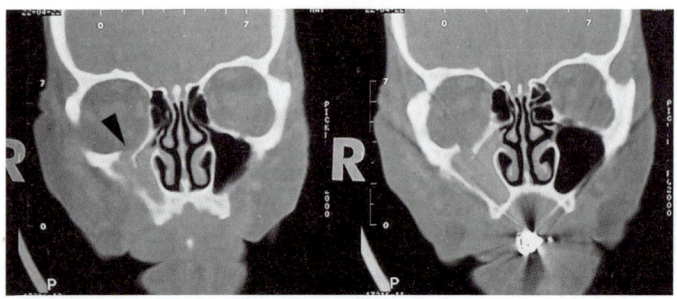

❚ Abb. 1: Orbitabodenfraktur, Orbitainhalt in Kieferhöhle abgerutscht. [2]

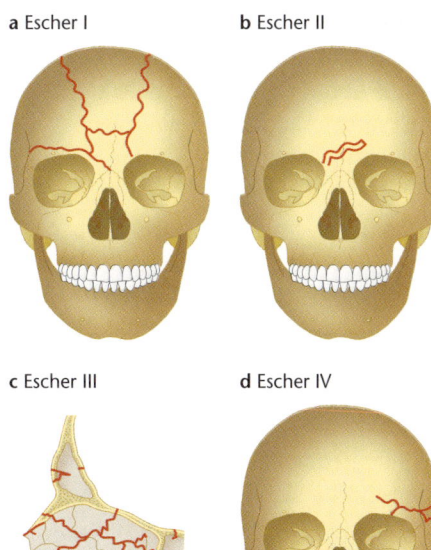

a Escher I   b Escher II

c Escher III   d Escher IV

■ Abb. 3: Escher-Frakturen. [4]

Nase nicht selten. Kommt es dabei zu Brüchen der knöchernen Nasenpyramide, können diese je nach Weichteilbeteiligung als offene oder geschlossene Frakturen vorliegen.

Klinik und Diagnostik: Meist finden sich eingeschränkte Nasenatmung und/oder Nasenbluten. Oft erscheint die Nase schon bei der Inspektion verschoben, gerade nach lateraler Gewalteinwirkung. Über die Rhinoskopie oder Endoskopie findet sich bei der Beurteilung der inneren Nase meist auch eine Schleimhautverletzung, nicht selten ist

Frontobasale Frakturen

Von frontobasalen Frakturen spricht man bei Beteiligung der vorderen Schädelbasis. In die Fraktur sind meist auch die Nasennebenhöhlen (v. a. Stirnhöhle und Keilbeinhöhle) mit einbezogen. Die Unterteilung der verschiedenen Frakturbilder erfolgt nach Escher (■ Tab. 2).

Klinik und Diagnostik: Durch die Beteiligung der vorderen Schädelbasis, der Orbita und der Nasennebenhöhlen sind entsprechende Symptome häufig: Brillen- oder Monokelhämatome, Dop-

Escher I	Hohe frontobasale Fraktur durch Gewalteinwirkung von oben auf das Stirnbein
Escher II	Mittlere Fraktur durch Gewalteinwirkung auf nasofrontalen Übergang
Escher III	Tiefe Fraktur: Nach Gewalteinwirkung auf Mittelgesicht kommt es zur Abscherung von Schädelbasis → entspricht LeFort II/III
Escher IV	Lateroorbitale Fraktur durch Gewalteinwirkung von lateral-vorn

■ Tab. 2: Einteilung der frontobasalen Frakturen nach Escher.

gesunkener Oberkiefer, mögliche Blockade der Atemwege, Einblutungen in Nase und Mund. Bei Beteiligung von Orbita und/oder Siebbein kann es zusätzlich zu Visusverlust, Doppelbildern, Sensibilitätsverlust, Anosmie sowie Rhinoliquorrhö kommen. Die zum Teil ausgedehnten Weichteilverletzungen können die darunter liegenden Knochenbrüche zum einen durch offene Wunden oder gut sichtbare Schwellungen deutlich machen, zum anderen besteht die Möglichkeit kritischer Knochenverletzungen unter oberflächlich „harmlosen" Weichteildefekten. Röntgen- und CT-Aufnahmen werden angefertigt, um das Ausmaß der Knochen- und Gewebebeteiligung zu erkennen. Bei der Palpation lässt sich immer eine pathologische Beweglichkeit der Maxilla bei fixierter Stirn nachweisen.

Therapie: Nach Sicherung der Vitalfunktionen werden die dislozierten Bruchstücke über Miniplatten fixiert und bestehende Begleitverletzungen adäquat behandelt.

Nasenpyramidenfraktur

Die Nase ist durch exponierte Lage relativ häufig Gewalteinwirkungen von außen ausgesetzt. Vor allem im Rahmen von Sportunfällen sind Verletzungen der

auch das Septum in Mitleidenschaft gezogen. Palpatorisch können manchmal **Krepitationen** (Knirschen) nachgewiesen werden, was eindeutig für eine Frakturpathologie spricht. Zur Absicherung und zur Beurteilung der Nasennebenhöhlen werden Röntgenaufnahmen im seitlichen Strahlengang (sowie ggf. eine NNH-Übersichtsaufnahme) angefertigt.

Therapie: Eine offene Fraktur wird nach Tetanusprophylaxe sofort operativ behandelt, geschlossene Brüche sollten innerhalb der ersten Woche chirurgisch versorgt werden. Die Bruchfragmente werden manuell oder, v. a. bei eingesunkenem Nasenbein, über ein spezielles Instrument (Elevatorium) reponiert. Zur Behandlung eventueller Septumverletzungen siehe Kapitel Septumveränderungen.

pelbilder und Visusverluste, Anosmie, Rhinoliquorrhö und Pneumatozephalus (Luftfüllung des Liquorsystems) bei Beteiligung der Dura. Seltener findet sich bei ausgedehnten Frakturspalten ein Hirnprolaps in die Nasenhaupthöhle oder intrakranielle Blutungen durch Schädigung der A. carotis interna. Daneben zeigen sich ähnliche Symptome wie bei zentralen Mittelgesichtsfrakturen. Röntgenübersichtsaufnahmnen in zwei Ebenen sowie Spezialaufnahmen im okziptodentalen, -nasalen und -frontalen Strahlengang sollten angefertigt werden. Vor allem das CT hilft bei der Bestimmung der Weichteilbeteiligung sowie zur Erkennung eventueller Schäden der Dura und intrakranieller Strukturen.

Therapie: operative Versorgung je nach Ausmaß der Schädigung.

Zusammenfassung

✖ Nur dislozierte Jochbogenfrakturen werden operativ behandelt.

✖ Die Blow-out-Fraktur führt zur Verlagerung des Orbitainhalts in die Kieferhöhle.

✖ LeFort-Frakturen zeichnen sich durch eine Verschieblichkeit der Maxilla in Relation zur Frontobasis aus.

✖ Eine Nasenpyramidenfraktur kann gedeckt oder offen sein.

Weichteilverletzungen und plastische Gesichtschirurgie

Weichteilverletzungen

Weichteilschäden können im Gesichtsbereich durch die exponierte Lage und die oft entstellenden Wundfolgen vom Patienten als sehr belastend wahrgenommen werden. Ihre adäquate Versorgung mit nur geringsten kosmetischen Restdefekten ist daher Hauptanliegen des behandelnden Arztes. Am häufigsten finden sich im Gesichtsbereich Schnitt- und Platzwunden nach Sportverletzungen oder Verkehrsunfällen. Zu größeren Defekten kommt es auch nach Bissverletzungen, hierbei ist besonders auf ausreichende **Tetanusimmunsierung** zu achten. Bei jeder Weichteilverletzung größeren Ausmaßes ist auch eine Inspektion der knöchernen Gesichtsanteile über radiologische Diagnostik notwendig, um mögliche Frakturen ausschließen zu können. Die operative Wundversorgung sollte erst nach entsprechenden Desinfektionsmaßnahmen vorgenommen werden. Bei abgetrennten Gewebeteilen, etwa Anteilen des Ohres oder Nase, sollten diese nach Möglichkeit aufbewahrt werden, da durch die sehr gute Blutversorgung im Gesichtsbereich eine operative Rekonstruktion häufig gelingt. Dies ist selbstverständlich nur erfolgversprechend, wenn das Gewebe noch keine nekrotischen Erscheinungen zeigt.

Plastische Chirurgie

Die für den HNO-Arzt wichtigen plastisch-chirurgischen Maßnahmen beziehen sich in erster Linie auf die Nase und das Ohr. Daneben versorgt er aber auch andere Gewebsdefekte im Gesichtsbereich, wie sie im Rahmen von Tumorgeschehen oder bei Verletzungen auftauchen.

Exzision von Hautläsionen

Das Gesicht ist relativ häufig von Hautläsionen betroffen. Dann kann Tumorverdacht oder auch einfach eine ästhetisch störende Position (Nasenspitze, Stirn) eine Exzision notwendig machen. Neben dem Skalpell besteht heutzutage die Möglichkeit, entsprechende Defekte mit Hilfe von Elektrokauterisierung, Käl-

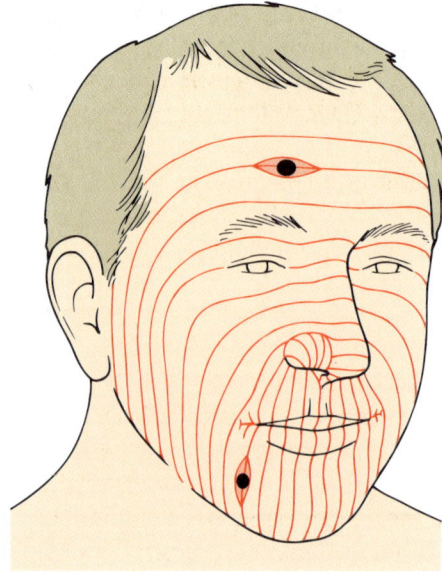

■ Abb. 1: Hautspannungslinien im Gesicht. [1]

teanwendung, Laser oder ionisierender Strahlung zu beseitigen. Vor allem der Laserchirurgie kommt dabei immer größere Bedeutung zu. Je nach verwendetem Gerät bzw. dessen Wellenlänge kommen verschiedene Anwendungsbereiche in Frage. Bei unsicherem Dignitätsgrad ist es jedoch immer am sinnvollsten, Teile oder die gesamte Läsion zu exzidieren und histologisch abklären zu lassen. Jede Exzision sollte dabei entlang den **Hautspannungslinien** erfol-

gen, um einer Narbenbildung durch Zug an den Wundrändern entgegenzuwirken (■ Abb. 1). Einige Defekte können eine Versorgung über Gewebslappen notwendig machen.

Deckung von Gewebsdefekten

Die Versorgung mittelgroßer Defekte erfolgt über **Nahlappentechnik**. Hierzu werden Anteile des umliegenden Gewebes (Wange, Stirn, Skalp) zum Teil herausgeschnitten, über die angrenzende Wunde geschoben und dort vernäht. Die Schnitte sind hier ebenfalls in die Spannungslinien zu legen (■ Abb. 2). **Fernlappen** kommen bei ausgedehnten Defekten zum Einsatz. Sie sind entweder gestielt, das heißt, sie werden mitsamt ihrer Gefäßversorgung verpflanzt, oder werden als **freie Lappen** dem Gewebe entnommen. Zu Ersteren gehört z. B. der Pektoralislappen, der aus Haut, subkutanem Weichteilgewebe und Anteilen des Muskels besteht. Er wird mitsamt der versorgenden A. thoracoacromialis verschoben und ist als Defektdeckung im gesamten Kopf-Hals-Bereich verwendbar. Freie Lappen müssen wiederum über Anastomosen mit den Gefäßen vor Ort verbunden werden. Neben der oberflächlichen Defekt-

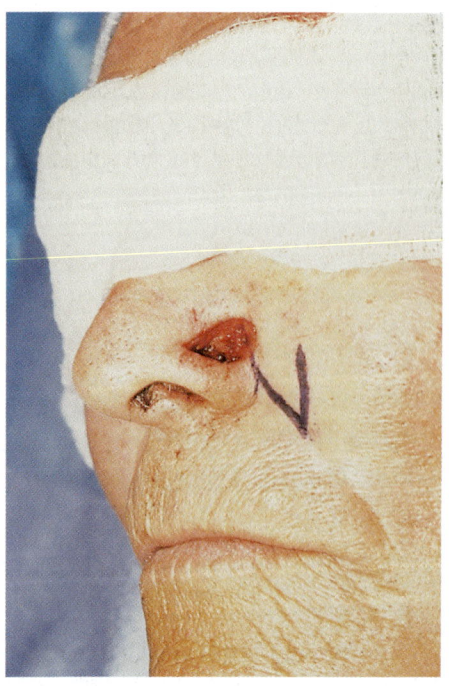
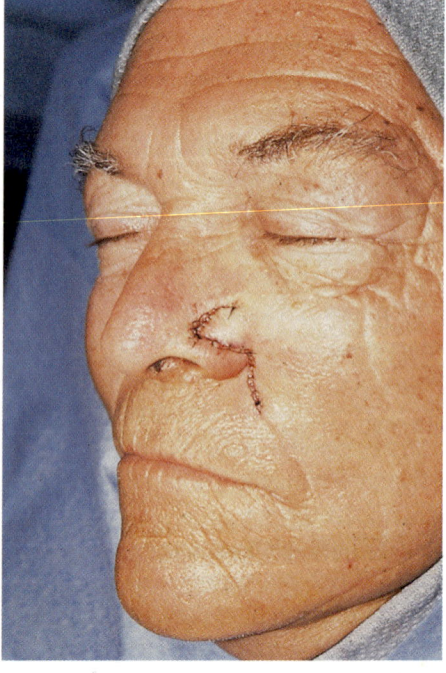

■ Abb. 2: Defektdeckung durch Transpositionslappen. Über einen Nahlappen aus der nasolabialen Falte wird ein Defekt des Nasenflügels gedeckt. Im linken Bild ist der spätere Schnitt markiert. [1]

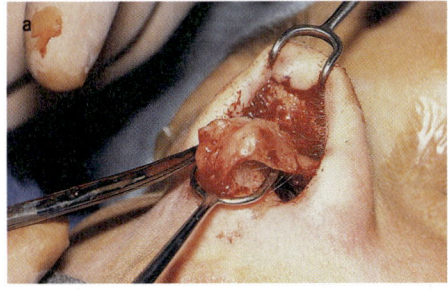
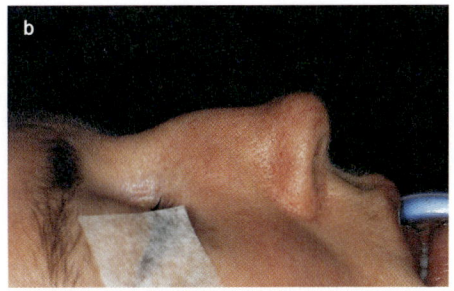
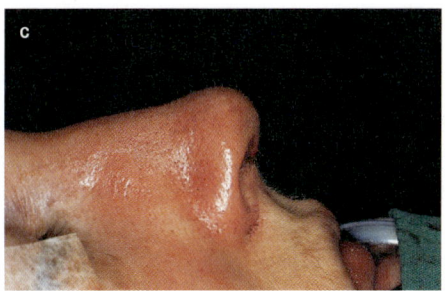

Abb. 3: a) Rhinoplastik: Zugang über den Nasenvorhof. b + c) Einsatz von Knorpel-Graft bei Sattelnase. [1]

deckung können so auch tiefere Gewebeanteile ersetzt werden, etwa durch Fett- oder Muskellappen.

Korrektive Nasenplastik

Die korrektive Nasenplastik erfolgt bei Fehlbildungen oder Formfehlern der Nase. Neben der ästhetischen Intention steht dahinter oftmals die Notwendigkeit, die Funktion der Nase durch gezielte Chirurgie wiederherzustellen. Neben der Rekonstruktion der äußeren Nase sind daher meist auch Korrekturen der Nasenscheidewand nötig. Die Rhinoplastik erfolgt aus kosmetischen Gründen über das Vestibulum nasi (█ Abb. 3a). Neben der Beeinflussung des knorpeligen Gerüstes und des Septums ist auch die Korrektur der knöchernen Strukturen möglich. Reicht bei einem Nasenaufbau das vorhandene Knorpel- oder Knochenmaterial nicht aus, um dem Nasengerüst genügend Halt zu geben, werden autogene Gewebeanteile zur Rekonstruktion verwendet (█ Abb. 3b + c). Als Ersatz der Nasenflügel wählt man hierzu beispielsweise meist Ohrknorpel, welcher mitsamt der aufliegenden Haut an die entsprechende Stelle transplantiert wird (**composite graft**).

Korrektur abstehender Ohrmuscheln

Bei einem Winkel zwischen Ohrmuschel und Kopf von mehr als 30° spricht man von abstehenden Ohren. Ursächlich liegt meist eine sehr tiefe Concha bei nur gering ausgeprägter Anthelix vor. Die Korrektur erfolgt am besten direkt nach der Geburt, da der Knorpel dann noch weich und formbar ist und

keine invasiv-chirurgischen Eingriffe notwendig sind. Erfolgt die Korrektur zu einem späteren Zeitpunkt, wird die Anthelix über eine Exzision hinter der Ohrmuschel und Ausdünnen des Knorpels chirurgisch unter Narkose rekonstruiert. Diese Eingriffe werden meist im Vorschulalter ausgeführt. Im Erwachsenenalter kann die Operation auch unter lokaler Betäubung durchgeführt werden (█ Abb. 4).

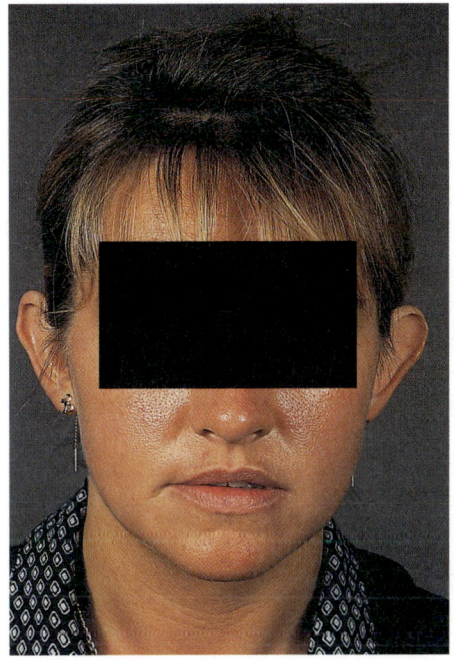
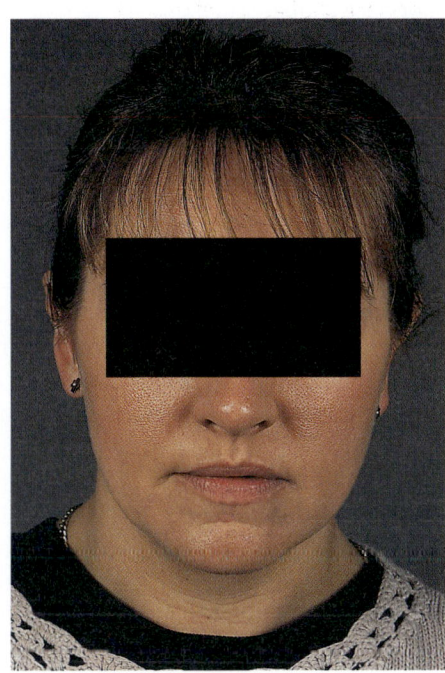

Abb. 4: Korrektur abstehender Ohrmuscheln. [1]

Zusammenfassung

✖ Bei größeren Weichteilverletzungen muss immer Tetanusimmunisierung gesichert sein.

✖ Hautläsionen unbekannter Dignität exzidieren und histologisch abklären lassen.

✖ Einschnitte im Gesichtsbereich sollten immer entlang den Hautspannungslinien erfolgen.

✖ Die korrektive Nasenplastik hat neben der ästhetischen oft auch funktionelle Bedeutung.

Neoplasien der Nase und der Nasennebenhöhlen

Benigne Tumoren
Rhinophym

Das Rhinophym entsteht durch Hyperplasie der Talgdrüsen und bindegewebiger Anteile der äußeren Nase (∎ Abb. 1). Als prädisponierende Faktoren gelten männliches Geschlecht, Alkoholkonsum, Fettstoffwechselstörungen und physikalische Schäden. Zumeist findet es sich auch im Verbund mit einer Rosazea. Die knolligen Wucherungen erscheinen daher ebenfalls blau-rötlich. Daneben imponieren im klinischen Bild ausgeprägte Teleangiektasien. Das Rhinophym wird mit Messer oder Laser abgetragen, das Epithel bildet sich spontan nach.

∎ Abb. 1: Rhinophym. [2]

Osteom

Gutartige Knochenwucherungen innerhalb der Nebenhöhlen, die sich zumeist in der Stirnhöhle und den Siebbeinzellen finden. Typischerweise werden sie als Zufallsbefund bei Röntgenübersichtsaufnahmen entdeckt. Je nach Größe können sie aber auch durch Druckschmerz oder als Drainagehindernis auffällig werden. Der Grad der Ausdehnung und die eventuelle Beteiligung der Schädelbasis werden durch das CT diagnostiziert. Bei klinischer Symptomatik erfolgt die chirurgische Abtragung.

Papillom

Papillome sind prinzipiell gutartige epitheliale Neubildungen. Sie kommen am häufigsten als exophytisch wachsende Tumoren der Nasenscheidewand vor. Als **invertiertes Papillom** oder **Transitionalzellpapillom** bezeichnet man Neubildungen der lateralen Nasenwand, welche unter intakter Schleimhaut wachsen. Sie verhalten sich lokal destruierend und infiltrierend, außerdem ist ein Übergang zu malignem Wachstum (Plattenepithelkarzinom) möglich. Sie nehmen daher eine Sonderstellung unter den gutartigen Geschwülsten ein und sollten großzügig chirurgisch entfernt werden. Danach erfolgt eine regelmäßige Kontrolle mit Hilfe des CT, um Rezidiven rasch und energisch entgegenwirken zu können.

Maligne Tumoren der äußeren Nase

Hauttumoren finden sich im Gesicht relativ häufig im Bereich der Nase. Meist handelt es sich um Basalzellkarzinome und spinozelluläre Karzinome (Spinaliome), daneben finden sich aber auch Sarkome und Melanome.

Basaliom

Basaliome zeigen ein lokal infiltrierendes Wachstum, neigen jedoch nicht zur Metastasierung. Sie treten gehäuft im höheren Lebensalter auf. Zu den ätiologischen Faktoren wird neben genetischer Prädisposition vor allem UV-Licht gezählt. Das Vorliegen eines Basalzellkarzinoms muss histologisch über eine Biopsie abgeklärt werden, bei positivem Befund erfolgt eine vollständige Exzision unter Schnellschnittkontrolle.

Die Deckung des entstandenen Defekts erfolgt über Gewebelappen.

Spinaliom

Das spinozelluläre Karzinom tritt insgesamt seltener als das Basaliom auf. Auch hiervon sind meist ältere Patienten betroffen, Sonnenbelastung spielt pathogenetisch eine Rolle. Spinaliome neigen zur Metastasierung. Aus diesem Grund müssen neben der Primärlokalisation auch Lymphknoten auf Malignität untersucht werden. Bei positivem Nachweis werden neben der Exzision der Läsion auch eine Neck-Dissection und eine postoperative Bestrahlung durchgeführt.

Maligne Tumoren der inneren Nase und der NNH

Maligne Tumoren innerhalb der Nase oder der Nasennebenhöhlen sind relativ selten. Sie finden sich häufiger beim älteren Menschen (Erkrankungsgipfel 50.–60. Lj.) und betreffen doppelt so häufig das männliche Geschlecht wie das weibliche. In der überwiegenden Zahl der Fälle handelt es sich um **Plattenepithelkarzinome** (∎ Abb. 2) oder **Adenokarzinome.** Daneben kann es aber auch zu mesenchymalen Neubildungen, Lymphomen, Granulomen oder zu Tumoren des Riechepithels kommen. Metastasenansiedlung im Bereich der Nase ist eher ungewöhnlich, meist handelt es sich beim Primärtumor um Bronchial-, Mamma-, Schilddrüsen-, Nierenzell- oder Prostatakarzinome.
Zu den ätiologischen Faktoren maligner Entartung zählen vor allem Tabakgenuss sowie chronische Sinusitiden. Daneben, und aus arbeitsmedizinischer Sicht sehr bedeutsam, kann eine Reihe von Umweltgiften eine maßgebliche Rolle spielen.

T_1	Befall des Sinus maxillaris ohne Knochenarrosion
T_2	Befall der medialen Wand, des harten Gaumens und der Nase
T_3	Penetration von Wange, Orbitaboden, Siebbein und hinterer Wand
T_4	Befall von Orbitainhalt, Schädelgrube, anderer Nebenhöhlen
N, M	N: Lymphknotenmetastasen; M: Fernmetastasen

∎ Tab. 1: TNM-Klassifikation des Kieferhöhlenkarzinoms.

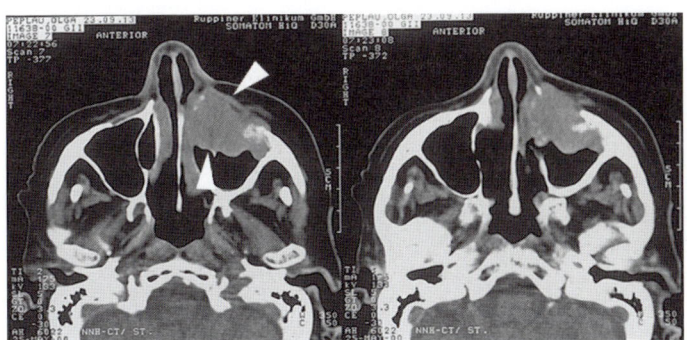

Abb. 2: Plattenepithelkarzinom der Kieferhöhle: Durchbruch in Wangen-weichteile. CT in axialer Schichtung. [2]

Obere Etage	Oberhalb des Orbitabodens: Siebbeinzellen, Stirnhöhle, Keilbein-höhle, Dach der Kieferhöhle
Mittlere Etage	Kieferhöhle, Nase
Untere Etage	Unterhalb des Kieferhöhlenbodens: Alveolarfortsatz, Gaumen

Tab. 2: Einteilung der Neoplasien von Nase und NNH nach Lokalisation.

Hierzu gehören:

▶ Hartholzstaub (Buche und Eiche) bei Entstehung des Ade-nokarzinoms
▶ Nickel- und Chromexposition bei anaplastischem Karzinom und Plattenepithelkarzinom
▶ Verschiedene Schadstoffe der Textilindustrie bei Plattenepi-thel- und Adenokarzinom

Von Tumorbildung sind vor allem die Kieferhöhle und die Na-senhaupthöhle betroffen. Nur selten finden sich Neubildun-gen in den anderen Nebenhöhlen oder primär dentogener Herkunft.

Klassifikation: Für Tumoren der inneren Nase existiert – ab-gesehen vom Kieferhöhlenkarzinom – kein TNM-Schema (▌Tab. 1).
Das Ausmaß der Schädigung wird durch das CT und das MRT erhoben.
Daneben werden die Neubildungen klinisch **nach ihrer Lokalisation** unterteilt.
Über die Biopsie werden die einzelnen Tumoren **nach ihrem histologischen Typ** beurteilt:

▶ **Plattenepithelkarzinom:** häufigster maligner Tumor der Nase (57%)
▶ **Adenokarzinom:** zweithäufigste maligne Neubildung, be-sonders gehäuftes Auftreten bei Männern (arbeitsbedingt?)
▶ **Anaplastisches Karzinom:** sehr rasches Wachstum, schlechtere Prognose als Plattenepithelkarzinom

▶ **Ästhesioneuroblastom:** neuroendokriner Tumor, geht aus den Sinneszellen des Riechepithels hervor. Kommt häufig schon bei jüngeren Patienten vor

Klinik: Die Lokalisation bestimmt zusammen mit dem Aus-maß der Neubildung den Grad der klinischen Symptome. Ge-nerell verursachen Tumoren innerhalb der Nebenhöhlen erst sehr spät Beschwerden. Zu den Erstsymptomen gehören häufig die einseitige Behinderung der Nasenatmung sowie einseitige blutige, zum Teil fötide Sekretion. Daneben finden sich bei Lokalisation in der unteren Etage Veränderungen im Bereich des Gaumens (Ulzerationen) und der Zähne. In der mittleren Etage können sich Veränderungen der Wange, Bulbusirritationen und Schwellungen der Nasenwände zeigen. Bei Befall der oberen Etage überwiegen Symptome der Orbitaregion (Doppelbilder, Protrusio).

Therapie und Prognose: Malignome werden je nach Tu-morart und -ausdehnung behandelt. Prinzipiell kommt es zur chirurgischen Entfernung (soweit dies möglich ist) und post-operativen Bestrahlung. Eine präoperative Bestrahlung wird in vielen Fällen ebenfalls durchgeführt, der Tumor damit verkleinert oder vernichtet. Bei nachgewiesenem Befall der Lymphknoten erfolgt eine zusätzliche Neck-Dissection. Die Behandlung mit systemischen Chemotherapeutika hat sich bisher als nicht sinnvoll erwiesen. Generell haben maligne Tumoren im Nasenbereich eine schlechte Prognose, da sie durch ihre unauffälligen Symptome erst relativ spät entdeckt werden. Die 5-Jahres-Überlebensrate liegt bei allen malignen Tumoren bei 35–40%!

Zusammenfassung

✖ Invertierte Papillome können maligne entarten.

✖ Chronische Sinusitiden begünstigen die Entstehung eines Nasenmalignoms.

✖ Einseitig behinderte Nasenatmung und blutige Sekretion sind häufige Erstsymptome einer neoplastischen Erkrankung der Nase.

✖ Durch das späte Erkennen des Tumorgeschehens haben Nasen- und NNH-Tumoren eine schlechte 5-Jahres-Überlebensrate.

C Mundhöhle und Rachen

Anatomie und Physiologie

Anatomie

Anatomie der Mundhöhle

Die Mundhöhle wird von außen über den **Mundvorhof** erreicht. Dieser wird nach frontal und lateral von den Lippen und den Wangen begrenzt, nach dorsal und medial von den Zahnreihen. Hinter den Zahnreihen erstreckt sich die eigentliche Mundhöhle bis zum **Isthmus faucium,** der durch die vorderen Gaumenbögen gebildet wird und den Übergang in den Oropharynx darstellt. Nach oben grenzen der harte und weiche Gaumen mit der Uvula den Mundraum zur Nasenhöhle und zum Nasopharynx ab. Dem Mundboden liegt bei geschlossenem Mund der Zungenkörper auf. Die Lippen-, Wangen-, und Gaumenschleimhaut besteht aus nicht verhornendem Plattenepithel. Innerhalb der Schleimhaut finden sich außerdem zahlreiche seromuköse Speicheldrüsen. Die Zunge füllt bei geschlossenem Mund das Lumen der Mundhöhle nahezu vollständig aus. Sie besteht aus mehreren Muskelsträngen, welche am Mundboden und am Zungenbein verankert sind. Ihre Oberfläche ist mit Geschmackszellen bedeckt, nach hinten geht sie mit ihrer Wurzel in den Pharynx über. Die Grenze zwischen Körper und Zungengrund wird durch den Sulcus terminalis gebildet. Hinter dem Sulcus terminalis befinden sich die Zungenmandeln (■ Abb. 1). Das Zungenbändchen ist nur bei erhobener Zungenspitze sichtbar. Es verbindet die Unterseite der Zunge mit dem Mundboden. Neben dem Bändchen finden sich links und rechts die Carunculae. Hier münden die Ausführungsgänge der Unterzungen- und Unterkieferspeicheldrüsen in den Mundboden.

Gefäßversorgung und Lymphabfluss

Die **Lippen** werden über die A. facialis versorgt, die **Zunge** über die A. lingualis. Beide gehören ebenso wie die A. palatina, die A. pharyngea und die A. maxillaris zum Einstromgebiet der A. carotis externa. Das venöse Blut fließt über die entsprechenden Venen (v. a. die V. facialis) zur V. jugularis interna. Der Lymphabfluss im Mundbereich erfolgt über die submentalen und submandibulären Lymphstationen sowohl ipsi- als auch kontralateral zu den tiefen Halslymphknoten.

Nervenversorgung

Die Zunge wird motorisch über den N. hypoglossus versorgt. Die sensible Innervierung erfolgt im vorderen Bereich durch den N. lingualis (aus Hirnnerv V_3), im hinteren Bereich über den N. vagus und N. glossopharyngeus. Die Geschmacksfasern der vorderen ⅔ der Zunge verlaufen in der Chorda tympani (aus Hirnnerv VII), die des hinteren Drittels ziehen mit dem N. glossopharyngeus. Das Gaumensegel wird mit Hilfe des N. vagus und des N. glossopharyngeus gehoben (M. levator veli palatini) und über den N. trigeminus gespannt (M. tensor veli palatini).

Anatomie des Pharynx

Der Pharynx wird anatomisch in drei Abschnitte unterteilt (■ Abb. 2):

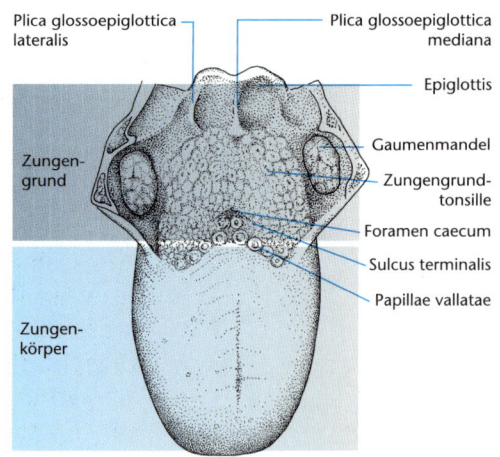

■ Abb. 1: Anatomie der Zunge. [2]

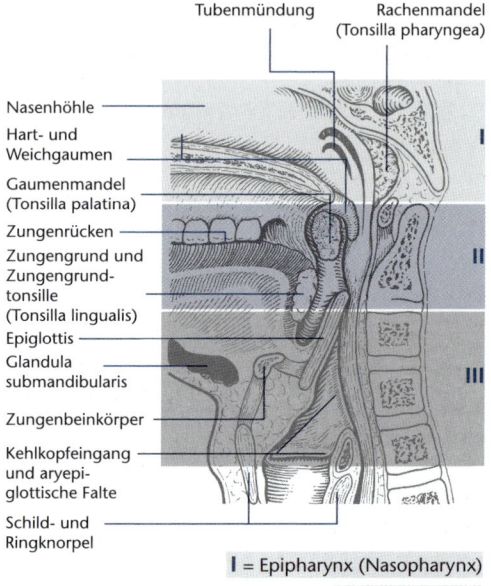

■ Abb. 2: Anatomie des Pharynx. [2]

I = Epipharynx (Nasopharynx)

II = Oropharynx

III = Hypopharynx

▶ **Nasopharynx:** reicht von der Schädelbasis bis zum Gaumensegel und wird nach vorn durch die Choanen begrenzt

▶ **Oropharynx:** erstreckt sich vom Gaumensegel bis zum Oberrand der Epiglottis, nach vorn geht er in die Mundhöhle über

▶ **Hypopharynx:** wird nach kranial vom Oberrand der Epiglottis begrenzt, nach kaudal geht er auf Höhe der Ringknorpelhinterplatte in den Ösophagus über

Der **Nasopharynx** dient der Luftzirkulation. Während des Schluckvorgangs wird er durch das Gaumensegel verschlossen. Er ist mit respiratorischem Flimmerepithel ausgekleidet. An den lateralen Wänden münden jeweils die Ohrtrompeten über die Tubenostien in den Rachenraum. Das Dach des Nasopharynx wird durch den Boden der Keilbeinhöhle gebildet. Hier und an der hinteren Wand liegen die Rachenmandeln. Der **Oropharynx** ist wie der Hypopharynx von nicht verhornendem Plattenepithel ausgekleidet, da neben der Atemluft auch die Nahrung diesen Bereich passieren muss. Zwischen

den Gaumenbögen finden sich die Gaumenmandeln. Von der Zungenwurzel ziehen Schleimhautfalten zur Epiglottis. Zwischen den Falten finden sich die Valleculae epiglotticae. Die Epiglottis klappt beim Schluckvorgang nach unten und bedeckt somit den Zugang zu Kehlkopf und Luftröhre.
Der **Hypopharynx** bildet den Übergang vom Rachen zur Speiseröhre. Er öffnet sich während des Schluckvorgangs, ansonsten liegt er der Larynxhinterwand eng an. Über die Recessus piriformes wölbt sich der Kehlkopf in Ruhe in den Hypopharynx hinein. Die innere Pharynxmuskulatur wird durch den M. constrictor pharyngis gebildet. Diese dreiteilige Muskelschicht ist mit ihren kranialen Anteilen über die Fascia pharyngobasilaris an der Schädelbasis angeheftet. In den oberen und mittleren Abschnitten sind die Muskelfasern schräg angeordnet, der untere Teil zeigt eine horizontale Anordnung.

Gefäßversorgung und Lymphabfluss

Die arterielle Versorgung erfolgt auch hier über Äste der A. carotis externa. Vor allem die A. pharyngea ascendens ist von klinischer Bedeutung, sie versorgt die Gaumenmandeln und kann bei Tonsillektomie zu schweren Blutungen führen. Der venöse Abfluss erfolgt letztlich in die V. jugularis interna. Die Lymphe des Nasopharynx und der Rachenhinterwand fließt über prävertebrale Lymphstationen zu den Halslymphknoten. Die Tonsillen besitzen zwar keine zuführenden Lymphbahnen, sie drainieren aber über die Kieferwinkellymphknoten ebenfalls in die tiefen Halslymphknoten. Der Hypopharynx drainiert schließlich direkt dorthin.

Nervenversorgung

Der Pharynx wird motorisch durch den **Plexus pharyngeus** mit Anteilen des N. vagus und des N. glossopharyngeus innerviert. Der Nasopharynx wird sensibel vor allem über den N. trigeminus, der Oropharynx über den N. glossopharyngeus und der Hypopharynx über den N. vagus innerviert.

Physiologie von Mund und Rachen

Nahrungsaufnahme

Vorbereitungsphase: Zuerst kommt es durch Kauen und Zusatz von Speichel zur Aufbereitung der Nahrung innerhalb der Mundhöhle. Diese Phase gehört zu den willkürlich gesteuerten Abläufen des Schluckakts.
Orale Transportphase: Hier werden die Nahrungsbestandteile zum Gaumenbogen transportiert, wo sich der Transportweg mit dem der Atemluft kreuzt. Um eine nasale Regurgitation zu verhindern, wird der Nasopharynx durch das Gaumensegel verschlossen. Diese Phase läuft zum Teil willkürlich, zum Teil unwillkürlich ab.
Pharyngeale Phase: Der unwillkürliche Hochzug des Kehlkopfes bei geschlossener Glottis nach oben drückt den Zungengrund auf die Epiglottis. Der Nahrungsbrei rutscht dann über die Schleimhauttaschen des Sinus piriformis in den Hypopharynx.
Ösophageale Phase: Von hier erfolgt der Weitertransport unwillkürlich mit Hilfe peristaltischer Kontraktionen der Muskulatur durch den Ösophagus zum Magen.
Die hauptsächlich am Schluckvorgang beteiligten nervösen Strukturen sind die Hirnnerven V, VII, IX, X und XI.

Geschmackssinn

Die Sinnesknospen der Mundhöhle und des Oropharynx können zwischen vier Geschmacksqualitäten unterscheiden: süß, sauer, salzig und bitter. Dabei wird „süß“ vor allem durch die Sinneszellen der Zungenspitze wahrgenommen, „bitter“ am Zungengrund und „salzig“ und „sauer“ am Zungenrand. Die Geschmacksinformationen der vorderen ⅔ der Zunge werden über die Chorda tympani den zentralen Strukturen (Hirnstamm, Thalamus, Gyrus postcentralis) übermittelt. Der Zungengrund und die wenigen Sinneszellen der Rachenhinterwand werden durch den N. glossopharyngeus und den N. vagus sensorisch versorgt. Die subjektive Geschmackswahrnehmung wird jedoch neben der gustatorischen Information auch durch die olfaktorische Reizung beeinflusst. Die genauen physiologischen Vorgänge auf molekularer Ebene sind dabei noch weitgehend unbekannt.

Artikulation

Die Mundhöhle, vor allem die Lippen, sowie zum Teil auch der Pharynx spielen eine zentrale Rolle bei der Lautformung. Über die willkürliche Modulation des Ansatzrohres kann der Mensch eine Vielzahl unterschiedlicher Laute erzeugen. Dabei werden Nasallaute, die den Resonanzraum des Nasopharynx ausnutzen, von Mundlauten, welche bei geschlossenem Gaumensegel produziert werden, unterschieden.

Lymphatische Funktion

Der lymphatische Rachenring hat für die immunspezifische Abwehrfunktion vor allem bei Kindern große Bedeutung. Mehr hierzu im Kapitel Hyperplasie lymphatischer Organe.

Zusammenfassung

- Mundhöhle und Rachen sind als funktionelle Einheit zu sehen.
- Vor allem die Zunge trägt zur Geschmacksbildung, zum Transport des Nahrungsbreis und zur Lautbildung entscheidend bei.
- Der Nasopharynx gehört funktionell zu den Atemwegen, Oro- und Hypopharynx dienen dem Transport sowohl der Atemluft als auch der Nahrung.
- Am Schluckakt sind die Hirnnerven V, VII, IX, X und XII beteiligt.

Leitsymptome und Diagnostik

Leitsymptome

Schmerz

Schmerz ist das Leitsymptom vieler Erkrankungen im Bereich von Mund und Rachen. Wichtig ist die Differenzierung zwischen akuten und länger andauernden Schmerzen, der Schmerzqualität (dumpf, stechend etc.), der Seitengleichheit sowie der Ausstrahlung des Schmerzes in benachbarte Regionen (z. B. Ohr).

Schmerzen im Bereich der Mundhöhle werden vor allem durch Entzündungen der Mundschleimhaut sowie durch pathologische Veränderungen der Zähne und des Zahnfleisches verursacht. Auch Entzündungen der angrenzenden Kieferhöhlen oder der Speicheldrüsen können sich in die Mundhöhle projizieren. Häufig steht der Schmerz im Beschwerdebild des Patienten an erster Stelle, gibt jedoch als allgemeines Symptom nicht immer die diagnostisch eindeutige Richtung vor. So gehen viele entzündliche Erkrankungen der Mundhöhle auch mit gut sichtbaren und oft auch gut differenzierbaren Schleimhautveränderungen einher, welche weitaus deutlichere diagnostische Hinweise liefern als die Beschreibung der Schmerzsymptomatik durch den Patienten. Bei unklarer Schmerzursache im Bereich der Mundhöhle, vor allem bei Auftreten in Verbindung mit der Nahrungsaufnahme oder Temperaturveränderungen, empfiehlt es sich immer, auch einen Zahnarzt in die Diagnostik mit einzuschalten.

Zungenbrennen ist ein allgemeines Leitsymptom einer Reihe von Erkrankungen. Betroffen sind hiervon vor allem Frauen im mittleren und höheren Alter. Zu den Ursachen gehören vor allem **Stoffwechselerkrankungen** (z. B. Diabetes mellitus, Vit.-C-Mangel, Eisenmangelanämie, Gicht), **Intoxikationen** (v. a. Schwermetalle), **Magen-Darm-Erkrankungen** und Erkrankungen des **rheumatischen Formenkreises** (z. B. Sjögren-Syndrom).

Schmerzen im Bereich des Rachens finden sich vor allem bei entzündlichen Erkrankungen der Organe des lymphatischen Rachenrings (z. B. Angina tonsillaris) oder der Rachenschleimhäute (z. B.

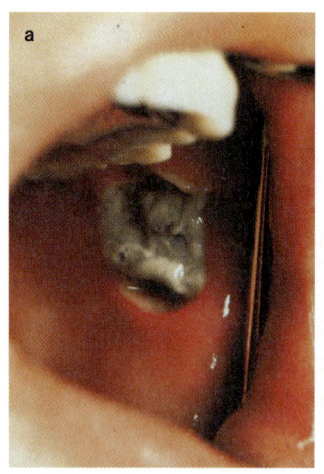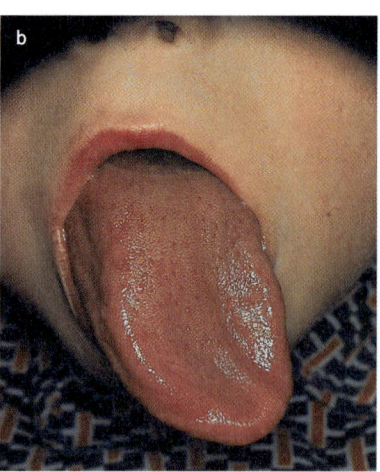

■ Abb. 1:
a) Major-Aphthe im Wangenbereich. Diese entzündliche Erkrankung der Mundschleimhaut geht vor allem mit extremen Schmerzen einher.
b) Makroglossie: ödematöse Schwellung der Zunge. [2]

Pharyngitis) als Leitsymptom. Häufig strahlt der Schmerz dabei auch in das Ohr aus. Ist der Schmerz eher ein- als beidseitig und tritt als zusätzliches Symptom auch eine Kieferklemme hinzu, muss an eine Abszessbildung gedacht werden. Zusätzlich zur Schmerzsymptomatik finden sich nicht selten auch mehr oder weniger starke Schluckbeschwerden. Für die Diagnosestellung muss in jedem Fall eine gründliche Inspektion aller Halsstrukturen erfolgen. Länger bestehende Schmerzen sind bei älteren Patienten grundsätzlich immer auch tumorverdächtig.

Schwellungen

Entzündungen im Bereich der Mundhöhle gehen zumeist auch mit schmerzhaften, geröteten Schwellungen einher (■ Abb. 1a). Häufig sind sie relativ großflächig und konfluierend. **Tumoren** der Mundhöhle sind oft durch ein eher ulzeröses Erscheinungsbild gekennzeichnet, obgleich auch hier exophytisch oder papillomatös wachsende Entitäten vorkommen.

Schwellungen der Zunge können verschiedenste Ursachen haben. Ödematöse Vergrößerungen der Zunge geben vor allem Hinweise auf allergische oder traumatische Erkrankungen (■ Abb. 1b), knötchenförmige Verdickungen sind in jedem Fall auch tumorverdächtig und bedürfen genauerer Abklärung.

Geschmacksstörungen

Mit **Ageusie** wird der Verlust des Geschmacksempfindens bezeichnet. Dieser kann vor allem durch toxische Schädigungen auftreten. Häufiger ist das Geschmacksempfinden nur vermindert, etwa im Rahmen von Infekten, bei älteren Patienten oder infolge einer Strahlentherapie. Man spricht dabei von **Hypogeusie.** Eine überempfindliche Geschmackswahrnehmung **(Hypergeusie)** kann die Folge einer Schädigung des N. glossopharyngeus sein. Unter **Parageusie** versteht man das fehlerhafte Empfinden oder die fehlerhafte Zuordnung von Geschmacksreizen.

Globusgefühl

Hierbei handelt es sich um ein Fremdkörpergefühl im Rachen. In der Mehrzahl der Fälle ist ein Globusgefühl auf eine organische Ursache zurückzuführen. Nur selten kann daher nach Ausschluss aller anderen Ursachen die Diagnose eines **Globus nervosus** gestellt werden.

Schleimhautveränderungen und Zungenbeläge

Diese Symptome treten bei der ärztlichen Untersuchung der Mundhöhle und des Rachens am offensichtlichsten zu Tage. Im Kapitel Erkrankungen der Mundhöhle wird näher auf die einzelnen Krankheitsbilder eingegangen.

Foetor ex ore

Mundgeruch kann die verschiedensten Ursachen haben. Am häufigsten findet sich eine unzureichende Mundhygiene als Auslöser. Daneben können im Mund-

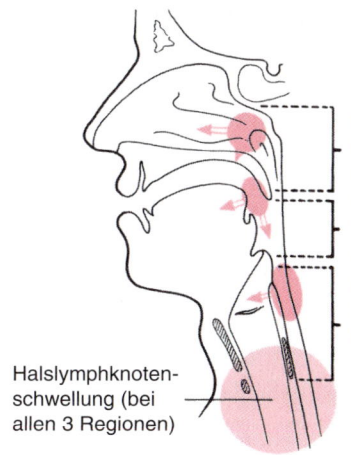

Nasopharynx
Behinderte Nasenatmung, Hörminderung (durch Tubenverlegung)
Oropharynx
Schluckbeschwerden, Stimmveränderungen, Atemwegsverlegung
Hypopharynx
Schluckbeschwerden und Regurgitation, Heiserkeit, Atemwegsverlegung

Halslymphknotenschwellung (bei allen 3 Regionen)

■ Abb. 2: Typische Symptome verschiedener Erkrankungen der drei Pharynxanteile. [1]

raum aber auch Schleimhautaffektionen, Entzündungen der Gaumenmandeln, Abszesse oder Tumoren zur Geruchsbildung beitragen. Eine genaue Inspektion ist daher bei unklarer Genese unumgänglich. Auch Entzündungen im Rachenraum, „post-nasal drip" bei Nebenhöhlenerkrankungen oder pathologische Veränderungen der Speiseröhren- oder Magenschleimhaut können sich über einen Foetor ex ore äußern. Selbst auf systemische Erkrankungen lassen sich anhand der Geruchsqualität Rückschlüsse ziehen, so z.B. auf ein Coma diabeticum (Acetongeruch) oder eine Zyankalivergiftung (Bittermandelgeruch).

■ Abbildung 2 fasst die verschiedenen Symptome bei Erkrankungen des Pharynx zusammen.

Diagnostik
Klinische Untersuchung

Die Mundhöhle, der Oropharynx und zum Teil auch Nasopharynx, Hypopharynx und Larynx können mit der Reflektorlampe und gewinkelten Spiegeln häufig schon ausreichend beurteilt werden. Ansonsten kommen endoskopische Optiken zur Anwendung. In der Mundhöhle werden die Ausführungsgänge der Speicheldrüsen, die Schleimhaut und der Zustand des Gebisses untersucht. Bei Tonsillen und Gaumenbögen sollte man vor allem auf Symmetrie, Beweglichkeit und Oberflächenbeschaffenheit achten. Ein Herabsinken der Uvula und des weichen Gaumens zu einer

Seite kann Hinweise auf Schädigungen des N. glossopharyngeus der gleichen Seite geben. Die Hirnnerven VII, X und XII können über die Lippenbeweglichkeit (VII), den Würgereflex (X) und die Zungenbeweglichkeit (XII) beurteilt werden.

Die Lymphknotenstationen im Kieferwinkel, im submentalen Bereich und am Hals sollten bei jeder HNO-ärztlichen Untersuchung palpiert werden. Durch Palpation von verdächtigen Schwellungen innerhalb der Mundhöhle kann oft schon eine ungefähre Aussage über die Ausdehnung und Konsistenz einer Raumforderung gemacht werden. Leider kann man sich darauf jedoch nicht ganz verlassen: Vor allem bei Verdickungen der Zunge (z.B. Zungenkarzinom) kann die tatsächliche Herdgröße den palpablen Abschnitt um ein Vielfaches übertreffen. Bei Steinbildung innerhalb der Drüsenausführungsgänge finden sich ebenfalls tastbare Verhärtungen.

Geschmacksprüfung

Die gustatorische Wahrnehmung der vier Geschmacksqualitäten wird über das Aufträufeln verschiedener Flüssigkeiten auf die Zungenoberfläche bestimmt. Dabei verwendet man Glukoselösung (süß), Zitratlösung (sauer), Kochsalzlösung (salzig) und Chininlösung (bitter). Alternativ kann die Funktionsfähigkeit der Sinneszellen auch durch elektrische Reizung bestimmt werden (Elektrogustometrie). Hierbei kommt es jedoch häufig auch zur Stimulation der sensiblen Fasern des N. lingualis.

Bildgebende Verfahren

Konventionelle Röntgenaufnahmen kommen im Mundhöhlen- und Rachenraum nur bei speziellen Fragestellungen zum Einsatz. Über sie lassen sich teilweise Steinbildungen erkennen oder, mittels Bariumbreischluck, Veränderungen der Hypopharynxwand beurteilen. Daneben werden sie natürlich zur Erhebung des Zahnstatus verwendet. Die B-Scan-Sonographie ist heute zur Beurteilung von Weichteilprozessen weit verbreitet. Neben der Untersuchung von außen lässt sie über eine Fingersonde auch eine direkte Diagnostik innerhalb der Mundhöhle zu. CT und MRT dienen in erster Linie zur Bestimmung von Infiltrationstiefe und Metastasenbildung bei Tumoren. Dabei ist das CT bei knöcherner Infiltration, das MRT eher bei Weichteilbeteiligung überlegen.

Zusammenfassung

✱ Schmerz ist das häufigste Symptom aller Erkrankungen im Mund-Rachen-Bereich.

✱ Zungenbrennen hat häufig keine lokale, sondern eine systemische Erkrankung als Ursache.

✱ Ein Globusgefühl hat in der Mehrzahl der Fälle eine organische Ursache.

✱ Für die Inspektion sind meist gute Beleuchtung und gewinkelte Spiegel schon ausreichend.

✱ Bei der klinischen Untersuchung sollten immer die Lymphknotenstationen des Kopfbereichs palpiert werden.

Erkrankungen der Mundhöhle

Die häufigsten Erkrankungen der Mundhöhle beziehen sich auf das Gebiss. Dazu gehören in erster Linie Karies und Parodontose. Daneben findet sich eine Vielzahl von Entzündungen der Mundschleimhaut, welche für den Patienten häufig schmerzhaft sind und ihn bei der Nahrungsaufnahme und der Artikulation deutlich einschränken können. Neoplastischen Erkrankungen ist ein eigenes Kapitel gewidmet.

Fehlbildungen

Fehlbildungen im Bereich der Mundhöhle sind verhältnismäßig häufig. Sie bedürfen aber nicht unbedingt immer einer Therapie. So wird zum Beispiel ein **verkürztes Zungenbändchen** nur bei damit verbundenen Einschränkungen der Artikulation behandelt. Ein **persistierendes Oberlippenbändchen** (sehr selten) kann hingegen neben einer Sprachbehinderung auch zu einer Erweiterung des Schneidezahnzwischenraums führen. **Spaltbildungen** der Lippen, des Kiefers oder des Gaumens beruhen auf einer Schädigung während der embryonalen Gesichtsentwicklung. Sie können einzeln oder in Kombination auftreten. Defekte der Lippen und des Nasenbodens müssen schon kurz nach der Geburt verschlossen werden, um dem Säugling das Trinken zu ermöglichen. Gaumenspalten werden erst nach dem ersten Lebensjahr behandelt. Hierbei werden zunächst die knöchernen Strukturen wieder verschlossen, dem folgt die Rekonstruktion des weichen Gaumens. Ziel ist die weitestgehende Abdichtung des Nasopharynx gegenüber dem Mundrachenraum, um den Austritt von Nahrungsbestandteilen über die Nase beim Schlucken zu verhindern.

Entzündliche Erkrankungen der Mundschleimhaut

Eine Entzündung der Mundschleimhaut kann die verschiedensten Ursachen haben. Häufig ist auch das Zahnfleisch betroffen oder sogar der eigentliche Entzündungsherd. In diesen Fällen spricht man von einer **Gingivostomatitis.**

Soorstomatitis

Eine durch **Candida albicans** ausgelöste Schleimhautentzündung findet sich vor allem bei resistenzgeschwächten Patienten oder nach längerer Antibiotika- oder Strahlentherapie. Die stark gerötete Schleimhaut ist hierbei von weißen Flecken bedeckt. Es erfolgt eine lokale Behandlung mit antimykotischen Lösungen (Amphotericin B oder Nystatin). Bei unklarer Ursache der Abwehrschwäche muss eine HIV-Infektion ausgeschlossen werden.

Gingivostomatitis herpetica

Zugrunde liegt die Erstinfektion mit Herpes-simplex-Viren. Sie tritt daher vor allem im Kindesalter auf und geht mit Bläschenbildung der Mund- und Rachenschleimhaut einher. Später entwickeln sich hieraus linsengroße Erosionen, die als Aphthen bezeichnet werden. Eine desinfizierende Lokalbehandlung ist in aller Regel ausreichend, systemische Komplikationen (z. B. Herpessepsis) sind extrem selten. Differentialdiagnostisch ist die **habituelle Aphthenbildung** von Bedeutung. Deren Ursache ist unbekannt. Die Symptomatik tritt in rezidivierenden Schüben auf, häufig gekoppelt an Stresssituationen (❙ Abb. 1a).

Lues und Tuberkulose

Beide Krankheiten gehen mit Schleimhauterscheinungen einher. Die **Lues** kann sich in allen drei Stadien in der Mundhöhle manifestieren. Im Stadium I zeigt sich der Primäraffekt als derbes, in einen Ulkus übergehendes Knötchen. Das Sekundärstadium tritt etwa 8 Wochen später mit konfluierenden, in Papeln übergehenden Infiltrationen (Plaques muqueuses) auf. Außerdem finden sich weißliche Schleimhauttrübungen (Plaques opalines). Im Tertiärstadium entwickeln sich am harten und weichen Gaumen typische Gummen. Die **Tuberkulose** manifestiert sich nach hämatogener oder kanalikulärer Streuung einer Lungentuberkulose mit flachen Ulzera in der Mundschleimhaut. Diese zeigen eine girlandenförmige, granulierende Umrandung. Die Therapie erfolgt gemäß der Grunderkrankung.

Andere Schleimhautveränderungen

Unter **Leukoplakien** versteht man weißliche, dysplastische Epithelverdickungen meist der lateralen Mundhöhlenabschnitte. Sie treten besonders bei Alkoholikern und starken Rauchern auf und stellen eine fakultative Präkanzerose dar (❙ Abb. 1b). Ein ähnliches klinisches Bild zeigt der **Lichen ruber planus**. Hierbei sind die Läsionen jedoch häufiger schmerzhaft. Zur differentialdiagnostischen Abgrenzung ist

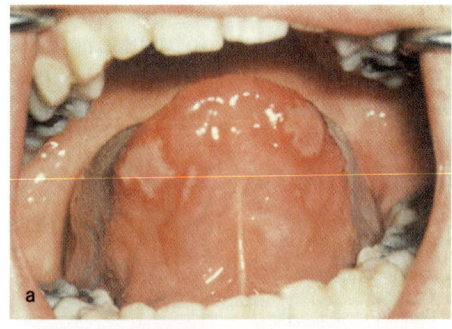

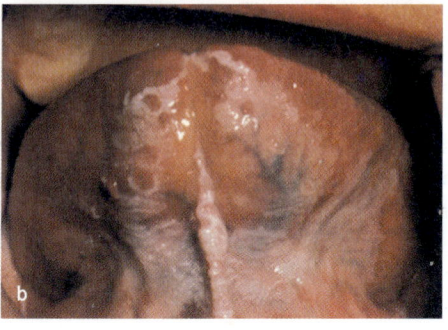

❙ Abb. 1: a) Aphthöse Ulzera auf der Zunge. b) Leukoplakien auf der Zunge. [1]

in jedem Fall eine Biopsie durchzuführen. Verschiedene Bluterkrankungen gehen ebenfalls mit Schleimhautmanifestationen einher. So kommt es etwa bei **Agranulozytose** oder der **akuten lymphatischen Leukämie** zur Ausbildung von Ulzera oder Nekrosen. Auch Autoimmunerkrankungen wie der **M. Reiter** oder der **M. Behçet** (typische Trias: orogenitale Ulzera, Augensymptome, Vaskulitis) zeigen Schleimhautbeteiligung.

Veränderungen der Zunge

Die Zunge selbst kann eine Reihe von mehr oder weniger pathologischen Veränderungen aufweisen, die diagnostisch wegweisend sein können. Mögliche Veränderungen sind in ▌Tabelle 1 zusammengefasst.

Zungenödem

Infolge einer allergischen Schleimhautreaktion kann es zur Ausbildung eines schmerzhaften Angioödems (Quincke-Ödem) der Zunge oder anderer Haut- und Schleimhautpartien kommen. Als Auslöser kommen die verschiedensten Allergene in Frage, v. a. Nahrungsmittel und Medikamente (z. B. ASS, ACE-Inhibitoren). Gerade eine massive Schwellung der Zunge ist klinisch besonders relevant, da sie zur Verlegung der Atemwege führt und eine Intubation notwendig machen kann. Die Behandlung erfolgt mit antiphlogistischen Therapeutika (Kortikosteroide, Antihistaminika), nach Akutbehandlung sollte nach dem auslösenden Agens geforscht werden.

Zungen- und Mundbodenabszess

Mundbodenabszesse entstehen meist aus Entzündungen im Bereich der unteren Molaren, der Speicheldrüsen oder über Erregerbesiedlung kleinerer Schleimhautläsionen innerhalb des Mundbodens selbst. Klinisch bietet sich das Bild einer **geröteten derben Schwellung** der Sublingual- und Submandibularregion. Daneben leiden die Patienten häufig unter Schluckbeschwerden und Fieber. Zur Abszessentlastung wird dieser chirurgisch nach

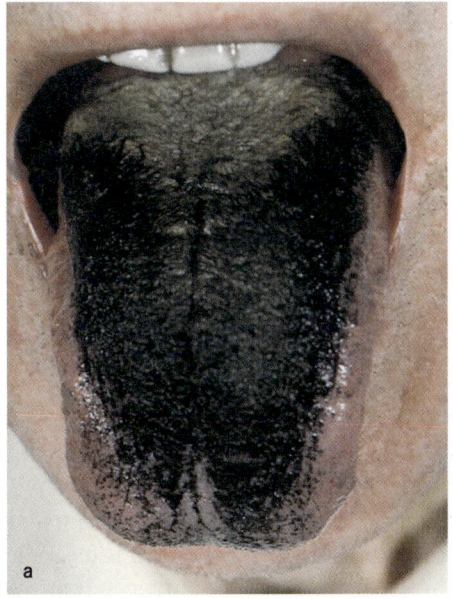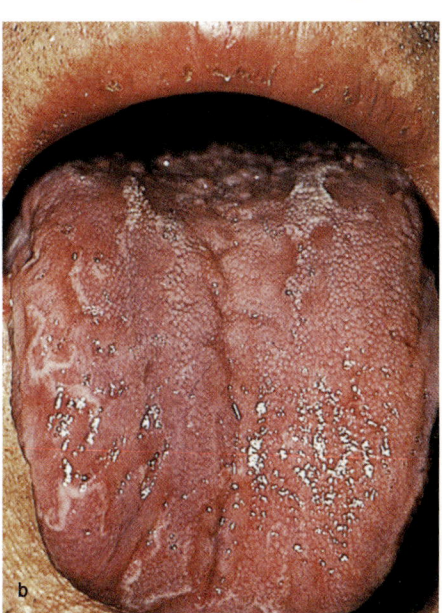

▌ Abb. 2: a) Schwarze Haarzunge. b) Lingua geographica. [1, 2]

Veränderung	Ursachen
Rote Zunge	Z. B. Perniziöse Anämie (Hunter-Glossitis), Leberzirrhose, Scharlach, Kawasaki-Syndrom
Graue Zunge	Z. B. Lichen ruber planus, Sklerodermie, Vit.-A-Mangel
Belegte Zunge	Z. B. GIT-Infektionen, Diphtherie, Fieber, Parodontitis
Haarzunge	Weiß: bei AIDS Schwarz: z. B. Antibiotikatherapie, Stoffwechselerkrankungen (▌Abb. 2a)
Zungenbrennen	Z. B. Vit.-B_{12}-Mangel, Eisenmangel, Lichen ruber, auch bei Depression
Harmlose Varianten	Lingua geographica (▌Abb. 2b), Lingua plicata

▌ Tab. 1: Typische Veränderungen der Zunge und mögliche Ursachen.

außen drainiert. Die antibiotische Behandlung sollte ein breites Spektrum an Aerobiern und Anaerobiern abdecken, da es sich in den meisten Fällen um eine Mischinfektion handelt. Zungenabszesse gehen zumeist von der Zungenmandel aus. Daneben können aber auch hier schon kleinere Schleimhautdefekte nach mechanischer Verletzung (z. B. Biss auf Zunge) die Eintrittsporte bilden. Die Therapie erfolgt analog wie beim Mundbodenabszess.

Zusammenfassung

✖ Alle Veränderungen der Mund- oder Zungenschleimhaut sollten palpiert werden.

✖ Neben lokalen Entzündungen kommt es auch bei vielen systemischen Erkrankungen zu Schleimhautveränderungen.

✖ Vor allem bei persistierenden Ulzera der Mundhöhle muss eine tumoröse Genese über Biopsie ausgeschlossen werden.

✖ Leukoplakien sind fakultative Präkanzerosen.

✖ Ein allergisches Ödem der Zunge kann zur lebensbedrohlichen Verlegung der Atemwege führen.

Pharyngitis und Tonsillitis

Entzündungen des Pharynx
Akute Pharyngitis

Meist handelt es sich um eine virale Entzündung des Rachens, selten kommt es zu einer bakteriellen Superinfektion (v.a. Streptokokken).

Klinik: Die Patienten leiden unter „Kratzen im Hals", Schluckbeschwerden, Husten und Foetor ex ore. Daneben können sich, meist bei bakterieller Beteiligung, in der Folge auch die lymphoepithelialen Seitenstränge der Rachenhinterwand entzünden (Angina lateralis) und zu Fieber und allgemeinem Krankheitsgefühl führen. Bei der Inspektion erscheint die Schleimhaut gerötet und verschleimt. Bei Beteiligung des lymphoepithelialen Gewebes imponieren die Seitenstränge verdickt und hochrot, und die Lymphknoten sind geschwollen.

Therapie: Hausmittel wie heiße Wickel, Milch mit Honig etc. Zusätzlich evtl. schleimhautanästhetische Medikamente, Antibiotikagabe nur bei gesicherter bakterieller Infektion.

Chronische Pharyngitis

Bei einem über 3 Monate andauernden Entzündungsbild spricht man von chronischer Pharyngitis. Mögliche Ursachen sind andauernde Reizung der Rachenschleimhaut (Nikotingenuss, trockene Raumluft, Säurereflux), behinderte Nasenatmung oder Sinusitiden mit post-nasal drip, Strahlentherapie oder Hormonveränderungen (Klimakterium). Man unterscheidet eine **atrophische Form** mit trockener, zarter Schleimhaut und schmierigen Belägen von einer **hypertrophischen Form** mit stark geschwollenen Seitensträngen entlang der Rachenhinterwand.

Therapie: Beseitigung der Noxe, Behandlung der Entzündungssymptomatik, evtl. Inhalation von isotonischen NaCl- oder Salbeilösungen.

Para-/Retropharyngealabszess

Bei Entzündung der seitlichen oder dorsalen Rachenwände kann es zur Ausbildung eines Pharyngealabszesses kommen. Verläuft die Abszessbildung im prävertebralen Spatium, spricht man von einem Retropharyngealabszess (s. Kap. Entzündungen der Halsregion).

Klinik: Die Schleimhaut wölbt sich durch die verdeckten Prozesse sichtbar in das Rachenlumen vor, der Patent leidet unter Schluckbeschwerden und Behinderung der Atemwege. Unbehandelt kann die Entzündung nach kaudal auf das Mediastinum übergreifen.

Therapie: chirurgische Abszesseröffnung unter hochdosierter antibiotischer Therapie.

Entzündungen der Tonsillen
Angina tonsillaris (akute Tonsillitis)

Bei der akuten Tonsillitis handelt es sich um bakterielle Superinfektion einer meist viral ausgelösten Entzündung der Gau-

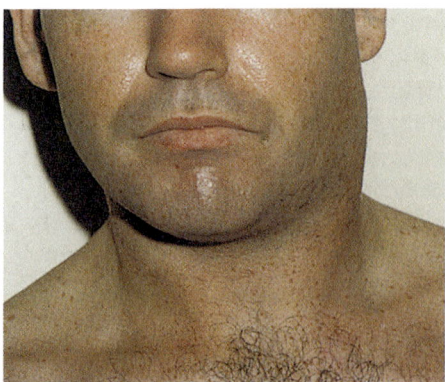

▌ Abb. 1: Parapharyngealabszess. [1]

menmandeln. Die Erreger sind in den meisten Fällen β-hämolysierende Streptokokken A, selten Staphylokokken, Haemophilus oder Pneumokokken.

Klinik: Die Patienten leiden unter akut einsetzenden starken Schmerzen mit Ausstrahlung in das Ohr. Daneben kommt es zu Fieber, Schluckbeschwerden und Artikulationsbehinderungen. Bei starker entzündlicher Schwellung werden die Atemwege zunehmend verlegt. Die Halslymphknoten sind geschwollen (▌ Abb. 1). Bei der Inspektion sind die geröteten Tonsillen mit weißlichen Belägen überzogen. Die Entzündungsparameter sind erhöht.

Verschiedene klinische Stadien der akuten Tonsillitis sind:

▶ **Angina catarrhalis:** anfängliche rötliche Schwellung der Tonsillen
▶ **Angina follicularis:** Stippchenbildung
▶ **Angina lacunaris:** konfluierende Beläge der Krypten

Die Stadien können ineinander übergehen.

Therapie: Penicillin, alternativ Cephalosporine oder Makrolidantibiotika. Unbehandelt kann die Erkrankung zu rheumatischem Fieber mit Gelenkbeteiligung, Endokarditis, Glomerulonephritis und Sepsis führen.

Peritonsillarabszess

Als Komplikation einer akuten Tonsillitis kann es zur Entzündung des umgebenden Bindegewebes kommen. Man spricht auch von einer Peritonsillitis. Aus dieser kann sich ein Abszess bilden, welcher zu einer deutlich sichtbaren Vorwölbung des Gaumenbogens in das Mundlumen führt (▌ Abb. 2).

Klinik: kloßige Sprache, Schluckbeschwerden und Atembehinderung. Bei der Inspektion erscheint die betroffene Seite gerötet und stark geschwollen. Häufig entwickelt sich auch ein Uvulaödem.

Therapie: Abszessdrainage unter Antibiotikabehandlung, nach Abheilung Tonsillektomie.

Infektiöse Mononukleose (Pfeiffer'sches Drüsenfieber)

Bei der infektiösen Mononukleose handelt es sich um eine Primärinfektion mit EB-Viren.

Klinik und Diagnostik: Die meist jugendlichen Patienten leiden bei deutlich reduziertem Allgemeinzustand unter Schluckbeschwerden, Hals- und Gliederschmerzen sowie Appetitlosigkeit. Bei der Inspektion sind die Tonsillen hochrot und mit weißlichen Fibrinbelägen bedeckt. Im Blutbild findet sich nach einem anfänglichen leukopenischen Stadium eine Leukozytose mit hohem Anteil an atypischen Lymphozyten (Pfeiffer-Zellen). Serologisch lassen sich IgM und IgG gegen das Virus finden, daneben können die EBV-Antigene auch direkt nachgewiesen werden. Um eine weitere Organbeteiligung zu erkennen, erfolgen Leberenzymdiagnostik und Oberbauchsonographie (Hepatosplenomegalie!) sowie ein EKG (Myokarditis).

Therapie: symptomatisch, Antibiotika nur bei Superinfektion. Wegen der Gefahr eines pseudoallergischen Exanthems darf dabei kein Ampicillin oder Amoxicillin verwendet werden. Bei schweren Verläufen erfolgt eine Tonsillektomie.

Angina Plaut-Vincent (Stomatitis ulceromembranacea)

Dieser Erkrankung geht eine Entzündung des Zahnfleischs nach Infektion mit **fusiformen Bakterien** und **Spirillen** voraus. Kausal lässt sich meist eine unzureichende Mundhygiene, ein schlechter Ernährungszustand oder eine allgemein geschwächte Abwehrlage finden.

Klinik: Der Patient leidet unter Fieber, Schmerzen, Foetor ex ore, vermehrtem Speichelfluss. Bei der Inspektion sieht man ulzeröse Defekte entlang der Zahnfleisch-Schleimhaut-Grenze, welche sich später auf die gesamte Mundhöhle ausbreiten. Die Läsionen sind mit Pseudomembranen bedeckt, beim Abstreifen kommt es zu Schleimhautblutungen. Häufig findet sich auch eine einseitige Beteiligung der Gaumenmandeln.

Therapie: Behandlung nur in schweren Fällen notwendig, ansonsten genügen desinfizierende Lokalmaßnahmen und sorgfältige Mundhygiene. Wichtig ist die Differentialdiagnose zu Mundhöhlentumoren mit oftmals ähnlichem Erscheinungsbild.

Chronische Tonsillitis

Von einer chronischen Tonsillitis spricht man bei einem mehr als 3 Monate andauernden Entzündungsgeschehen. Ursächlich können verschleppte Entzündungen nach akuter Tonsillitis ebenso wie schwelende Entzündungen bei erregerverseuchtem Detritus gefunden werden. Bei Letzteren werden die Krypten nicht mehr in ausreichendem Maße drainiert, es sammeln sich vermehrt Keime in der Tiefe an. Die Tonsillen können dann auch als Entzündungsherd fungieren (Fokustheorie) und über lokal gebildete und in das Blut geschwemmte Immunkomplexe zu hyperergen Reaktionen in anderen Organen führen (z. B. Glomerulonephritis, Endokarditis, Psoriasis). Man spricht in diesem Fall von **Herdinfektionen**.

Klinik: Der Verlauf ist sehr variabel, von Symptomen rezidivierender akuter Tonsilliden bis zu völlig inapparentem Erscheinungsbild. Der angehäufte Detritus geht nicht selten mit Foetor ex ore und schlechtem Geschmack einher, teilweise bestehen Schluckbeschwerden. Typischerweise treten die Symptome mehr als zweimal im Jahr über einen mehr als dreimonatigen Zeitraum auf. Bei der Inspektion sieht man die Tonsillen vernarbt und die Oberfläche stark zerklüftet. Bei Druck auf die Gaumenmadeln lässt sich vermehrt Detritus oder Eiter herauspressen. Die Kieferwinkellymphknoten sind meist geschwollen.

Therapie: Tonsillektomie.

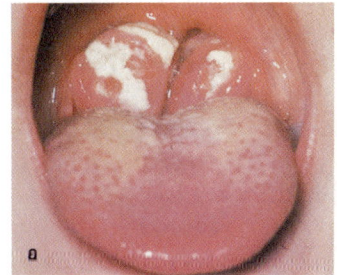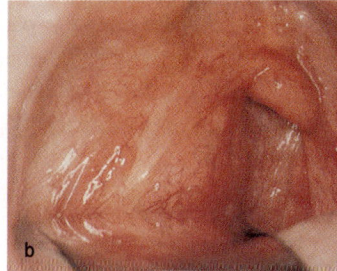

■ Abb. 2: a) Akute Tonsillitis nach Streptokokkeninfektion. b) Peritonsillarabszess. Starke Schwellung der rechten Tonsille, die Uvula ist über die Mittellinie gedrängt. [1]

Zusammenfassung

- ✖ Akute Pharyngitiden sind fast immer viral bedingt.
- ✖ Bei chronischer Pharyngitis muss in erster Linie die auslösende Noxe beseitigt werden.
- ✖ Akute Tonsillitiden werden überwiegend durch β-hämolysierende Streptokokken A verursacht.
- ✖ Kommt es bei Behandlung einer akuten Tonsillitis unter Penicillin zu keinem Erfolg, muss an eine EBV-Infektion oder andere entzündliche Erkrankungen sowie neoplastisches Wachstum gedacht werden.
- ✖ Eine chronische Tonsillitis ist eine Indikation für die Tonsillektomie.

Hyperplasie lymphoepithelialer Organe

Anatomie und Physiologie der lymphoepithelialen Organe

Der lymphatische Rachenring, auch Waldeyer-Rachenring genannt, besteht aus mehreren lymphoepithelialen Organen im Bereich des Naso- und Oropharynx. Hierzu gehören in erster Linie die unpaare Rachentonsille, die beiden Gaumenmandeln, die Zungengrundtonsille und die Seitenstränge. Diese Strukturen dienen der Infektionsabwehr innerhalb des oberen Respirationstrakts. Chronische Entzündungen oder Hyperplasien können eine Entfernung des betreffenden Organs notwendig machen. Zu entzündlichen Veränderungen wird auf das Kapitel Pharyngitis und Tonsillitis verwiesen.

Zum Waldeyer-Rachenring gehört das gesamte lymphoepitheliale Gewebe des Naso- und Oropharynx. Dieses umfasst:

▶ Die **Rachenmandel** im Nasopharynx (von respiratorischem Flimmerepithel bedeckt)
▶ Die **Gaumenmandeln** im Oropharynx (ebenso wie die folgenden lymphoepithelialen Organe von nicht verhornendem Plattenepithel bedeckt)
▶ Die **Zungenmandel** am Übergang zwischen Zungenrücken und Zungengrund
▶ Die **Seitenstränge** an der seitlichen Rachenhinterwand
▶ Vereinzelte **Lymphfollikel** entlang der Rachenhinterwand

Histologisch findet sich unter dem oberflächlichen Epithelüberzug der einzelnen Tonsillen diffuses, zu Follikeln konzentriertes Lymphgewebe (▌ Abb. 1). In ihren hellen Kernen, den **Keimzentren,** finden sich in großer Zahl B-Lymphozyten sowie vereinzelt T-Lymphozyten. Auch im Rest der Tonsille finden sich verstreut Lymphozyten. Über die starke Faltung der Tonsillenoberfläche kommt es zur Ausbildung tiefer **Krypten.** Diese Kryptenbildung ist bei den Gaumenmandeln am stärksten, bei der Rachenmandel sehr viel schwächer ausgeprägt. Durch die Assoziation der Krypten mit den Lymphfollikeln wird der Kontakt von Antigenen mit den dort sitzenden Lymphozyten erleichtert, eine

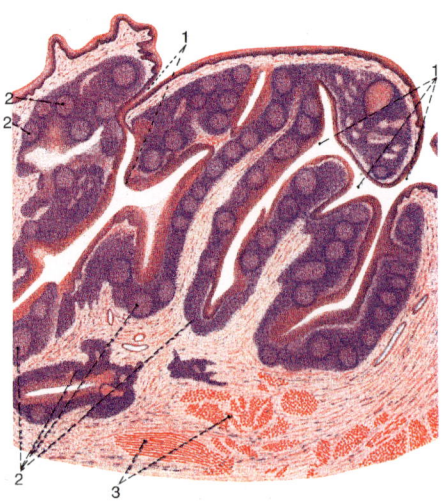

▌ Abb. 1: Histologisches Schnittbild der Gaumenmandel (8fach vergrößert): 1 = Krypten, 2 = Lymphfollikel, 3 = Muskelfasern. [5]

Immunantwort kann schneller erfolgen. Innerhalb der Krypten sammelt sich Detritus, ein Brei aus abgeschilferten Epithelien, Keimen und Speiseresten. Dieser wird bei den Gaumentonsillen durch Anspannen der Gaumenbögen wieder herausgepresst, bei der Rachenmandel haben muköse Drüsen innerhalb des Kryptenlumens diese Reinigungsfunktion inne.

Die Funktion des lymphatischen Rachenrings besteht in der immunspezifischen Abwehr von Nahrungs- und Inhalationsantigenen. Keime und andere Fremdstoffe sammeln sich dabei in den Krypten oder dem retikulären Gewebe der Tonsillen und erhalten so direkt Kontakt zu den Lymphfollikeln. Diese leiten die humorale Immunantwort über B-Lymphozyten sowie die zelluläre Immunantwort über die T-Lymphozyten ein. Daneben werden über den Blutweg auch die anderen lymphatischen Organe des Körpers aktiviert. Da vor allem im Kindesalter eine große Zahl unbekannter Umweltantigene prozessiert werden muss, kommt es im Rahmen dieser Überbeanspruchung in den ersten Lebensjahren zu einer physiologischen Hyperplasie vor allem der Gaumenmandeln. Etwa ab dem 8. Lebensjahr verliert der lymphatische Rachenring dann nach und nach seine immunologische Bedeutung, eine Restaktivität bleibt jedoch bis ins hohe Lebensalter erhalten.

Die oben genannte physiologische Hyperplasie der Tonsillen geht etwa mit Eintritt in die Pubertät in eine Involution des lymphatischen Rachenrings über. Beim Erwachsenen finden sich normalerweise nur noch sehr kleine Gaumenmandeln und nahezu überhaupt kein lymphatisches Gewebe im Bereich der Rachenmandel mehr. Dieser natürliche Vorgang kann jedoch durch entzündliche Prozesse verzögert werden. Die stark vergrößerten Organe können dann klinische Symptome hervorrufen. Das Gleiche gilt auch für so genannte **adenoide Vegetationen** der Rachenmandel, welche sich als polypenartige Vergrößerungen des Organs darstellen und durch Verlegung der Tubenostien sowie der Choanen zu Behinderung der Atemwege oder der Ohrbelüftung führen können.

Klinik und Diagnostik

Eine **Gaumenmandelhyperplasie** kann zu Artikulationsbehinderungen führen. Daneben finden sich auch häufig Schluckbeschwerden und geschwollene Lymphknoten im Kieferwinkel. Den Extremfall stellen die „kissing tonsils" dar: Die Gaumenmandeln sind so stark geschwollen, dass sie sich in der Mittellinie berühren und zu Atembehinderungen und obstruktivem Schlafapnoesyndrom führen. Die Diagnose kann durch Inspektion der Tonsillen relativ leicht gestellt werden.

Adenoide Vegetationen der Rachenmandel können durch die Verlegung des Nasopharynx zu einer Reihe von Symptomen führen (▌ Abb. 2). Durch ihre Ausdehnung kommt es zur Behinderung der Nasenatmung, Schnarchen und Appetitlosigkeit. Daneben führen verlegte Tubenostien zu Belüftungsstörungen des Mittelohrs. Die Folge sind häufig Schwerhörigkeit und Ohrschmerz, außerdem erhöht sich die Wahrscheinlichkeit einer Mittelohrentzündung. Innerhalb des Nasenrachenraums nimmt die Zahl entzündlicher Erkrankungen zu, es entwickeln sich chronische Rhinitiden und Sinusitiden. Letztlich ist auch hier die Artikulation des Kindes behindert, es stellt sich eine näselnde Stimmlage (Rhinophonia clausa) ein. Zur Diagnostik wird die posteriore Rhinoskopie oder eine Endoskopie durchgeführt. Der Trommelfellbefund gibt Hinweise auf Verlegung der Tubenostien.

Therapie

Die Therapie besteht bei klinischer Symptomatik in der **Entfernung der jeweiligen lymphoepithelialen Organe:**

Tonsillektomie

Als Tonsillektomie wird in erster Linie die chirurgische Entfernung der Gaumenmandeln bezeichnet. Sie gehört zu den häufigsten chirurgischen Eingriffen im Kindesalter und wird auch bei Erwachsenen noch relativ oft durchgeführt.

Indikationen

Die Tonsillektomie wird vor allem bei chronischen Entzündungen der Gaumenmandeln und rezidivierenden akuten Tonsillitiden durchgeführt. Bei hyperplastischen Veränderungen führen nur symptomatische, den Patienten stark einschränkende Vergrößerungen zur Mandelentfernung. Bei lediglich einseitiger Vergrößerung einer Gaumenmandel bietet sich die chirurgische Entfernung an, um malignes Wachstum (z. B. malignes Lymphom) als Ursache sicher auszuschließen. Als sichere Indikation gilt die Entwicklung eines rheumatischen Fiebers nach Streptokokkeninfektion. Hier wirken die Tonsillen ansonsten weiter krankheitsfördernd. Auch bei Entwicklung eines Peritonsillarabszesses kommt es im Regelfall nach der Abszessbehandlung zur Entfernung der Tonsillen. Im Rahmen eines Schlafapnoesyndroms kann eine Tonsillektomie ebenfalls erwogen werden.

Kontraindikationen

Generell ist eine Tonsillektomie vor dem vierten Lebensjahr nur nach sehr strenger Indikationsstellung durchzuführen. In dieser Zeit haben die Tonsillen noch eine große Bedeutung für den Aufbau der Immunabwehr. Daneben

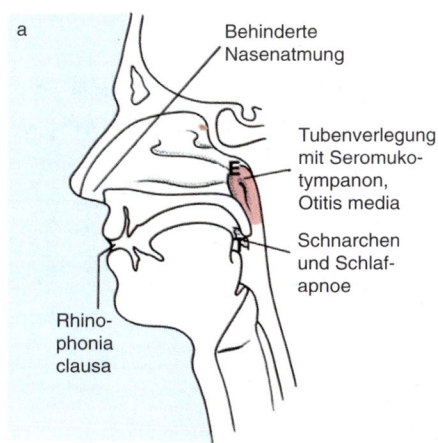

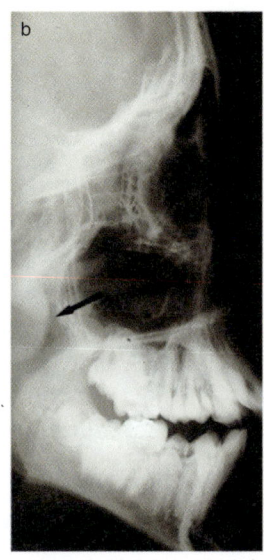

■ Abb. 2: a) Symptome bei Rachenmandelhyperplasie. b) Adenoide Vegetationen. Deutliche Gewebshyperplasie im Nasopharynx mit Verlegung der Nasenatmung, lateraler Strahlengang. [1]

kann es bei der Tonsillektomie durch die starke Vaskularisierung der Gaumenmandeln zu großen Blutverlusten kommen, so dass Patienten mit einem Gewicht unter 15 kg nur in dringlichsten Fällen operiert werden. Aus dem gleichen Grund stellen auch Blutungsneigungen natürlicher oder erworbener Art eine relative Kontraindikation dar. Die Durchblutung der Tonsillen wird durch pharyngeale Entzündungen noch erhöht, nach Infektionen im Rachenraum sollte daher erst nach etwa 3–4 Wochen über eine Operation nachgedacht werden. Eine absolute Kontraindikation stellen Agranulozytose und Leukämie dar.

Durchführung und Komplikationen

Die Tonsillen werden unter Vollnarkose oder örtlicher Betäubung halbscharf aus ihrem Bett herausgeschält. Dabei müssen die versorgenden Gefäße unterbunden werden. Zu Nachblutungen kommt es relativ häufig direkt postoperativ oder nach etwa einer Woche, wenn die Fibrinbelege abschilfern.

Adenotomie

Die Entfernung der Rachenmandel wird bei symptomatischer Vergrößerung mit Behinderung der Luftzirkulation im Nasopharynx notwendig. Ohrsymptome und Schlafapnoe sind weitere Indikationen. Von einer Rachenmandelentfernung sollte vor allem bei submukösen Gaumenspalten oder einem arteriellen Gefäß innerhalb des Organs abgesehen werden. Auch ein verkürztes Gaumensegel stellt eine relative Kontraindikation dar, da es postoperativ sonst möglicherweise nicht mehr zu einem Abdichten des Nasopharynx gegenüber dem Oropharynx kommen kann.

Zusammenfassung

* Der Waldeyer-Rachenring dient im Kindesalter dem Aufbau der spezifischen Immunabwehr.
* Bei Erwachsenen hat sich der lymphatische Rachenring zum größten Teil zurückgebildet und ist in seiner Funktion nur noch von untergeordneter Bedeutung.
* Eine Hyperplasie der Tonsillen ist im Kindesalter physiologisch.
* Bei symptomatischer Hyperplasie kann eine Tonsillektomie erwogen werden.
* Tonsillektomien können mit großen Blutverlusten einhergehen.

Schluckstörungen – Dysphagie

Schluckbeschwerden sind ein sehr häufig beklagtes Symptom. Dabei können von einem kloßigen oder kratzenden Gefühl im Rachen über Regurgitationen bis zur völligen Schluckunfähigkeit alle Schweregrade vorliegen. Prinzipiell kommen als Ursache Störungen oder funktionelle Veränderungen in den folgenden Bereichen in Betracht:

▶ Mundhöhle
▶ Pharynx und Larynx
▶ Ösophagus
▶ Magen
▶ Zentralnervöse Steuerung

Daneben gehen auch viele Allgemeinerkrankungen mit Schluckstörungen einher.

Klinik

Schluckbeschwerden können in vielen Formen auftreten. Pharyngoösophageale Läsionen führen häufig zu einem schmerzhaften **Kratzen** oder **Fremdkörpergefühl** im Hals. Bei Pathologien im Bereich des Mundes oder des Oropharynx besteht hingegen eher das Gefühl eines den Schluckvorgang behindernden Gegenstands. Strikturen oder Stenosen der Speiseröhre können zum Verhalt des Nahrungsbreis führen, dem Patienten bleibt etwas „im Halse stecken". Bei neurologischen Erkrankungen bereitet im Allgemeinen das Schlucken von Flüssigkeit größere Beschwerden als das Schlucken von Nahrungsbestandteilen. Ein rasches Fortschreiten der Symptomatik sollte den untersuchenden Arzt in jedem Fall alarmieren.

Wichtig ist das Erfassen von Nebensymptomen, welche mit den eigentlichen Schluckbeschwerden einhergehen können: **Ohrenschmerzen** finden sich bei entzündlichen oder neoplastischen Prozessen im Halsbereich. Eine zusätzlich zu den Schluckbeschwerden bestehende **Heiserkeit** kann durch eine direkte Einengung des Larynx (z. B. Tumor) oder durch eine Beeinträchtigung des N. laryngeus recurrens bedingt

sein. Obstruktionen der Speiseröhre können zur **Aspiration** von Nahrungsbrei führen. In der Folge finden sich rezidivierende Infektionen der tiefen Atemwege. Typisch für Divertikel des Ösophagus sind **Regurgitationen**, das Wiederheraufwürgen verschluckter Nahrung. **Geschwollene Halslymphknoten** können neben einer akuten Entzündung auch Hinweise auf malignes Wachstum im Rachenbereich geben. Eine vergrößerte Schilddrüse als Ursache einer Halsschwellung drückt bei starker Ausdehnung auf die Speiseröhre und behindert so ebenfalls den Nahrungstransport. Jede länger bestehende Einschränkung des Schluckvorgangs oder des Nahrungstransports führt zu **Gewichtsverlust**.

Diagnostik

Mundhöhle und Oropharynx können durch den Arzt leicht eingesehen und auf Läsionen hin untersucht werden. Über Spiegel werden Lähmungen der Stimmlippen erkannt. Endoskopie und Winkeloptiken helfen bei der Beurteilung von Hypopharynx und Ösophagus. Diese besitzen jedoch im Ruhezustand ein geschlossenes Lumen, so dass die Inspektion nur bedingt aussagekräftig ist. Alle verdächtigen und erreichbaren Läsionen sind zu palpieren. Daneben wird der Hals von außen abgetastet. So können Lymphknotenschwellungen, Raumforderungen und teilweise auch Divertikel schon bei der Palpation erkannt werden.

Die Standarduntersuchung bei Schluckbeschwerden ist der **Kontrastmittelbreischluck** (meist mit Barium, ▮ Abb. 1). Bei Verdacht auf Perforation oder Aspirationsgefahr sind jedoch wasserlösliche Kontrastmittel zu bevorzugen. Die **Sonographie** kann oberflächennahe Raumforderungen (Schilddrüse, Lymphknoten) von außen relativ gut darstellen. Bei Tumorverdacht werden **CT und MRT** angewandt, um Tumorausdehnung und Infiltrationstiefe zu bestimmen. Röntgenübersichtsaufnahmen des Thorax lassen verschluckte Fremdkörper erkennen, falls diese aus röntgendichtem Material bestehen.

Systemerkrankungen (z. B. Sklerodermie, Infektionskrankheiten, Anämien) oder neurologische Pathologien (z. B. Myasthenia gravis, Polyneuropathien, multiple Sklerose) müssen differentialdiagnostisch abgeklärt werden.

Akute Dysphagie

Akut auftretende Schluckbeschwerden sind meist relativ klar ihrer Pathogenese zuzuordnen. So finden sich als Ursache vor allem Infektionen oder Entzündungen des Mund-Rachen-Raums (Pharyngitis, Tonsillitis) mit Affektion der am Schluckakt beteiligten Schleimhäute oder verschluckte Fremdkörper. Auch Verätzungen der Speiseröhre gehen mit äußerst schmerzhaften Schluckstörungen einher.

Chronische Dysphagie
Neuromuskuläre Ursachen

Neuromuskuläre Erkrankungen zeigen neben der Dysphagie meist auch noch andere Symptome. Bei Schädigung des N. la-

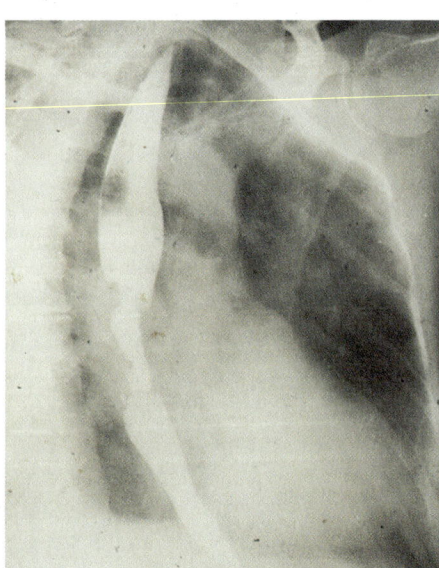

▮ Abb. 1: Bariumbreischluck, Läsion im mittleren Bereich der Speiseröhre erkennbar. [1]

ryngeus recurrens kommt es neben den Schluckbeschwerden zu Heiserkeit und einem erhöhten Aspirationsrisiko. Erkrankungen der Motoneurone, z. B. die Myasthenia gravis, führen ebenfalls zu schwerwiegenden Funktionseinschränkungen der am Schluckvorgang beteiligten Muskulatur. Auch hier ist das Aspirationsrisiko signifikant erhöht.

Tumoren

Tumoren des Hypopharynx und des Ösophagus führen häufig zu Schluckbeschwerden. In den meisten Fällen finden sich auch noch weitere Symptome, etwa Ohrenschmerzen, Gewichtsverlust und Lymphknotenschwellungen. Prädilektionsstellen für Tumorwachstum sind der Sinus piriformis sowie der gesamte Ösophagus. Die Neubildungen werden meist anhand eines auffälligen Befunds beim Kontrastmittelbreischluck erkannt. Die Therapie besteht in der chirurgischen Entfernung und nachfolgender Bestrahlung. Operativ kann entweder ein Magenhochzug erfolgen, oder es wird ein Interponat zur Überbrückung des Defekts eingesetzt. Muss auch der Kehlkopf reseziert werden, kann die Trachea in Form eines Tracheostomas direkt an die vordere Halswand angesetzt werden. Mehr zu Tumoren des Pharynx in den entsprechenden Kapiteln.

Hypopharynxdivertikel – Zenker-Divertikel

Hierbei handelt es sich um das häufigste Divertikel des oberen Gastrointestinaltrakts. Es nimmt seinen Ursprung in einem muskelschwachen Wandabschnitt des Hypopharynx, dem **Killian-Dreieck,** zwischen den horizontalen Fasern des M. constrictor pharyngis inferior und dem schrägen M. cricopharyngeus. Hier stülpen sich Teile der Rachenschleimhaut zwischen die Hypopharynxwand und die prävertebrale Faszie. Da keine Muskulatur beteiligt ist, spricht man von einem **Pseudodivertikel.** In ▌ Abbildung 2a ist die Entwicklung des Zenker-Divertikels schematisch dargestellt. In der sackartigen Tasche sammeln sich Nahrungsbestandteile

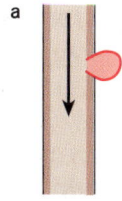 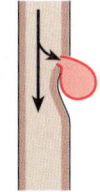 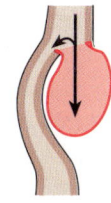

Stadium I   Stadium II   Stadium III

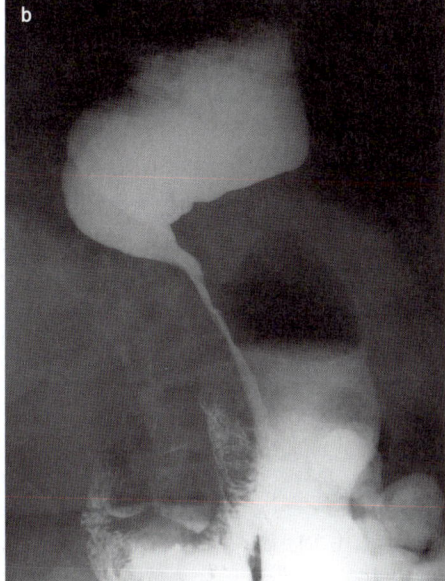

▌ Abb. 2: a) Entwicklungsstadien des Zenker-Divertikels. b) Achalasie des Ösophagus: Speiseröhre dilatiert und elongiert. [6]

und vergrößern diese zusätzlich. Die Divertikel führen anfangs zu Fremdkörpergefühl im Hals, später erfolgen typischerweise **Regurgitationen von unverdauter Nahrung.** Durch Aspiration kommt es zu Hustenreiz und Infektionen der unteren Atemwege. Bei Kontrastmitteldarstellung erscheint das Divertikel sichtbar gefüllt. Teilweise sind große Divertikel auch palpabel. Die

Therapie besteht bei kleinen Divertikeln in einer Myotomie der Pars cricopharyngea des M. constrictor pharyngis und Reintegration in das Rachenlumen. Größere Aussackungen müssen von außen chirurgisch entfernt werden. Differentialdiagnostisch muss immer ein Tumor ausgeschlossen werden.

Achalasie

Bei der Achalasie öffnet sich der untere Ösophagussphinkter während des Schluckvorgangs nicht oder nur ungenügend. Daneben ist auch der Muskeltonus der Speiseröhre stark erhöht und durch die Degeneration des Auerbach-Plexus die Peristaltik in den unteren $\frac{2}{3}$ des Ösophagus insuffizient. In der Folge kommt es durch den behinderten Nahrungstransport zur **Dilatation** und **Elongation** der Speiseröhre. Neben Dysphagie leiden die betroffenen Patienten unter **Regurgitationen** und **Gewichtsverlust.** Die Erkrankung zeigt beim Bariumbreischluck ein typisches „sektglasartiges" Bild (▌ Abb. 2b). Die Therapie besteht in einer Ballondilatation des Sphinkters. Sollte dies nicht ausreichen, kann alternativ eine Myotomie der Sphinktermuskulatur erfolgen.

Andere Ursachen

Zu den anderen Ursachen chronischer Schluckstörungen zählen etwa Kompression der Speiseröhre von außen (durch Schilddrüse, Tumor, Gefäße), Strikturen des Ösophagus nach Verletzungen und Entzündungen oder auch psychosomatische Beschwerden.

Zusammenfassung

✖ Schluckbeschwerden gehen häufig mit anderen Symptomen einher.

✖ Akute Schluckbeschwerden sind meist entzündlicher Genese oder durch Fremdkörper bedingt.

✖ Zenker-Divertikel gehen von einem muskelschwächeren Abschnitt der Hypopharynxhinterwand aus.

✖ Strikturen des Ösophagus können auch Vorläufer bösartigen Wachstums sein.

Schnarchen und Schlafapnoe

Schlafstörungen verschiedensten Ausmaßes finden sich bei großen Teilen der Bevölkerung. Häufig beruhen sie auf pathologischen Atemveränderungen während des Schlafs. Diese können zum einen zentral bedingt sein, also durch Minderung des Atemantriebs zu Apnoephasen führen. Zum anderen sind Obstruktionen der Atemwege vorhanden, welche über Behinderung des Atemstroms zu verstärkter Atemarbeit führen. Die betroffenen Patienten empfinden die Schlafphasen als nicht in ausreichendem Maß erholsam, die Folge sind Einschränkungen der Leistungsfähigkeit mit Müdigkeitsattacken am Tage.

Längere Apnoephasen führen zu verminderter Sauerstoffsättigung des Bluts. Dies zieht einen pulmonalen und systemischen **Hypertonus** nach sich. Klinisch kommt es zu einer Zunahme der Rechtsherzbelastung bis hin zum Cor pulmonale. Außerdem finden sich gehäuft **Herzrhythmusstörungen.** Das Schlaganfallrisiko ist ebenfalls erhöht.

Zentral bedingte Schlafapnoen

Diese Form der Atemstörung wird durch eine Minderung des Atemantriebs während der Schlafphasen bedingt. Es finden sich während der hypo- oder apnoischen Phasen keine Zeichen der verstärkten Atemarbeit, die Atemmuskulatur ist nicht tätig. Solche Schlafstörungen können nicht vom HNO-Arzt behandelt werden, sondern bedürfen in erster Linie neurologischer und internistischer Abklärung.

Obstruktiv bedingte Schlafstörungen

Weitaus häufiger sind Schlafstörungen durch Behinderungen des Luftstroms innerhalb der oberen Atemwege. Diese Obstruktionen können die verschiedensten Ursachen entlang dem gesamten Nasenrachenraum haben (❚ Abb. 1). Häufig finden sich zum Beispiel Septumdeviationen, Tonsillenhyperplasien oder eine Verlegung des Rachenraums durch Adeno-

ide oder die zurückfallende Zunge. Als grundsätzlich vorbelastend sind Adipositas, Nikotin- und Alkoholkonsum sowie die Einnahme atemdepressiver Medikamente (z. B. Tranquilizer, Sedativa) einzuschätzen. Die Atemwegsobstruktionen fallen besonders durch lautes Schnarchen während des Schlafs auf. Unter **primärem Schnarchen** versteht man dabei Atemgeräusche ohne Hypo- oder Apnoephasen, der Patient zeigt klinisch so gut wie keine Symptome. Der Atemstrom ist durch die Obstruktion nur partiell behindert. Dem gegenüber steht das **obstruktive Schlafapnoesyndrom** (OSAS) mit phasenweise vollständiger Obstruktion der oberen Atemwege. Hier wird das Schnarchen durch Apnoe/Hypopnoe-Phasen abgelöst, in denen es zu Atempausen von bis zu 2 Minuten kommen kann. Der Patient erwacht in der Regel kurzzeitig nach diesen Phasen (Arousal oder Aufwachreaktion), um dann bei regelmäßigerer Atmung wieder einzuschlafen. Von einem relevanten OSAS spricht man bei mehr als 10 solcher Episoden pro Stunde.

Diagnostik

Um eventuelle Risikofaktoren zu erkennen, sollten allgemeine Parameter zur Gesundheit des Patienten erhoben werden. Dazu gehören Gewicht, Blutdruck, Herz-Lungen-Funktion sowie Alkohol- und Nikotinanamnese.

Rhinolaryngoskopie
Bei der Spiegeluntersuchung des Nasenrachenraums ist auf atemstrombehindernde Strukturen besonderer Wert zu legen. Typische Pathologien sind:

▶ Verlängerung des weichen Gaumens mit Uvulavergrößerung oder schlaffen Gaumensegeln
▶ Hyperplasien der lymphoepithelialen Organe
▶ Funktionelle Einengung des Rachenlumens durch Kollaps der Pharynxwände
▶ Septumdeviationen und Muschelhyperplasien
▶ Tumoren oder Zystenbildung im Bereich des Larynxübergangs
▶ Chronische Entzündungen der Nasenhaupt- und Nebenhöhlen

Das **Müller-Manöver** wird mit einem flexiblen, transnasalen Endoskop durchgeführt. Der Patient wird in Rückenlage positioniert, das Endoskop in den Nasenrachenraum über die Nase eingeführt. Nun wird der Patient aufgefordert, bei verschlossenem Mund und verschlossener Nase maximal einzuatmen. Bei Patienten mit OSAS kann es daraufhin zum Kollaps der Pharynxwände kommen, beim Gesunden wird das Lumen nur unwesentlich eingeengt.

Schlaflabor
Im Schlaflabor werden die verschiedensten Parameter direkt in Abhängigkeit zur Schlafphase erfasst. Dazu gehört die Messung der Hirnströme, der Augenbewegungen, des Atemstroms und der Atemfrequenz, der Herzaktivität, der Sättigung sowie des Muskeltonus. Diese Werte werden dann in

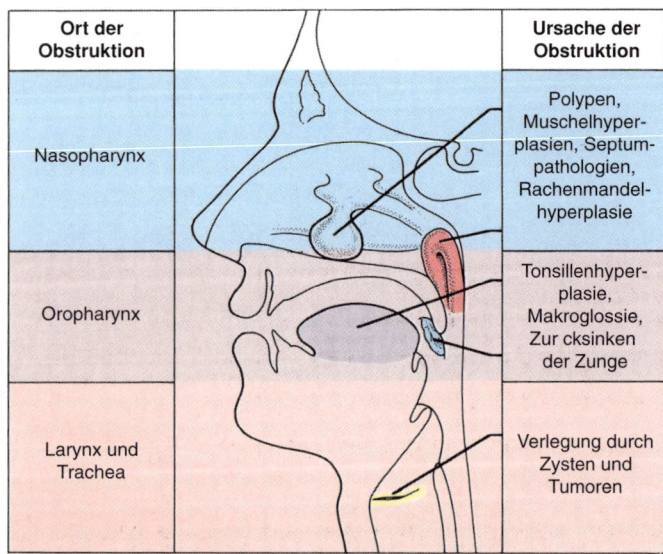

Ort der Obstruktion		Ursache der Obstruktion
Nasopharynx		Polypen, Muschelhyperplasien, Septumpathologien, Rachenmandelhyperplasie
Oropharynx		Tonsillenhyperplasie, Makroglossie, Zurücksinken der Zunge
Larynx und Trachea		Verlegung durch Zysten und Tumoren

❚ Abb. 1: Ursachen für Obstruktion der Atemwege beim Schnarchen und OSAS. [1]

■ Abb. 2: Chirurgische Maßnahmen bei schwerem OSAS. Sie dienen vor allem der Kürzung und Versteifung des weichen Gaumens. [1]

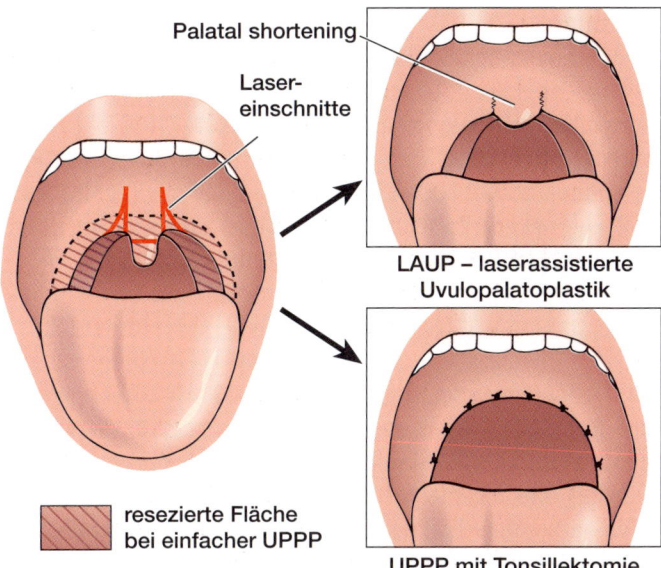

Palatal shortening

Lasereinschnitte

LAUP – laserassistierte Uvulopalatoplastik

resezierte Fläche bei einfacher UPPP

UPPP mit Tonsillektomie

einer **Polysomnographie-Kurve** dargestellt. Außerdem erfolgt im Schlaflabor die Anpassung einer nCPAP-Maske (siehe unten).

Therapie

Die therapeutische Vorgehensweise richtet sich in erster Linie nach der individuellen Schädigung und dem möglichen Nutzen, den der Patient durch die entsprechende Behandlung erzielen kann.

Konservative Maßnahmen

In erster Linie sollten unterstützende äußere Umstände ausgeschaltet werden. Dies bedeutet Verzicht auf Alkohol, Nikotin und Sedativa. Daneben sollte eine gewisse „Schlafhygiene" eingehalten werden (geordnete Schlafzeiten, Verzicht auf späte Mahlzeiten). **Theophyllin** zur Steigerung des Atemantriebs wird teilweise verwendet, ist aber nicht unumstritten. Vor allem bei Einengung durch funktionellen Kollaps der Pharynxwände hat sich die Überdruckbeatmung mit Hilfe einer **nCPAP-Maske** (**n**asal **c**ontinuous **p**ositive **a**ir **p**ressure)

heute durchgesetzt. Diese verhindert durch gleichmäßigen positiven Druck ein Zusammenfallen der Rachenwände bei Inspiration. Über eine **Esmarch-Schiene** kann der Unterkiefer während der Schlafphasen nach vorn verlagert werden, der Zungengrund engt das Rachenlumen dann nicht mehr ein.

Chirurgische Maßnahmen

Ausschlaggebend für eine chirurgische Intervention sind das Schwerebild des OSAS sowie die individuelle Beurteilung des generellen Nutzens einer operativen Therapie. Die chirurgischen Maßnahmen werden als Multi-Level-Therapie verstanden. In erster Linie kommt es zumeist zur Verkürzung des weichen Gaumens, aber auch Operationen an der Nase, dem Unterkiefer oder der Zungengrundgegend können oder müssen erwogen werden. Daneben sollten bei Tonsillenhyperplasie auch diese chirurgisch entfernt werden. Die **UPPP** (**U**vulo-**P**alato-**P**haryngoplastik) entspricht einer Teilresektion des weichen Gaumens und der Uvula sowie fast immer auch einer Tonsillektomie. Alternativ bietet sich auch die laserassistierte Uvuloplastik (**LAUP**) an (■ Abb. 2).

Zusammenfassung

✖ Schnarchen kann Erstsymptom eines Schlafapnoesyndroms sein.

✖ Das obstruktive Schlafapnoesyndrom (OSAS) kann unter Umständen lebensbedrohliche Folgen nach sich ziehen.

✖ Adipositas, Alkohol- und Nikotinkonsum sowie die Einnahme von Sedativa sind begünstigende Faktoren für das OSAS.

✖ Bei Lumeneinengung aufgrund kollaptischer Pharynxwände kommt die nCPAP-Maske zum Einsatz.

✖ Chirurgische Verfahren werden individuell den anatomischen Begebenheiten angepasst und meist als Multi-Level-Therapie durchgeführt.

Erkrankungen der Speicheldrüsen I

Anatomie

Zu den Kopfspeicheldrüsen zählen neben den jeweils paarigen Ohrspeicheldrüsen, Unterkieferspeicheldrüsen und Unterzungenspeicheldrüsen noch etwa 1000 kleinere Drüsen innerhalb der Mund- und Rachenschleimhaut. Sie alle produzieren zusammen etwa 1000–1500 ml Flüssigkeit am Tag. Im Speichel sind neben Wasser auch Elektrolyte, Enzyme (Amylase, Lysozym) und Proteine (Albumin, Immunglobulin A) enthalten. Er dient der Schleimhautprotektion, der Spaltung und Vorverdauung von Nahrungsbestandteilen, der immunologischen Abwehr sowie dem Transport von Geschmacksstoffen. Daneben werden über den Speichel auch körpereigene und -fremde Stoffe ausgeschieden. Zu einer Erhöhung der Speichelproduktion (**Sialorrhö**) kommt es beim Verzehr von Nahrung, bei allgemeiner Erregung, medikamentös (z. B. Parasympathomimetika) oder auch während der Schwangerschaft. Eine verminderte Speichelproduktion kann außer bei Dehydratation auch bei einem Hypertonus, bei depressiver Stimmungslage, medikamentös (z. B. Anticholinergika) oder nach Strahlenbehandlung auftreten. Bei fehlender oder geschädigter Speichelproduktion kommt es zu **Xerostomie,** einer Trockenheit der Mundschleimhaut.

Glandula parotis

Die Ohrspeicheldrüse befindet sich in der Fossa retromandibularis. Sie wird nach vorn vom Unterkieferast und vom M. masseter begrenzt, nach medial schließt sich die Fossa pterygopalatina an, und nach hinten liegt sie dem M. sternocleidomastoideus und dem M. digastricus auf. Die Parotis ist von einer Pseudokapsel umgeben, die nach lateral nur von subkutanem Weichgewebe bedeckt wird. Zwischen den medialen und lateralen Anteilen verzweigt sich der N. facialis im Pes anserinus in seine Gesichtsäste. Medial ziehen die A. temporalis superficialis und die A. transversa faciei (beide aus A. carotis externa) vorbei. Der Ausführungsgang (Stenon-Gang) der Drüse zieht über den M. masseter und durch den M. buccinator, bevor er auf Höhe der zweiten oberen Molaren in die Mundhöhle mündet (Abb. 1). Das produzierte Sekret ist überwiegend serös.

Gl. submandibularis und Gl. sublingualis

Die Unterkieferspeicheldrüse liegt zwischen den beiden Bäuchen des M. digastricus und dem Unterkiefer. Sie umschlingt den Hinterrand des M. mylohyoideus. In direkter Nachbarschaft findet sich die Unterzungenspeicheldrüse auf dem M. mylohyoideus und medial der Unterkieferinnenfläche. Ihr Ausführungsgang vereinigt sich entweder mit dem Ductus submandibularis (Wharton-Gang) der Unterkieferdrüse und mündet mit ihm nach Überkreuzung des N. lingualis in den Mundboden, oder tritt einzeln in die Mundschleimhaut ein (Abb. 1). Während der Speichel der Gl. submandibularis eher mukoserös ist, produziert die Unterzungendrüse ein vorwiegend muköses Sekret.
Histologisch sind alle Speicheldrüsen im Prinzip gleich aufgebaut und bestehen aus den Drüsenazini, die zur Bildung des Primärspeichels beitragen, sowie einem duktalen Gangsystem, wo diesem Sekret noch Elektrolyte und Enzyme zugesetzt werden.

Diagnostik

Zu den Leitsymptomen bei Erkrankungen der Speicheldrüsen zählen in erster Linie:

▸ **Schwellung:** diffus oder umschrieben, schnell oder langsam, ein- oder beidseitig
▸ **Schmerz:** akut oder allmählich zunehmend, mit Hautveränderung oder ohne, abhängig von Nahrungsaufnahme oder nicht
▸ **Speichelproduktion:** übermäßig (Sialorrhö) oder zu wenig (Xerostomie)

Diese gilt es bei der Anamnese zu erfassen und durch die Untersuchung abzuklären.
Schon bei der **Inspektion** sichtbare Drüsenkörper sprechen immer für eine pathologische Vergrößerung. Dabei kann es sich jedoch bei Schwellungen im Bereich des Unterkieferwinkels neben Vergrößerungen der Drüsen auch um geschwollene Lymphknoten in diesem Bereich handeln. Die Haut über den Drüsen sowie die Mundschleimhaut mit den Einmündungsstellen müssen ebenfalls auf Veränderungen hinsichtlich der Farbe und submuköser Schwellungen überprüft werden. Über die Mimik des Gesichts lassen sich motorische Einschränkungen des N. facialis erkennen. Die **Palpation** wird bimanuell von außen und über die Mundhöhle durchgeführt. Form, Ausdehnung, Konsistenz und eventuelle Steinbildung

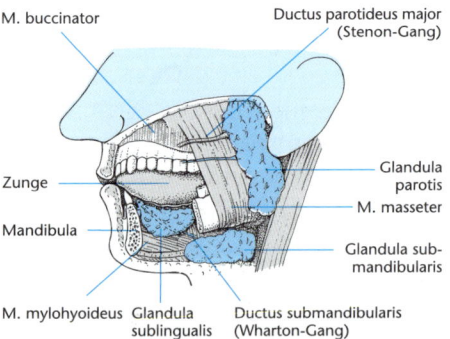

Abb. 1: Anatomie der Kopfspeicheldrüsen. [2]

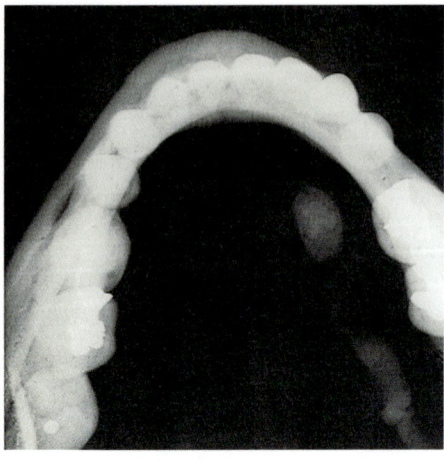

Abb. 2: Steinbildung im Wharton-Gang. [1]

können so erfasst werden. Wichtig ist die Differenzierung einer eventuell vergrößerten Parotis von einfachen Hypertrophien des Masseters. Bei geschlossenem Mund und festem Kieferschluss tritt der Masseter verstärkt im Bereich der Wange hervor und kann so sicher abgegrenzt werden. Über leichtes Kneten der Speicheldrüsen kann der Speichelfluss angeregt und mit der Gegenseite verglichen werden.

Als meistgenutztes bildgebendes Verfahren zur Beurteilung der Kopfspeicheldrüsen und ihrer Ausführungsgänge gilt heute die **Sonographie.** Sie gibt Aufschluss über die Beschaffenheit des Drüsenparenchyms, hilft bei der Abklärung entzündlicher Prozesse und kann Tumor- und Steinbildung aufdecken. Zusätzlich besteht hier die Möglichkeit einer Kombination mit einer gezielten **Feinnadelbiopsie.** Röntgenbilder werden nur noch bei unklarem Verdacht auf Steinentwicklung eingesetzt. Als **Sialographie** wird die zusätzliche Kontrastmitteleinspritzung in die Ausführungsgänge bezeichnet. Diese darf bei akuten Entzündungen der Speicheldrüsen jedoch nicht durchgeführt werden. Ohne Kontrastmittel können nur röntgendichte Steine sicher erkannt werden. **CT** und **MRT** haben zusammen mit den sonographischen Methoden die Sialographie nahezu verdrängt. Vor allem bei Tumorverdacht oder anderen Raumforderungen wird in erster Linie ein Kernspintomogramm angefertigt. Unter der **Sialendoskopie** versteht man das Einführen flexibler Optiken in die Ausführungsgänge. Mit ihnen kann neben der Beurteilung der Gangbeschaffenheit auch eine interventionelle Steinentfernung (über Schlinge) oder -zertrümmerung (über Laser) oder eine Gangdilatation durchgeführt werden.

Nichtentzündliche Erkrankungen
Sialolithiasis – Speicheldrüsenstein

Zur Konkrementbildung innerhalb der Ausführungsgänge kommt es meist aufgrund sekundärer Mineralisation enzymatisch eingedickter Speichelansammlungen. Am häufigsten finden sich daher Steine innerhalb des Wharton-Gangs, da das Sekret der Unterkieferdrüse ohnehin eine hohe Viskosität aufweist (▮ Abb. 2). Entzündungen der Drüsen begünstigen die Steinbildung, Im Gegenzug kommt es durch die Speichelstase auch zu einem höheren Infektionsrisiko.

Klinik und Diagnostik: Eine Sialolithiasis äußert sich in schmerzhafter, einseitiger Schwellung der betroffenen Drüse bei Reizung der Speichelproduktion (z. B. bei Nahrungsaufnahme, Erregung). Steine über 5 mm Durchmesser können über die Sonographie erkannt werden, ansonsten kann eine Röntgenaufnahme angefertigt (▮ Abb. 2) oder eine Gangsondierung durchgeführt werden. Konkremente innerhalb des Mundbodengangsystems lassen sich häufig auch schon palpieren. Wichtig ist der Ausschluss anderer Stenosen der Ausführungsgänge, etwa durch Tumoren.

Therapie: Steine werden chirurgisch entfernt oder über die Sialendoskopie oder Ultraschall zertrümmert.

Sialadenose

Sialadenosen stellen nichtentzündliche, schmerzlose, symmetrische Schwellungen der Kopfspeicheldrüsen dar. Die Schwellung ist dabei von der Nahrungsaufnahme unabhängig. Pathogenetisch liegt eine neurovegetative Störung der Drüseninnervation vor. Sialadenosen werden durch eine Reihe **systemischer Erkrankungen** hervorgerufen und müssen diagnostisch von chronischen Entzündungen der Speicheldrüsen (im Zweifel durch Feinnadelbiopsie) abgegrenzt werden. Ursächliche Erkrankungen können sein:

- Chronischer Alkoholkonsum
- Vitaminmangelerkrankungen
- Diabetes mellitus
- Ernährungsstörungen (z. B. Anorexia nervosa, Proteinmangelernährung)

Die Therapie erfolgt entsprechend der Grunderkrankung.

Ranula

Hierbei handelt es sich um Retentionszysten der Unterzungendrüse. Sie werden durch Verlegungen des Ausführungsgangs bedingt und sind mit schleimigem Sekret gefüllt. Betroffen sind vor allem Kinder und Jugendliche. Bei der Inspektion des Mundbodens erscheinen sie als blaurote submuköse Geschwülste. Die Therapie besteht in der operativen Entfernung.

Zusammenfassung
- ✶ An der Speichelproduktion beteiligt sich neben den großen paarigen Kopfspeicheldrüsen eine Vielzahl kleiner Drüsen innerhalb der Mundschleimhaut.
- ✶ Die Gl. parotis produziert ein vorwiegend seröses, die Gl. submandibularis ein seromuköses und die Gl. sublingualis ein vorwiegend muköses Sekret.
- ✶ Speichelsteine werden zumeist sonographisch nachgewiesen.
- ✶ Sialadenosen haben eine systemische Erkrankung als Ursache.

Erkrankungen der Speicheldrüsen II

Akute entzündliche Erkrankungen
Akute virale Sialadenitis – Parotitis epidemica

Virale Entzündungen der Kopfspeicheldrüsen werden am häufigsten durch das **Mumpsvirus** ausgelöst. Daneben können seltener auch Infektionen mit CMV, HIV, Influenza- und Coxsackie-Viren zu Sialadenitiden führen. Das Mumpsvirus wird über Tröpfcheninfektion übertragen, es manifestiert sich klinisch in etwa 50% der Fälle. Am häufigsten sind Kinder betroffen, aber auch Erwachsene erkranken.

Klinik: Nach einer Inkubationszeit von etwa 3 Wochen äußert sich die Erkrankung meist zuerst mit einer einseitigen, schmerzhaften Schwellung der Ohrspeicheldrüse. Danach vergrößern sich auch die Halslymphknoten und die anderen Speicheldrüsen beider Seiten (▮ Abb. 3). Die Infektion geht nur selten mit Fieber einher und heilt nach etwa 1–2 Wochen ab. Sie hinterlässt eine lebenslange Immunität. Allerdings kann eine Anzahl schwerwiegender **Komplikationen** auftreten. Dazu gehören Meningitis (relativ häufig), Meningoenzephalitis (selten und sehr schwerwiegend), Orchitis, Pankreatitis und Labyrinthitis (alle drei eher selten). Die Diagnose stellt man nach dem klinischen Erscheinungsbild und durch den serologischen Befund.

Therapie: Bei komplikationslosem Verlauf symptomatisch mit Analgetika, Flüssigkeitszufuhr und Anregung der Speichelproduktion. Zur Prophylaxe erfolgt in Deutschland eine standardmäßige Lebendimpfung aller Kleinkinder.

Akute bakterielle Sialadenitis

Zu einer bakteriellen Entzündung kommt es meist bei Dehydrierung, systemischen Allgemeinerkrankungen oder Obstruktionen der Ausführungsgänge. Zumeist ist die Gl. parotis betroffen. Häufigste Erreger sind Staphylokokken, daneben auch Streptokokken oder Haemophilus.

Klinik: Die Entzündung äußert sich in einer einseitigen, diffusen und schmerzhaften Schwellung. Bei der Inspektion erscheint die Haut gerötet, teils durch Gewebseinschmelzung eitrig durchbrochen. Über die Ausführungsgänge kann sich spontan oder auf Druck Eiter entleeren.

Therapie: Die allgemeine Therapie besteht in der Gabe von Antibiotika und Analgetika und einer ausreichenden Rehydrierung. Bei Abszessbildung kann dieser von außen drainiert werden, dabei besteht aber die Gefahr von Verletzungen des N. facialis.

Chronische entzündliche Erkrankungen
Chronisch rezidivierende Parotitis

Hierbei bestehen rezidivierende, bakteriell bedingte Entzündungen der Parotis meist einer Seite. Die Pathogenese ist nicht ganz geklärt, meist lassen sich aber durch eine Sialographie **Gangektasien** nachweisen. Man spricht in so einem Fall vom Bild des „belaubten Baums" (▮ Abb. 4).

Klinik und Diagnostik: Die schubweisen Entzündungen zeigen sich in meist einseitigen, sehr schmerzhaften Schwellungen mit milchigem bis eitrigem Sekret. Während bei Kindern die Erkrankung relativ folgenlos abheilen kann, finden sich bei Erwachsenen nach langem Krankheitsverlauf häufig narbige Veränderungen des Drüsenparenchyms. Die Diagnose wird anhand der Symptomatik gestellt. Zwischen den Entzündungsschüben erscheint die Drüse im Ultraschall ohne Befund. Wichtig ist die Differentialdiagnose einer Immunsialadenitis. Der Ausschluss kann über eine Feinnadelbiopsie erfolgen.

Therapie: entsprechend der Behandlung bei akuter Parotitis. Bei Erwachsenen mit schwerem Verlauf kann eine Parotidektomie notwendig werden.

Chronisch rezidivierende Sialadenitis der Gl. submandibularis

Diese Erkrankung wird auch als chronisch sklerosierende Sialadenitis oder aufgrund ihres klinischen Bilds als **Küttner-Tumor** bezeichnet (▮ Abb. 5). Es handelt sich um die häufigste chronische Entzündungsform der Speicheldrüsen, und sie betrifft nahezu ausschließlich die Unterkieferspeicheldrüse. Die Ursache der Erkrankung ist noch nicht vollständig geklärt. Die Entzündung geht meist mit Sekretstauung und häufig auch Speichelsteinbildung einher.

Klinik und Diagnostik: Man sieht eine akute, teils schmerzhafte Schwellung der Gl. submandibularis. Im weiteren Verlauf kann es zu einer derben, konstanten Vergrößerung der Drüse kommen („Küttner-Tumor"). Dieser lässt sich palpatorisch nur schwer von echten Tumoren abgrenzen. Diagnostisch wird hierzu eine eventuelle Obstruktion per Sonographie nachgewiesen oder über die Feinnadelbiopsie eine tumoröse Histologie ausgeschlossen.

Therapie: Ein akuter Entzündungsschub wird gemäß den Symptomen behandelt. Oft ist die Exstirpation der Drüse notwendig.

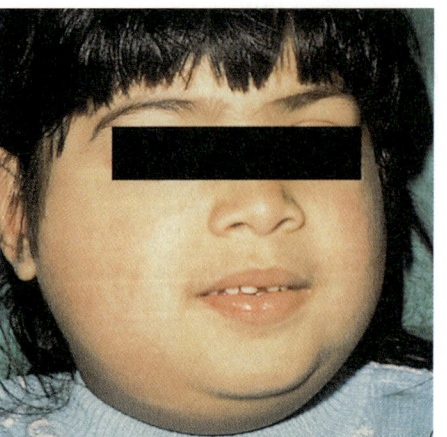

▮ Abb. 3: Beidseitige Schwellung der Parotis bei Mumpsinfektion. [1]

■ Abb. 4: Bild des „belaubten Baums" bei chronisch rezidivierender Parotitis, Sialographie. [2]

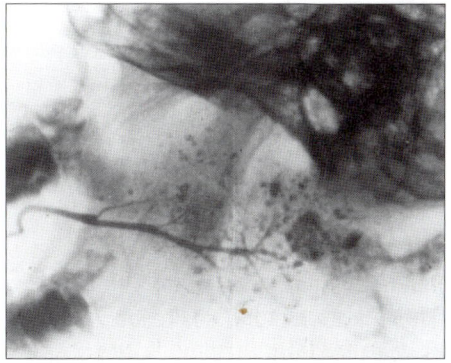

■ Abb. 5: Küttner-Tumor der Gl. submandibularis. [2]

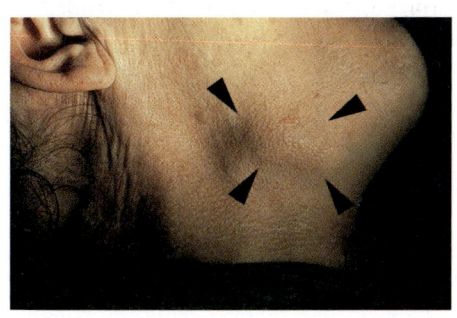

Myoepitheliale Sialadenitis – Sjögren-Syndrom

Das Sjögren-Syndrom umfasst als systemische Autoimmunerkrankung neben einer **Sialadenitis** auch eine **Keratoconjunctivitis sicca** und **rheumatische Gelenkentzündungen.** Durch Antikörperbildung gegen Antigene des Drüsenparenchyms kommt es zur Atrophie der Speicheldrüse mit lymphozytärer Infiltration.

Klinik: Es kommt zum Versiegen der Speichelproduktion mit Entwicklung einer Xerostomie. Die Drüsen (v.a. die Gl. parotis) erscheinen zunächst geschwollen, später atrophisch. Durch die fehlende Befeuchtung der Mundschleimhaut erhöht sich die Infektionsgefahr. Bei den – meist weiblichen – Patienten lassen sich serologisch zytoplasmatische Antikörper nachweisen. Eine Biopsie der Parotis und speziell der kleinen Mundspeicheldrüsen zeigt typische histologische Veränderungen.

Therapie: Bei reiner Sialadenitis erfolgt ein Ersatz des Drüsensekrets mit künstlicher Speichelflüssigkeit. Antiphlogistika kommen nur bei weiteren Symptomen im Rahmen des Sjögren-Syndroms zum Einsatz. Es ist zu beachten, dass es im Rahmen eines Sjögren-Syndroms gehäuft zur Entwicklung von Non-Hodgkin-Lymphomen (auch innerhalb der Drüse) kommt! Daher müssen die Halslymphknoten regelmäßig auf pathologische Vergrößerung hin untersucht werden.

Strahlensialadenitis

Bei Bestrahlungen im Kopfbereich oder Radio-Iod-Behandlung führen Dosen ab 15 Gray zu einer generellen Sialadenitis der Kopfspeicheldrüsen. Ab Dosen von 40 Gray kommt es dabei zu irreversiblen Schleimhautschädigungen. Klinisch tritt vor allem eine Funktionsstörung der Speichelproduktion in den Vordergrund. Die betroffenen Patienten leiden unter Xerostomie und rezidivierenden Infektionen der Mundschleimhaut. Auch Karies tritt häufiger auf. Die Therapie besteht in Speichelanregung mit Pilocarpin oder Ersatz mit künstlichem Speichel.

Andere Formen chronischer Speicheldrüsenentzündungen

Neben den oben genannten Ursachen treten chronische Entzündungen der Speicheldrüsen auch im Rahmen verschiedener anderer Erkrankungen auf. Dazu gehört etwa die **Sarkoidose,** welche eine ein- oder beidseitige Schwellung zumeist der Parotis hervorrufen kann. Eine Sonderform stellt dabei der gleichzeitige Befall der Uvea dar. Dieser besonders bei jungen Frauen auftretende Symptomenkomplex wird als **Heerfordt-Syndrom** bezeichnet. Die Behandlung erfolgt mit Kortikosteroiden. Als Differentialdiagnose der Sarkoidose führt auch (aber insgesamt nur selten) die **Tuberkulose** zu Sialadenitiden. Ebenso können sich chronische Veränderungen der Speicheldrüsen auch bei **Lues, HIV-Infektion** oder einer **Aktinomykose** zeigen.

Zusammenfassung

✱ Die Behandlung bei Mumpsinfektion erfolgt symptomatisch.

✱ Mumps kann mit lebensbedrohlichen Komplikationen wie einer Meningoenzephalitis einhergehen.

✱ Ein Küttner-Tumor kann bei Inspektion und Palpation nicht gegenüber einem echten Tumor abgegrenzt werden.

✱ Zum Sjögren-Syndrom gehören neben Sialadenitis auch Keratoconjunctivitis sicca und rheumatische Gelenkerkrankungen.

✱ Nach Strahlenbehandlung kommt es zur Verminderung der Speichelproduktion.

Neoplasien der Mundhöhle und der Lippen

Gutartige Tumoren

Gutartige Neubildungen sind eher selten im Bereich der Mundhöhle anzutreffen. Zu den benignen epithelialen Tumoren gehören das **Papillom** (■ Abb. 1) und das **pleomorphe Adenom** der Speicheldrüsen. **Fibrome, Lipome und Myome** gehören zu den mesenchymalen Neubildungen. Ferner finden sich meist angeborene Tumoren der Blut- und Lymphgefäße. Klinisch sind die meisten benignen Tumoren inapparent. Bei starker Größenausdehnung oder anatomisch ungünstiger Lokalisation können sie in manchen Fällen zu Verlegungen der Atemwege oder Schluckbeschwerden führen. Die Therapie besteht bei klinischer Symptomatik oder bei Malignitätsverdacht in der vollständigen Exzision. **Hämangiome** und **Lymphangiome** neigen im Kindesalter zur spontanen Rückbildung, eine Exzision sollte daher nicht vorschnell erfolgen.

Präkanzerosen

Alkohol- und Zigarettenkonsum können innerhalb der Mundhöhle zur Entstehung von **Leukoplakien** führen. Als weitere Ursache kommt eine chronische mechanische Gewebskompression, etwa durch ständigen Druck einer Zahnprothese, in Frage. Die weißlich schimmernden Auflagerungen finden sich besonders häufig im Mundwinkel, am Mundboden sowie auf der Zunge. Leukoplakien müssen immer bioptisch abgeklärt werden, um eine eventuelle maligne Entartung sicher ausschließen zu können. **Erythroplakien**, wie sie im Rahmen eines **M. Bowen** auftreten, stellen meist bereits schon ein Carcinoma in situ dar. Sämtliche Erythro-

plakien der Mundhöhle müssen daher sofort biopsiert und auf ihren Malignitätsgrad hin untersucht werden. Vor allem beim orogenitalen M. Bowen ist das Entartungsrisiko extrem hoch.

Bösartige Tumoren

Bei den bösartigen Tumoren im Bereich der Mundhöhle und der Lippen handelt es sich meist um Plattenepithelkarzinome. Diese finden sich in etwa der Hälfte der Fälle an der Zunge, zu je 15 % findet sich ein Befall von Wangenschleimhaut, Mundboden und des Unterkiefers. Als häufigste Lokalisation gilt der Bereich zwischen den unteren Molaren und dem Zungengrund. Der Oberkiefer ist nur selten von malignen Neubildungen betroffen. In den meisten Fällen verursachen die Tumoren anfangs nur leichte Beschwerden. Sie imponieren häufig als ulkusartige Läsion, welche von einem Randsaum umgeben ist. Jeder Schleimhautbefund mit Ulkusbildung, der über einen längeren Zeitraum als 3 Wochen besteht, sollte daher zum Ausschluss malignen Wachstums biopsiert werden. Bösartige Tumoren des gesamten Mund-Rachen-Raums werden anhand der TNM-Klassifikation eingeordnet, welche sich in dieser Region nach Tumorgröße und Infiltrationstiefe richtet (■ Tab. 1).
Für die Prognose ist die Infiltrationstiefe von entscheidender Bedeutung, die kritische Grenze liegt bei 5 mm. Lymphknotenmetastasen werden über das N-System erfasst. Über Oberbauchsonographie und Röntgenaufnahme des Thorax wird nach Fernmetastasen gesucht.
Die Therapie besteht bei Nachweis malignen Wachstums in einer vollständigen Resektion, bei Lymphknotenbefall und

bei allen größeren Tumoren mit Neck-Dissection. In der Regel wird eine postoperative Nachbestrahlung durchgeführt.

Lippenkarzinome

Von malignen Neubildungen ist vor allem die Unterlippe betroffen (■ Abb. 2). Sehr häufig finden sich Tumoren nach langjähriger **Sonnenexposition** und bei **Pfeifenrauchern**.
Klinik: Das Karzinom präsentiert sich für gewöhnlich als Ulkus. Differentialdiagnostisch müssen Keratoakanthome sowie Läsionen nach Lues- oder Tuberkuloseinfektion ausgeschlossen werden. Die Diagnosestellung erfolgt nach dem bioptischen Befund.
Therapie: Präinvasive Tumoren können direkt reseziert werden, der Defekt wird gegebenenfalls über Verschiebelappen verschlossen. Größere Karzinome werden über eine Keilexzision mitsamt den Muskelanteilen entfernt. Die Defektdeckung erfolgt dann je nach Größe über Verschiebelappen oder Gewebeplastiken aus Anteilen der Wangenhaut oder der Oberlippe. Bei großen Tumoren ist eine postoperative Bestrahlung nötig.

Karzinome der Zunge und des Mundbodens

Tumoren des Zungenkörpers finden sich vor allem am lateralen Rand des mittleren Zungenabschnitts (■ Abb. 3a). Hier können sie direkt in Mundbodenkarzinome übergehen. Ansonsten findet man Letztere vor allem hinter den unteren Schneidezähnen in Nähe des Frenulums.
Klinik: Die Tumoren erscheinen nahezu immer in Form eines **Ulkus mit**

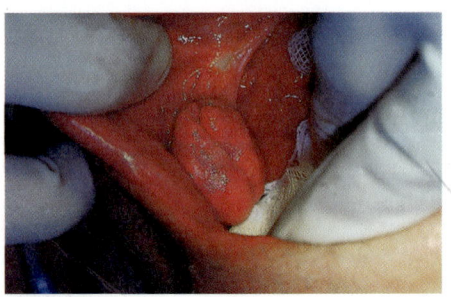

■ Abb. 1: Papillom der Mundschleimhaut. [2]

T₁	Tumoren kleiner als 2 cm Durchmesser
T₂	Tumoren kleiner als 4 cm Durchmesser
T₃	Tumoren größer als 4 cm Durchmesser
T₄	Tumorinfiltration in umliegende Gewebe

■ Tab. 1: TNM-Klassifikation der bösartigen Tumoren der Mundhöhle.

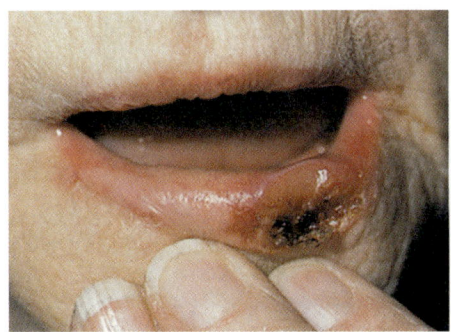

Abb. 2: Plattenepithelkarzinom der Unterlippe. [1]

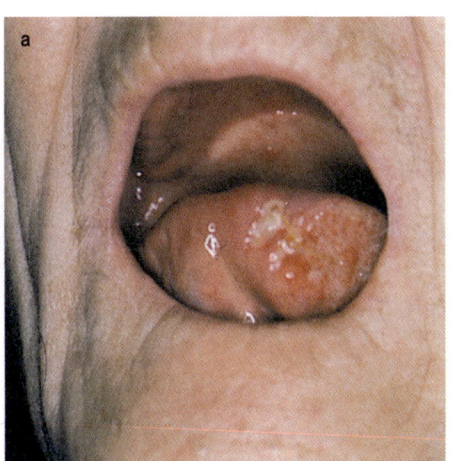

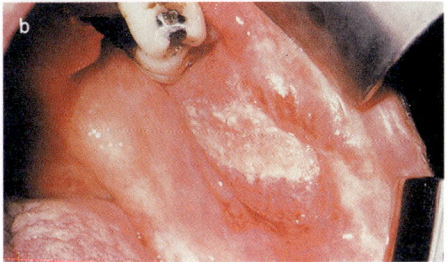

Abb. 3: a) Karzinom des linken Zungenrandes. b) Ausgedehntes Karzinom der Wangenschleimhaut. [1]

Randwall. Teilweise besteht auch eine ausgeprägte **submuköse Ausdehnung.** Nur selten kommt es auch zu exophytischem Wachstum. Sehr schnell bilden sich lokale Metastasen, schon bei T_1-Tumoren zeigen sie sich in einem Drittel der Fälle. Lymphknotenmetastasen können durch den beidseitigen Lymphabfluss dabei auch auf der kontralateralen Seite auftreten. Eine Infiltration des Unterkiefers findet sich bei 10 % der Tumoren. Kleinere Tumoren stellen sich oft als schmerzlose Läsionen dar, bei größeren Karzinomen kommt es zu Bewegungseinschränkungen der Zunge mit Schwierigkeiten beim Kauen, Schlucken und Sprechen.
Therapie: Kleinere Tumoren ohne Metastasen werden reseziert und bestrahlt. Größere Karzinome müssen teilweise mitsamt dem Unterkiefer und

einer Neck-Dissection von außen entfernt werden. Postoperativ erfolgt eine Bestrahlung. Die 5-Jahres-Überlebensrate schwankt zwischen 70 % bei T_1-Tumoren und 20 % bei T_4-Tumoren.

Karzinome des harten Gaumens

Hier finden sich eher selten Plattenepithelkarzinome. Dafür können sich ausgehend von den kleinen Speicheldrüsen **adenoid-zystische Karzinome** bilden. Diese zeichnen sich durch eine rasche perineurale Infiltration aus. Am harten Gaumen sind davon vor allem die Nn. palatini majores betroffen, über die es sogar zur Invasion des Tumors in die Schädelhöhle kommen kann. Die Therapie besteht in der vollständigen Resektion des Tumorgewebes mit postoperativer Bestrahlung.

Karzinome der Wangenschleimhaut

Plattenepithelkarzinome der Wangenschleimhaut bilden sich häufig auf dem Boden von Leukoplakien (Abb. 3b). Ein erhöhtes Auftreten findet sich auf dem indischen Subkontinent, wahrscheinlich im Zusammenhang mit dem dort weit verbreiteten Kauen von Betel-Nüssen. Die Diagnose erfolgt nach Biopsie. Kleinere Läsionen können durch einfache Resektion und Übernähung des Defekts behandelt werden. Bei größeren Karzinomen wird der Defekt mit Hautlappen gedeckt. Auch hier wird eine postoperative Bestrahlung durchgeführt.

Zusammenfassung

✖ Der häufigste Tumor der Mundhöhle ist das Plattenepithelkarzinom.

✖ Vor allem die Zunge ist von Tumoren besonders häufig betroffen.

✖ Leukoplakien stellen Präkanzerosen dar und sollten biopsiert werden.

✖ Tumoren zeigen sich klinisch in dieser Region meist als Ulkus mit Randsaum.

✖ Die Metastasensuche muss immer beidseitig erfolgen, da die Lymphgefäße ipsi- und kontralateral in die Halslymphknoten drainieren.

Neoplasien des Oro- und Nasopharynx

Tumoren des Oropharynx

Tonsillenkarzinom

Plattenepithelkarzinome der Tonsillen sind die häufigsten Tumoren des Oropharynx. Vor allem langjähriger Alkohol- und Nikotinabusus wird als Ursache verantwortlich gemacht.

Klinik: Tonsillenkarzinome sind häufig lange klinisch stumm. Gerade kleinere Tumoren innerhalb der Krypten können zuerst anhand einer Lymphknotenmetastase auffallen. Größere Tumoren infiltrieren die Gaumensegel, den Zungengrund sowie das umgebende Muskelgewebe. Dies kann zu einer Kieferklemme führen. Daneben bestehen je nach Lokalisation Behinderungen der Atemwege, Schluckbeschwerden und Foetor ex ore.

Bei der Inspektion erscheint der Tumor häufig ulzerös, er kann aber auch exophytisches Wachstum aufweisen (❚ Abb. 1). Teilweise ist makroskopisch auch gar kein Tumor zu erkennen, selbst eine Schwellung der betroffenen Tonsille liegt nicht vor. Im Fall solcher **Mikrokarzinome** müssen bei Lymphknotenmetastasen möglichst beide Tonsillen entfernt werden. Bei größeren sichtbaren Tumoren geben CT und MRT Auskunft über Ausdehnung und Infiltrationstiefe. Die Klassifikation erfolgt analog dem TNM-System bei Mundhöhlenkarzinomen (siehe vorhergehendes Kapitel).

Therapie: vollständige Entfernung des Tumors, entweder über peroralen Zugang oder durch laterale Pharyngotomie. Der Defekt kann vernäht oder über gestielte oder freie Lappen gedeckt werden. Bei Lymphknotenmetastasen erfolgt eine zusätzliche Neck-Dissection mit postoperativer Bestrahlung. Die 5-Jahres-Überlebensrate liegt zwischen 80 % bei T_1-Tumoren und 20 % bei T_4-Tumoren.

Zungengrundkarzinom

Neben den Tonsillen ist der Zungengrund die zweithäufigste Primärlokalisation von Plattenepithelkarzinomen des Oropharynx. Diese Tumoren sind klinisch unauffällig und werden selbst bei der endoskopischen Inspektion leicht übersehen. Oft werden sie anhand von Lymphknotenmetastasen diagnostiziert. Diese können durch den doppelten Lymphabfluss bei mittelliniennahen Tumoren auch beidseits auftreten. Die Therapie besteht in der vollständigen Entfernung. Meist sind eine Neck-Dissection sowie eine postoperative Bestrahlung erforderlich. Trotzdem liegt die 5-Jahres-Überlebensrate bei unter 25 %!

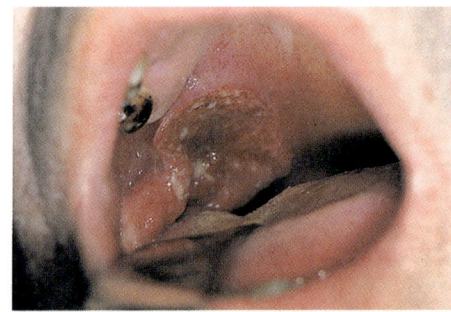

❚ Abb. 1: Ulzerierend wachsendes Tonsillenkarzinom rechts. [1]

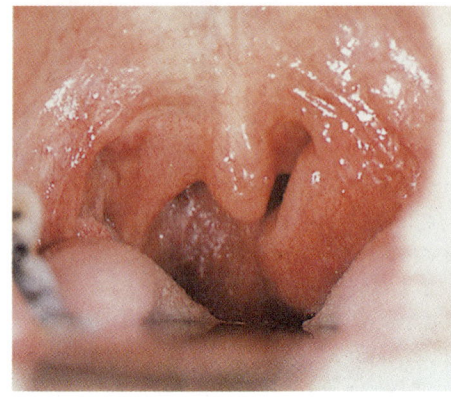

❚ Abb. 2: Tonsillenschwellung links aufgrund eines Non-Hodgkin-Lymphoms. [1]

Lymphoepitheliom

Hierbei handelt es sich um eine Unterform der Plattenepithelkarzinome. Innerhalb des Tumors findet sich eine große Zahl von Lymphozyten, so dass die Abgrenzung zu einem Lymphom nicht leicht fällt. Zur genauen Diagnosestellung muss meistens eine immunhistochemische Untersuchung erfolgen. Lymphoepitheliome finden sich an den Tonsillen, auf dem Zungengrund und im Nasopharynx. Sie neigen stark zur lokalen Ausdehnung. Aufgrund der hohen Radiosensitivität ist eine reine Strahlenbehandlung meist ausreichend.

Lymphome

Der Oropharynx ist die häufigste Lokalisation für die extranodale Manifestation eines Lymphoms (❚ Abb. 2). In den meisten Fällen handelt es sich dabei um Non-Hodgkin-Lymphome vom B-Zell-Typ. Vor allem bei AIDS-Patienten finden sich aber auch T-Zell-Lymphome. Meist sind die Tonsillen betroffen. Bei der Inspektion erscheinen sie einseitig vergrößert. Über eine Biopsie lassen sich der histologische Typ des Lymphoms bestimmen und die adäquate Therapie einleiten. Ein lokalisiertes Lymphom spricht gut auf Strahlentherapie an, disseminierte Lymphome müssen chemotherapeutisch behandelt werden.

Tumoren des Nasopharynx
Karzinom des Nasopharynx

Karzinome des Nasopharynx sind vor allem Plattenepithelkarzinome. Nicht selten finden sich auch lymphoepitheliale Neubildungen, sie werden im Nasenrachenraum als **Schmincke-Tumoren** bezeichnet. Vor allem bei den lymphoepithelialen Tumoren wird die Rolle von **Epstein-Barr-Viren** als Tumorinduktor diskutiert. Das Virusgenom scheint von den Schleimhautzellen aufgenommen zu werden und diese zu malignem Wachstum zu stimulieren. Auffallend häufig finden sich Nasopharynxkarzinome bei Patienten chinesischer Abstammung und in anderen Ländern Südostasiens. Hier scheinen auch die Ernährungsgewohnheiten eine Rolle zu spielen.

Klinik und Diagnostik: Häufig breitet sich der Tumor von der Rosenmüller-Grube ausgehend innerhalb des Nasenrachenraums aus. Dabei kommt es zur Verlegung der Tubenostien. Ein durch die Minderbelüftung entstandener **Paukenerguss** mit Schallleitungsschwerhörigkeit ist meist neben Halslymphknotenschwellungen das erste Symptom. Daneben kann es durch die Raumforderung im Nasopharynx auch zu Rhinorhö, Epistaxis, behinderter Nasenatmung, Rhinophonia clausa und Geruchsstörungen kommen. Durch Druck auf nervöse Strukturen können im Endstadium Hirnnervenlähmungen und eine Horner-Symptomatik auftreten.

Diagnostisch werden Nasopharynxkarzinome zumeist über die Endoskopie erfasst. Neben Schleimhautulzerationen zeigen die Tumoren auch exophytisches Wachstum. Mit MRT und CT werden die Ausdehnung und Tiefeninfiltration bestimmt.

Therapie: Bei lymphoepithelialen Karzinomen mit guter Strahlensensibilität ist Bestrahlung ausreichend. Plattenepithelkarzinome können durch die infiltrierten umgebenden Strukturen meist nicht vollständig chirurgisch entfernt werden. Daher erfolgt hier nach primärer Bestrahlung eine operative Tumorverkleinerung und Lymphbahnsanierung. Die 5-Jahres-Überlebensrate liegt bei etwa 50%.

Juveniles Nasenrachenfibrom

Dieser sehr seltene gutartige Tumor findet sich ausschließlich bei jugendlichen Männern. Meist bildet er sich im Bereich der hinteren Choanen und des Nasopharynx. Obwohl das Nasenrachenfibrom eine gutartige Neubildung darstellt, wächst es lokal infiltrierend und destruierend. Es kommt jedoch nicht zur Metastasenbildung.

Klinik und Diagnostik: Die Patienten fallen durch behinderte Nasenatmung und teilweise schwerste Epistaxisanfälle auf. Durch die Raumforderung im Nasopharynx kann es zu Tubenfunktionsstörungen mit entsprechender Ohrsymptomatik kommen. Bei massiver Ausdehnung kommt es zur Auftreibung des Gesichts, eventuell mit Exophthalmus. Die Diagnose wird anhand des endoskopischen Befunds gestellt. Über CT und MRT kann die Ausdehnung und Infiltration umgebender Strukturen bestimmt werden. Mit Kontrastmittelinjektion in eine zuführende Arterie werden die Tumorgefäße selektiv dargestellt (Abb. 3a). Unter keinen Umständen sollte eine Biopsie entnommen werden. Die reiche Gefäßversorgung kann sonst zu nur schwer stillbaren, massiven Blutungen führen.

Therapie: Das juvenile Nasenrachenfibrom muss chirurgisch entfernt werden. Vorher sollte die Gefäßversorgung durch selektive Embolisation, z.B. mit PVA, verringert werden, da Eingriffe ansonsten zu schweren Blutungskomplikationen führen können (Abb. 3b). Eine Bestrahlung wird nur bei nichtoperablen Tumoren durchgeführt.

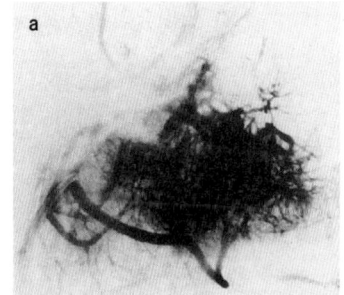 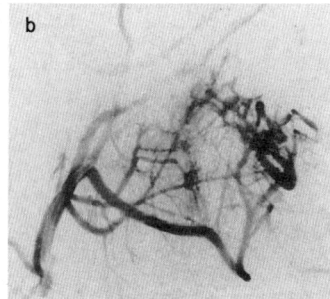

Abb. 3: Juveniles Nasenrachenfibrom. a) Die Kontrastmittelinjektion zeigt einen stark vaskularisierten Tumor. b) Nach selektiver Embolisation der Tumorgefäße mit Polyvinyl-Alkohol-(PVA-)Partikeln. [1]

Zusammenfassung

�֍ Plattenepithelkarzinome sind im Oro- und Hypopharynxbereich die häufigsten malignen Tumoren.

✖ Lymphoepitheliale Karzinome sind sehr strahlensensibel.

✖ Eine einseitige schmerzlose Tonsillenschwellung ist immer tumorverdächtig.

✖ Ein lang bestehender Paukenerguss beim Erwachsenen kann durch ein Hypopharynxkarzinom ausgelöst sein und muss daher abgeklärt werden.

✖ Juvenile Nasenrachenfibrome sollten aufgrund ihrer starken Gefäßversorgung nicht biopsiert werden.

Neoplasien des Hypopharynx

Tumoren des Hypopharynx sind in den seltensten Fällen gutartige Neubildungen. Der bei weitem häufigste Tumor ist das maligne Plattenepithelkarzinom. Durch die unauffällige Klinik wird diese Erkrankung meist nur noch in Spätstadien diagnostiziert und ist dann nahezu unheilbar. Neben den kurativen Therapieansätzen müssen daher bei der Behandlung auch rein palliative Maßnahmen erwogen werden.
Benigne Neubildungen im Hypopharynxbereich sind sehr selten. In der Regel handelt es sich um **Leiomyome**, **Lipome** oder **Hämangiome**. Klinisch bleiben sie häufig symptomlos. Bei größeren Raumforderungen können Dysphagie, Regurgitationen oder ein Globusgefühl auftreten. Ernst zu nehmende Komplikationen entstehen durch Aspiration von Nahrungsresten oder bei Verlegung der Atemwege durch sehr große Tumoren. Zur genauen Diagnosestellung und vor allem zum Ausschluss malignen Wachstums muss immer eine Probebiopsie entnommen werden. Die

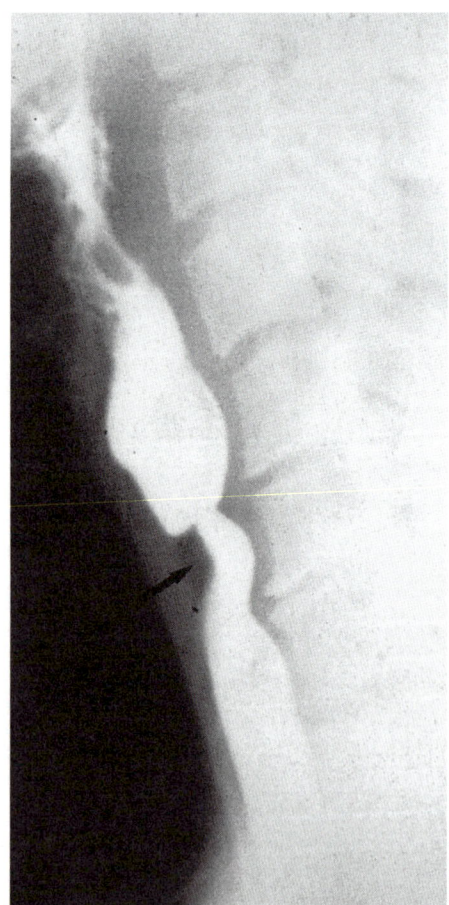

■ Abb. 1: Darstellung eines „postcricoid web" bei Plummer-Vinson-Patient, Bariumbreischluck. [1]

Therapie besteht bei entsprechender Klinik in der operativen Resektion.

Hypopharynxkarzinom

Hypopharynxkarzinome werden in erster Linie durch Alkohol- und Tabakkonsum begünstigt. Am häufigsten erkranken Männer zwischen dem 50. und 70. Lebensjahr. Daneben ist ein Zusammenhang mit dem **Plummer-Vinson-Syndrom** bekannt: Dieser Erkrankungskomplex aus hypochromer mikrozytärer Anämie, Glossitis, brüchigen Nägeln (Koilonychie), Splenomegalie und Pharyngoösophagitis mit Dysphagie betrifft fast ausschließlich Frauen. Die Pharyngoösophagitis kann zur Ausbildung eines Schleimhautsegels in Höhe der Ringknorpelplatte führen. Dieses wird im englischen Sprachraum als „postcricoid web" bezeichnet und lässt sich durch Kontrastmittelbreischluck gut darstellen (■ Abb. 1). Bei etwa 10–20% der betroffenen Patienten entwickelt sich ein Hypopharynxkarzinom, vor allem im Bereich der Postkrikoidregion.

Tumorklassifikation

Praktisch alle malignen Tumoren des Hypopharynx sind Plattenepithelkarzinome, die meisten von ihnen sind schlecht differenziert. Etwa 60% der Tumoren nehmen ihren Ursprung im Sinus piriformis, weitere 30% gehen aus der Postkrikoidregion, also dem Bereich rückseitig der Ringknorpelplatte, hervor. Der Rest bildet sich zumeist in der hinteren Hypopharynxwand. Die Stadieneinteilung erfolgt anhand der TNM-Klassifikation (■ Tab. 1). Sie orientiert sich an der Tumorgröße und an den befallenen Unterbezirken (Postkrikoidregion, Sinus piriformis, Hypopharynxhinterwand). Die meisten Tumoren werden im Stadium T_3 oder T_4 diagnostiziert, bei ca.

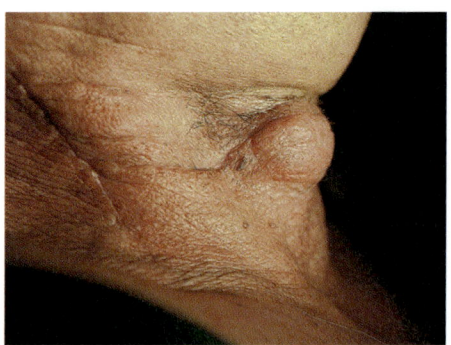

■ Abb. 2: Halslymphknotenmetastase bei Hypopharynxkarzinom. [2]

80% der neu diagnostizierten Fälle finden sich bereits Metastasen. Vor allem die Tumoren des Sinus piriformis neigen durch den ausgedehnten Lymphabfluss in diesem Gebiet zur schnellen lymphoregionären Metastasierung. Als typisch ist die Ausbildung einer großen Halsmetastase im Bereich des oberen Venenwinkels anzusehen (■ Abb. 2). Daneben werden vor allem die Kieferwinkellymphknoten und die Lymphknoten unter dem M. sternocleidomastoideus befallen. Fernmetastasen finden sich vor allem in der Lunge.

Klinik

Da es meist sehr spät zur Ausbildung klinischer Symptome kommt, wird ein großer Teil der Hypopharynxkarzinome erst anhand von lymphoregionärer Metastasenbildung erkannt. Zu den typischen Erstsymptomen gehören **Dysphagie** und ein Kratzen im Hals bei der Nahrungsaufnahme. Später tritt meist auch **Odynophagie** (Schmerzen beim Schluckakt) auf. Viele Patienten leiden dabei unter **Ohrenschmerzen** als fortgeleitetes Symptom. Die Dysphagie kann schon bei der Befunderhebung zu **Gewichtsverlusten** geführt haben. Auch ein Foetor ex ore wird häufig gesehen. **Heiserkeit** ist ein typisches Symptom für den Befall des Larynx und

T_1	Tumor beschränkt auf einen Unterbezirk **und** Ausdehnung ≤ 2 cm
T_2	Tumor infiltriert mehr als einen Unterbezirk **oder** den benachbarten Bezirk **oder** Größenausdehnung zwischen 2 cm und 4 cm ohne Fixation des Hemilarynx
T_3	Tumor ≥ 4 cm **oder** Hemilarynx-Fixation
T_4	Tumor infiltriert Nachbarstrukturen, z. B. Schild-/Ringknorpel, A. carotis interna/externa, Halsweichteile, prävertebrale Faszie, Schilddrüse, Ösophagus

■ Tab. 1: TNM-Klassifikation des Hypopharynxkarzinoms.

damit Eintritt in das Tumorstadium T_3. Hier bestehen meist auch schon dyspnoische Beschwerden durch Einengung der Atemwege (▮ Abb. 3).

Diagnostik

Bei der Spiegeluntersuchung lassen sich nur Tumoren des Sinus piriformis und der hinteren Pharynxwand erkennen. Daneben muss größter Wert auf die Beurteilung der Stimmlippenbeweglichkeit gelegt werden, um eine eventuelle Fixierung des Kehlkopfes zu bemerken. Mit einer Panendoskopie werden die Postkrikoidregion und der restliche Aerodigestivtrakt untersucht, auch um Zweittumoren ausschließen zu können. Über CT und MRT können Tiefenausdehnung und Infiltration in benachbarte Strukturen beurteilt werden. Mit der Ultraschalluntersuchung werden Lymphknotenmetastasen kontrolliert, daneben werden eine Oberbauchsonographie und ein Röntgen-Thorax zur Erfassung von Fernmetastasen durchgeführt. Hierfür kann auch eine Knochenszintigraphie erwogen werden.

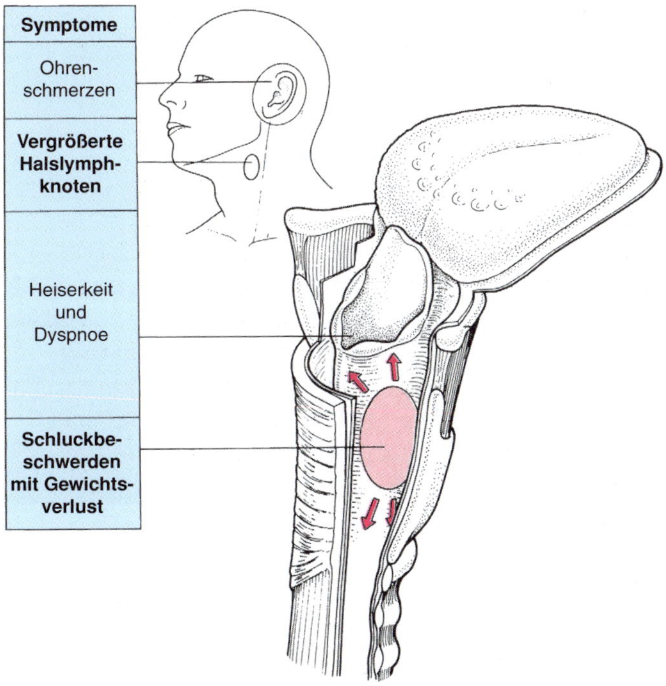

Symptome
Ohrenschmerzen
Vergrößerte Halslymphknoten
Heiserkeit und Dyspnoe
Schluckbeschwerden mit Gewichtsverlust

▮ Abb. 3: Klinische Symptome bei Hypopharynxkarzinom. [1]

Therapie

Chirurgie

Tumoren der Stadien T_1 und T_2 werden operativ mit kurativer Zielsetzung behandelt. Hierbei werden die Karzinome entweder peroral mit Laser reseziert oder chirurgisch von außen mit großen Teilen der Hypopharynxwand entfernt. Hinzu kommt je nach Lokalisation die Entfernung des Kehlkopfes und eine ein- oder beidseitige Neck-Dissection. Größere Tumoren der Stadien T_3 und T_4 werden in Form einer totalen Hypopharyngektomie und Laryngektomie entfernt. Die entstandenen Defekte werden mit gestielten Lappenplastiken oder, noch häufiger, mit Dünndarminterponaten überbrückt. Zirkulär wachsende Tumoren, der Befall des Ösophaguseingangs oder stark in die Umgebung infiltrierende Karzinome gelten als inoperabel. Bei Fernmetastasen muss eine chirurgische Intervention eher unter palliativen Gesichtspunkten bewertet werden.

Strahlentherapie

Eine primäre Strahlentherapie kann bei Tumoren der Stadien T_1 und T_2 noch erfolgversprechend sein. Bei fortgeschritteneren Karzinomen mit inoperablem Befund kann eine primäre Bestrahlung ebenfalls erwogen werden. Ansonsten erfolgt postoperativ bei jedem Tumor eine Bestrahlung.

Palliative Maßnahmen

Etwa ein Drittel aller Patienten mit Hypopharynxkarzinom stellt sich bereits mit einem unheilbaren Befund vor. Hier können nur noch palliative Maßnahmen ergriffen werden. Hierzu gehören Strahlentherapie oder Radio-Chemotherapie zur Tumorverkleinerung und Symptomeindämmung. Über eine Tracheotomie wird die Atmung gesichert. Die Ernährung erfolgt bei Ösophagusverschluss über eine PEG-Sonde. Daneben muss eine intensive Schmerztherapie eingeleitet werden, um den betroffenen Patienten ein Mindestmaß an Lebensqualität zu sichern. Der Tod tritt in den meisten Fällen durch Pneumonien infolge von Aspiration ein.
Die durchschnittliche 5-Jahres-Überlebensrate liegt bei kleineren, relativ gut behandelbaren Tumoren etwa bei 50%, bei größeren Hypopharynxkarzinomen unter 30%.

Zusammenfassung

- Benigne Tumoren des Hypopharynx sind selten und klinisch häufig symptomlos.
- Das Plattenepithelkarzinom ist der häufigste Tumor des Hypopharynx.
- Das Hypopharynxkarzinom hat von allen Tumoren des Aerodigestivtrakts die schlechteste Prognose.
- Bei Patienten mit Plummer-Vinson-Syndrom treten vermehrt Hypopharynxkarzinome auf.
- Erstsymptom sind sehr häufig Halslymphknotenmetastasen.

Neoplasien der Speicheldrüsen

Tumoren der Kopfspeicheldrüsen sind in etwa zwei Drittel der Fälle benigne, zu einem Drittel maligne Neubildungen. Generell sind die Unterkiefer- und Unterzungenspeicheldrüse häufiger von malignem Wachstum betroffen als die Gl. parotis. Dafür stellt die Ohrspeicheldrüse aber mit etwa 80% aller Neubildungen die Lokalisation mit der höchsten Entartungswahrscheinlichkeit dar. Über eine genaue Anamnese und Verlaufskontrolle können die in ∎ Tabelle 1 aufgeführten Kriterien Hinweise auf die Dignität geben.

Benigne Tumoren der Speicheldrüsen
Pleomorphes Adenom (Mischtumor)

Dieser Tumor stellt die häufigste Neubildung der Speicheldrüsen überhaupt dar. Er tritt eher bei Frauen auf und entstammt trotz seines histologisch bunten Bildes den epithelialen Zellen. Das pleomorphe Adenom ist umgeben von einer **Pseudokapsel** und besitzt klinisch alle Kennzeichen benigner Tumoren (siehe oben). Es findet sich nahezu ausschließlich innerhalb der Ohrspeicheldrüse und fällt den betroffenen Patienten als langsam wachsende, sich ausdehnende **schmerzlose Geschwulst** auf (∎ Abb. 1). Die Diagnose stellt man anhand des klinischen Bildes und über die Sonographie. CT und MRT können für die Bestimmung der Ausdehnung hilfreich sein. Die endgültige Diagnose wird nach der **vollständigen Tumorresektion** bzw. durch intraoperative Schnellschnittuntersuchungen gestellt. Die chirurgische Entfernung sollte dabei zum frühestmöglichen Zeitpunkt erfolgen, um eine optimale Operabilität (d.h. keine Gefahr einer Schädigung des N. facialis) zu gewährleisten. Bei der Resektion

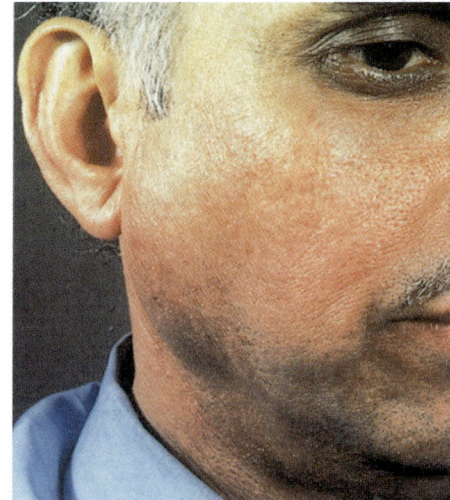

∎ Abb. 1: Pleomorphes Adenom der rechten Gl. parotis. [1]

wird neben dem Grundtumor immer auch ein Randsaum des gesunden Gewebes entfernt. Etwa 5% der unbehandelten Adenome neigen zur **sekundären malignen Entartung**.

Zystadenolymphom (Warthin-Tumor)

Der Warthin-Tumor tritt vor allem bei älteren Männern auf. Zur Pathogenese ist nicht viel bekannt. Neben epithelialen Anteilen zeigen sich histologisch auch lymphatische Zellen von der Neubildung betroffen. Das Zystadenolymphom stellt die zweithäufigste Neubildung der Gl. parotis dar und tritt nicht selten auch beidseits auf. Typischerweise kommt es im unteren Pol der Ohrspeicheldrüse zu einer **schmerzlosen, weichen Schwellung**. Bei der Sonographie lassen sich vereinzelt **Zysten** innerhalb des Tumors nachweisen. Eine seltene Komplikation ist eine Infektion dieser Zysten. Klinische Beschwerden bestehen daneben nicht, es kommt auch zu keiner malignen Entartung. Die Therapie besteht in der vollständigen Tumorentfernung.

Maligne Tumoren der Speicheldrüsen

Verdächtige Tumoren der Speicheldrüsen können über Feinnadelbiopsien näher untersucht werden. In den meisten Fällen lässt sich mit Hilfe dieser Untersuchungsmethode eine ausreichende Aussage zum Malignitätsgrad einer Schwellung treffen. Über MRT und CT muss die Tiefenausdehnung des Tumors dargestellt werden, um das spätere Resektionsausmaß ungefähr abschätzen zu können (∎ Abb. 2a). Die Tumorentfernung selbst erfolgt dann unter Schnellschnittkontrolle. Trotzdem kann, vor allem bei Befall des N. facialis, ein zweizeitiges chirurgisches Vorgehen notwendig sein. Postoperativ wird in der Regel bestrahlt.

Bei Tumorentfernung kann es zu einer Reihe von postoperativen Komplikationen kommen. Hierzu gehört in erster Linie die Schädigung des N. facialis, wenn er selbst nicht mit entfernt werden muss. Auch der N. auricularis magnus wird nahezu bei jeder Parotidektomie verletzt oder zerstört. Ein Sensibilitätsausfall im Bereich der unteren Ohrmuschelhälfte ist die Folge. Unter dem **Frey-Syndrom** versteht man die fehlerhafte postoperative Reinnervation von parasympathischen Fasern der Parotis und sekretorischen Fasern von Schweißdrüsen. Hierbei kommt es durch gustatorische Reize (z.B. Schmecken, Kauen) in bestimmten Hautarealen zu abnormen Schweißabsonderungen. Besonders betroffen sind hierbei die Hautgebiete in den Versorgungsbereichen des N. auriculotemporalis und des N. auricularis magnus. Man spricht von **gustatorischem Schwitzen**.

Mukoepidermoidkarzinom

Dies ist der häufigste maligne Tumor der Speicheldrüsen. Hauptsächlich ist die Parotis von dieser Neubildung betroffen. Je nach Differenzierungsgrad ergeben sich teilweise weitreichende prognostische Schwankungen. Etwa 75% der Tumoren zeigen eher geringgradige Malignität bei hoher Differenzierung. Der Rest gehört zu den hoch-

Benigne Tumoren	Maligne Tumoren
Langsames **Wachstum** (Monate bis Jahre)	Schnelles **Wachstum** (innerhalb von Wochen)
Knoten ist schmerzlos, gut verschieblich, weich	**Knoten** ist schmerzhaft, unverschieblich, hart
Keine **Infiltration** in Umgebung	**Infiltration** in Umgebung (z.B. in Muskeln, N. facialis)
Keine weiteren Symptome	Lymphknotenschwellungen

∎ Tab. 1: Klinische Unterschiede benigner und maligner Speicheldrüsentumoren.

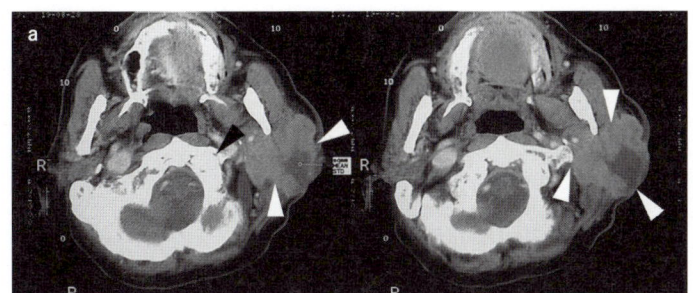

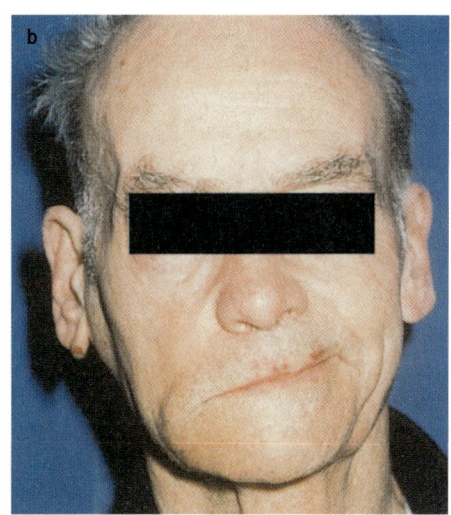

Abb. 2: a) Infiltrierend wachsender Tumor im CT. b) Patient mit adenoid-zystischem Karzinom mit Beteiligung des N. facialis. [2, 1]

malignen, kaum differenzierten Tumoren mit schlechter Prognose. Bei der ersten Gruppe liegt die 5-Jahres-Überlebensrate bei etwa 90%, bei der zweiten nur noch bei 25%. Klinisch tritt der Tumor als **schnell wachsende, indolente Schwellung** auf, später kommen **Schmerzen** und **Nervenausfälle** (N. facialis) hinzu. Die Therapie besteht in der vollständigen Resektion mit postoperativer Bestrahlung.

Azinuszellkarzinom

Auch das Azinuszellkarzinom findet sich vorwiegend in der Ohrspeicheldrüse. Es **wächst langsam,** kann aber zur **Metastasenbildung** neigen. Histologisch zeigt sich meist ein hochdifferenziertes Bild. Relativ selten findet sich auch ein beidseitiges Wachstum. Generell sind Frauen etwas häufiger betroffen als Männer, das Prädilektionsalter liegt zwischen dem 40. und 60. Lebensjahr. Die Symptome richten sich nach der Infiltrationstiefe. Die Therapie entspricht der Behandlung beim Mukoepidermoidkarzinom.

Adenoid-zystisches Karzinom – Zylindrom

Dieser Tumor findet sich vermehrt in der Unterkiefer- und Unterzungenspeicheldrüse, die Parotis ist nur in seltensten Fällen betroffen. Das adenoid-zystische Karzinom zeigt histologisch eine relativ hohe Differenzierung und wächst in den meisten Fällen auch nur **sehr langsam.** Jedoch neigt es zur **Metastasierung** in Lunge und Knochen und zur perineuralen Infiltration. Außerdem spricht es kaum auf Bestrahlung an, so dass eine definitive Heilung so gut wie ausgeschlossen ist. Klinisch besteht eine langsam fortschreitende, meist **schmerzhafte Schwellung.** Später kommt es zu **Nervenausfallserscheinungen,** vor allem in den seltenen Fällen eines Parotisbefalls (Abb. 2b). Die Lymphknoten können durch Metastasen geschwollen sein. Die Therapie besteht in weitreichenden chirurgischen Maßnahmen. Durch das langsame Wachstum ist jedoch der Nutzen solch einer radikalen Tumorentfernung je nach Patient zu bestimmen. Die 5-Jahres-Überlebensrate liegt wegen des langsamen Wachstums noch bei etwa 75%, die 10-Jahres-Überlebensrate jedoch durch die Metastasierung und die starke Infiltration des Gewebes unter 30%.

Andere maligne Neubildungen

Metastasenbildung innerhalb der Ohrspeicheldrüse findet sich relativ häufig: **Metastasen** stellen etwa 25% aller malignen Neubildungen innerhalb der Parotis dar. Als Primärtumoren finden sich in erster Linie Haut- und Schleimhauttumoren (malignes Melanom, Plattenepithelkarzinom), welche über die Lymphwege in die Drüse drainieren. Auch maligne **Lymphome,** v. a. Non-Hodgkin-Lymphome, können die Speicheldrüsen betreffen. Nicht selten steht so ein Befall in Zusammenhang mit Autoimmunerkrankungen wie dem Sjögren-Syndrom. **Maligne Entartung** bei pleomorphen Adenomen ist sehr selten.

Zusammenfassung

✳ Gutartige Tumoren zeichnen sich durch langsames, schmerzloses Wachstum aus.

✳ Schmerz und Beteiligung des N. facialis sprechen für malignes Wachstum.

✳ Das pleomorphe Adenom kann, wenn auch selten, maligne entarten.

✳ Die Unterkiefer- und Unterzungenspeicheldrüsen neigen eher zu maligner Entartung.

✳ Das adenoid-zystische Karzinom wächst sehr langsam, neigt aber zur Metastasierung.

✳ Bei unklarer Histologie maligner Neubildungen der Gl. parotis immer auch an die Möglichkeit einer Metastasierung in die Gl. parotis denken.

Grundlagen und Diagnostik

Leitsymptome und Krankheitsbilder

D Larynx und Trachea

Anatomie und Physiologie

Anatomie von Larynx und Trachea
Anatomie des Larynx

Der Kehlkopf besteht aus einem Gerüst mehrerer hyaliner Knorpel, die nach der Pubertät mehr und mehr mineralisieren. Sie sind über Bänder, Membranen und Muskeln untereinander und mit der Umgebung verbunden. Der **Schildknorpel** (Cartilago thyroidea), als prominenteste Struktur von außen deutlich zu erkennen, ist dabei am Zungenbein über das Ligamentum thyrohyoideum fixiert. Nach unten ist er mit dem Ringknorpel (Cartilago cricoidea) über das Ligamentum conicum verbunden. Hier kann in Notfällen zur Sicherung der Respiration die Koniotomie erfolgen. Nach unten schließt sich dem Ringknorpel über das Ligamentum cricotracheale die Luftröhre an. Auf dem Ringknorpel finden sich dorsal die paarigen **Stellknorpel** (Aryknorpel), von denen die Stimmlippen zum Schildknorpel ziehen. Am vorderen Teil des Schildknorpels ist die **Epiglottis** befestigt, eine klappenähnliche Struktur, die während des Schluckvorgangs den Kehlkopf überdeckt. Sie läuft nach lateral Richtung Hypopharynx in einer Schleimhautkante, der **Plica aryepiglottica,** aus. Unterhalb der Kante werden durch die Schleimhaut **Taschenfalten** aufgeworfen. Zwischen ihnen und den Stimmlippen findet sich der **Morgagni'sche Ventrikel.**

Die **Stimmritze** (Rima glottidis) selbst wird durch die medialen Kanten der Stimmlippen begrenzt. Ihre Länge beträgt bei Männern etwa 2–2,5 cm, bei Frauen 1,5–2 cm. Nach vorn Richtung Schildknorpel bildet sich ein spitzer Winkel, die vordere Kommissur. Die dorsale Basis des Dreiecks zwischen den beiden Aryknorpeln und dem Schildknorpel wird als hintere Kommissur bezeichnet. Verschiedene Muskeln verursachen ein Öffnen oder Schließen der Stimmritze sowie eine Spannung der Stimmlippen. Eine Erweiterung der Stimmritze wird nur durch Kontraktion des M. cricoarytenoideus posterior (Postikus) ausgelöst. Die Stimmlippenspanner sind der M. vocalis und der M. cricothyroideus. Alle anderen Muskeln verschließen die Stimmritze. Das Kräfteverhältnis zwischen Stimmritzenschließer und Stimmritzenöffner beträgt 3:1. Funktionell wird der Kehlkopf wie folgt eingeteilt:

▶ **Supraglottischer Raum:** zwischen Epiglottisoberkante und Morgagni'schem Ventrikel

▶ **Glottis:** von den Stimmlippen bis etwa 10 mm darunter
▶ **Subglottischer Raum:** von Glottis bis Unterkante des Ringknorpels

Der untere Kehlkopf ist wie die Trachea überwiegend von respiratorischem Flimmerepithel ausgekleidet. Die Epiglottis, die Taschenfalten und die Stimmlippen sind von verhornendem oder unverhorntem Plattenepithel bedeckt. Der Übergang zwischen beiden Epithelformen findet sich unmittelbar subglottisch. Die Stimmbänder bestehen aus einer **Pars membranacea,** die durch das **Lig. vocale** gebildet wird, und einer **Pars cartilaginea,** die über dem jeweiligen **Processus vocalis** des Aryknorpels liegt. Zur Anatomie des Kehlkopfes siehe auch ▮ Abbildung 1.

Gefäßversorgung und Lymphabfluss

Die Versorgung des Kehlkopfes ist zweigeteilt. Der supraglottische Raum und die Glottis werden aus der A. laryngea superior (aus der **A. carotis externa**), die Subglottisregion wird über die A. laryngea inferior (aus der **A. subclavia**) versorgt. Der venöse Abfluss erfolgt über die V. thyroidea superior in die **V. jugularis interna** bzw. über die V. thyroidea inferior in die **V. brachiocephalica.**
Der Kehlkopf, vor allem der supraglottische Raum, besitzt eine Vielzahl von Lymphgefäßen. Nur die Glottis ist nahezu lymphgefäßfrei. Der supraglottische Abfluss erfolgt ipsilateral und kontralateral in die zervikalen Lymphknoten und die Lymphknoten des Venenwinkels. Prälaryngeal sitzen die **Delphilymphknoten,** ihnen kommt bei Malignombildung eine besondere prognostische Wertigkeit zu. Der Lymphabfluss der Subglottis erfolgt außer in die zervikalen auch in die trachealen und mediastinalen Lymphknoten.

Nervenversorgung

Der N. vagus versorgt mit seinen Ästen den Kehlkopf sowohl sensibel als auch motorisch. Dabei innerviert der **N. laryngeus superior** über den Ramus externus motorisch den M. cricothyroideus anterior (Antikus) sowie sensibel über den Ramus internus die Schleimhautanteile von Supraglottis und Glottis. Der N. laryngeus inferior, auch **N. recurrens** genannt, schlingt sich nach seinem Abgang aus dem N. vagus links um die Aorta bzw. auf der rechten Seite um die

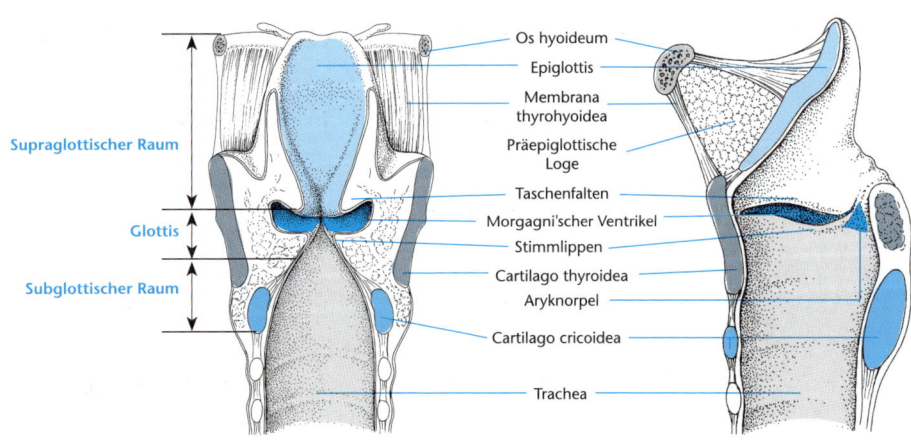

Supraglottischer Raum
Glottis
Subglottischer Raum

Os hyoideum
Epiglottis
Membrana thyrohyoidea
Präepiglottische Loge
Taschenfalten
Morgagni'scher Ventrikel
Stimmlippen
Cartilago thyroidea
Aryknorpel
Cartilago cricoidea
Trachea

▮ Abb. 1: Anatomie des Kehlkopfes, links koronarer Schnitt mit Ansicht von dorsal, rechts sagittaler Schnitt mit Ansicht von links. [2]

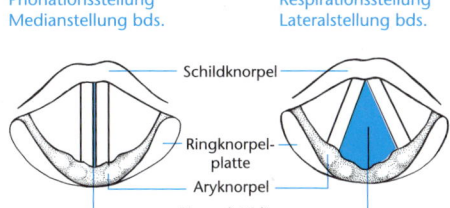

Phonationsstellung
Medianstellung bds.

Respirationsstellung
Lateralstellung bds.

Schildknorpel

Ringknorpel-
platte

Arynknorpel

Rima glottidis

■ Abb. 2: Phonations-
und Respirationsstel-
lung der Stimmlippen.
[2]

A. subclavia und zieht wieder nach kranial zwischen Ösophagus und Trachea zum Kehlkopf. Hier versorgt er motorisch alle inneren Kehlkopfmuskeln und ist somit für die
Stimmbildung von entscheidender Bedeutung. Daneben ist
er auch für die sensible Innervation der unteren Kehlkopfschleimhaut verantwortlich.

Anatomie der Trachea

Die Luftröhre ist über das Lig. cricotracheale mit der Unterseite des Ringknorpels verbunden. Nach unten teilt sie sich
an der Bifurkation etwa in Höhe des 5. BWK in die beiden
Hauptbronchien auf. Auf der Vorderseite wird sie unterhalb
des Kehlkopfes vom Isthmus der Schilddrüse bedeckt, entlang
ihrer Hinterseite verlaufen beidseits die Nn. laryngei inferiores
nach kranial. Die Trachea selbst besteht aus 12–20 hyalinen
Knorpelspangen, die über bindegewebige Ligg. anularia miteinander verbunden sind. Auf der Dorsalseite sind die Span-
gen durch die häutige Pars membranacea verschlossen. Diese
liegt dem Ösophagus direkt an. Der distale Teil der Luftröhre
wird von der Aorta nach rechts gedrängt.
Histologisch ist die Trachea von respiratorischem Flimmerepithel ausgekleidet. Durch Mukozilienbewegungen des Epithels
werden inhalierte Fremdstoffe wieder rachenwärts befördert.
Größere Partikel werden direkt ausgehustet.

Gefäßversorgung und Lymphabfluss

Die Trachea wird bis zur Bifurkation aus der **A. thyroidea
inferior** versorgt. Der Lymphabfluss erfolgt in die paratra
chealen und mediastinalen Lymphknoten.

Nervenversorgung

Die Trachea wird vegetativ über den N. vagus und den
Truncus sympathicus innerviert.

Physiologie von Larynx und Trachea

Physiologie des Larynx

Die Funktion des Kehlkopfes ist abhängig von der Stellung
der Stimmlippen. Sind sie geöffnet, befindet sich der Larynx
in **Respirationsstellung.** Die Luft wird durch den Kehlkopf
in die Trachea und die Bronchien geleitet. Dabei befindet sich
die engste Stelle dieser Passage auf Höhe des Ringknorpels.
Hier finden sich aspirierte Fremdkörper dementsprechend am
häufigsten. Bei Schluss der Stimmritze wirkt der Larynx als
Phonationsorgan. Eine Exspiration bringt die elastischen
Abschnitte der Stimmbänder in Schwingung und erzeugt
dabei je nach Öffnungs- und Spannungsgrad der Stimmritze
einen Ton unterschiedlicher Höhe (■ Abb. 2).
Letztlich obliegt dem Kehlkopf auch eine lebenswichtige
Schutzfunktion während des Schluckvorgangs. Durch Hochzug des Larynx in Richtung Zungenbein wird die Epiglottis
passiv durch den Zungengrund über den Kehlkopfeingang
geschoben. Außerdem kommt es zum reflektorischen Glottis-
verschluss. Auf diese Weise wird die Nahrung in den Hypopharynx gelenkt und nicht aspiriert. Nur durch den suffi-
zienten Verschluss der Stimmritze funktionieren auch die
Bauchpresse und der Hustenreflex. Beides ist nach Durchtrennung des N. recurrens nicht mehr möglich.

Physiologie der Trachea

Die Luftröhre dient in erster Linie dem **Anwärmen** und
Anfeuchten der Atemluft. Daneben werden über den Hustenreflex größere Fremdkörper von den tiefen Atemwegen
fern gehalten. Der Mukoziliarapparat hat eine Reinigungsfunktion inne. Über ihn werden kleinere Fremdkörper und
Schwebestoffe oralwärts abtransportiert.

Zusammenfassung

✖ Die Kehlkopfknorpel bestehen aus hyalinem Knorpel, der später mineralisiert.

✖ Zwischen Stimmritzenschließern und Stimmritzenöffner besteht ein Kräfteverhältnis von 3 : 1.

✖ Der einzige Stimmritzenöffner ist der M. cricothyroideus posterior, der
„Postikus".

✖ Alle inneren Kehlkopfmuskeln werden durch den N. laryngeus inferior
innerviert.

✖ Der Kehlkopf trennt beim Schluckvorgang die Luft- und Speisewege voneinander ab.

✖ Die Trachea dient dem Anwärmen, Anfeuchten und Reinigen der Atemluft.

Leitsymptome und Diagnostik

Leitsymptome
Stridor

Unter Stridor versteht man atemabhängige Geräusche, die durch obstruktionsbedingte Verwirbelung des Luftstroms in den Atemwegen erzeugt werden. Ein Stridor kann inspiratorisch, inspiratorisch und exspiratorisch oder nur bei der Exspiration auftreten.

Der **inspiratorische Stridor** ist ein häufiges Symptom bei Erkrankungen sowohl des Kehlkopfes als auch der Trachea. Er wird meist durch Entzündungen des Larynx (z. B. Epiglottitis, akute Laryngitis) bedingt, findet sich aber auch bei aspirierten Fremdkörpern oder Obstruktionen durch Tumoren. Bei Neugeborenen wird ein inspiratorischer Stridor am häufigsten durch die Laryngomalazie ausgelöst. Das Knorpelgerüst des Kehlkopfes ist noch extrem weich und führt bei der Inspiration zu einer Einengung des Lumens. Meist verschwindet das Symptom innerhalb der ersten Lebensjahre. Weitere Ursachen für Stridor bei Säuglingen können neben Entzündungen auch atretische Fehlbildungen oder abnorme Membranen sein. Bei Kleinkindern ist der Pseudokrupp eine häufige Ursache. Auch Traumen können zur Einengung des Kehlkopflumens und zu Stridor führen. Für gewöhnlich geht dann zusätzlich mit dem Atemgeräusch eine Schmerzsymptomatik einher.

Ein **inspiratorisch-exspiratorischer Stridor** tritt gehäuft bei Stenosen der Trachea auf. Diese können beispielsweise durch Tumoren von Schilddrüse oder Speiseröhre bedingt sein.

Ein **exspiratorischer Stridor** wird typischerweise durch verengte Bronchien (obstruktive Bronchitis, Asthma bronchiale) ausgelöst.

Dysphonie und Aphonie

Unter **Dysphonie** versteht man alle erkrankungsbedingten Veränderungen bei der Lautbildung. Dazu gehört zwar auch die Heiserkeit, doch sind diese beiden Begriffe nicht gleichzusetzen. Je nach Störung kommt es zu einem raueren oder weicheren Klangbild. Dabei führt eine pathologische Schwingungsveränderung der Stimmlippen mit Einschränkung des Randkantenphänomens zur Bildung harter, knarrender Töne. Ein unvollständiger Stimmritzenschluss mit Abnahme des die Stimmlippen passierenden Luftstroms führt eher zu schwachen, gehauchten Lauten.

Als **Aphonie** wird die vollständige Stimmlosigkeit bezeichnet. Betroffene Patienten sind nur noch in der Lage zu flüstern. Alle länger bestehenden dysphonischen oder aphonischen Beschwerden bedürfen einer Abklärung durch den HNO-Arzt.

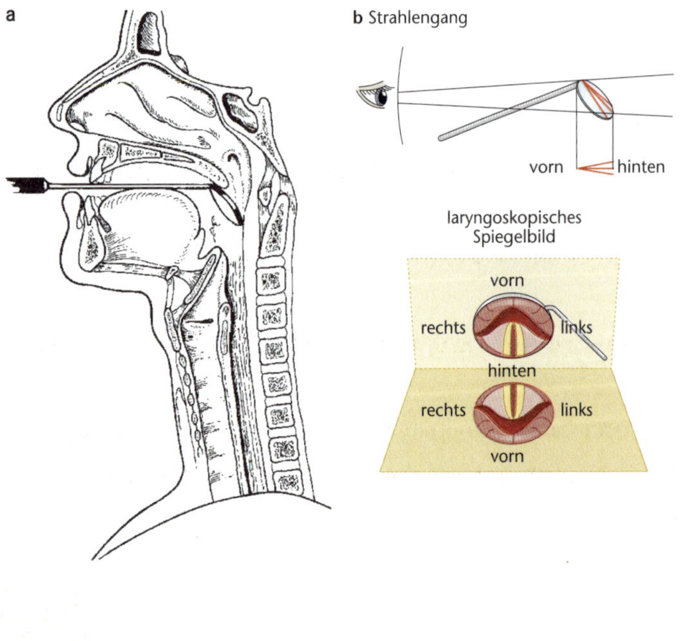

Hustenreiz

Husten kann in den verschiedensten Formen auftreten und so, bei genauer Beobachtung durch Patient und Arzt, Hinweise auf seine Ursache geben. Bei entzündlichen Erkrankungen des Kehlkopfes findet sich vor allem ein **trockener Reizhusten. Husten mit Auswurf** ist meist ein Symptom von Erkrankungen der tieferen Atemwege, etwa in Kombination mit einem exspiratorischen Stridor bei chronisch-obstruktiver Bronchitis. Ist der Auswurf blutig tingiert, spricht man **Hämoptoe.** Dies wiederum lenkt den Verdacht eher auf maligne Neubildungen im Bereich von Kehlkopf und Trachea. Bei Aspiration eines Fremdkörpers treten **starke Hustenanfälle** mit dyspnoischen Symptomen auf. Kommt es beim Trinken oder während der Nahrungsaufnahme zum Husten, liegt ein gestörter Schluckvorgang ursächlich vor. **Räusperzwang** zeigt sich bei fast allen endolaryngealen Erkrankungen. Daneben findet man dieses Symptom besonders häufig bei funktionellen Stimmstörungen.

Schmerz

Schmerzen oder zumindest Missempfindungen gehen mit nahezu allen entzündlichen Erkrankungen im Bereich von Larynx und Trachea einher. Als sehr schmerzhaft können vor allem eine akute Laryngitis oder eine Epiglottitis empfunden werden. Auch Abszessbildung in dieser Region führt zu starken Schmerzen. Traumen des Kehlkopfes gehen meist mit Schmerzen und einem unterschiedlichen Grad von Heiserkeit einher. Tumoren können neben lokalen Beschwerden auch projizierten Ohrschmerz auslösen oder sich sogar in diesem als Erstsymptom manifestieren. Dies ist vor allem bei Karzinomen des Larynx und Hypopharynx der Fall und prognostisch als sehr ungünstig zu werten.

Diagnostik
Klinische Untersuchung

Die **Inspektion** des Kehlkopfes von außen gibt Hinweise über die Konfiguration des knorpeligen Grundgerüsts.

Abb. 1: Indirekte Laryngoskopie. a) Untersuchungstechnik. b) Strahlengang. [2, 4]

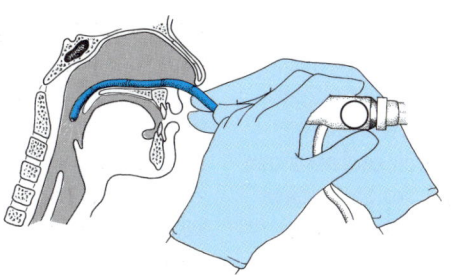

■ Abb. 2: Direkte Laryngoskopie. [2]

Beim Schlucken lässt sich eine Fixierung des Larynx (etwa durch einwachsenden Tumor oder entzündliche Veränderungen) ebenfalls schon von außen erkennen. Hierbei kann der Hochzug des Kehlkopfes während des Schluckvorgangs auch palpiert werden. Daneben sind immer auch die Halslymphknoten, die Schilddrüse und der tastbare Verlauf der Trachea zu palpieren, um mögliche Raumforderungen oder eine Druckschmerzhaftigkeit zu erkennen.

Laryngoskopie

Die **indirekte Laryngoskopie** (■ Abb. 1)wird mit Hilfe eines angewärmten Spiegels und eines Reflektors durchgeführt. Die Zunge des Patienten wird dabei mit der einen Hand des Untersuchers fixiert, die andere Hand hält den Spiegel. Dieser wird entlang dem Gaumen nach hinten geschoben, dabei legt sich die Uvula auf die Spiegelhinterfläche. Der Untersucher blickt so von oben auf den Kehlkopf. Wird beim Einschieben des Spiegels der Zungenrücken berührt, löst dies einen Würgereflex aus. Lässt sich dies nur schwer verhindern oder handelt es sich generell um eine schlechte Untersuchungssituation, kann eine Schleimhautanästhesie (z. B. mit Lidocain) erwogen werden. Im Spiegelbild sind die linke und rechte Seite nicht vertauscht. An der Oberseite des Spiegels werden Epiglottis und vordere Kommissur dargestellt. Auf der unteren Hälfte des Spiegelbilds kommt es zur Abbildung von hinterer Kommissur, aryepiglottischer Falte und den Aryknorpeln. In der Bildmitte finden sich die Stimmlippen und die Stimmbänder. Durch Bewegung des Patientenkopfes nach vorn kann der hintere Kehlkopfanteil genauer inspiziert werden, durch Beugung im Nacken erhält der Untersucher einen besseren Blick auf die Vorderseite. Über die indirekte Laryngoskopie kann die Stimmritze in Respirationsstellung oder in Phonationsstellung beurteilt werden. Zur Darstellung von Letzterer lässt man den Patienten während der Untersuchung einen Laut (z. B. „Hi") bilden. Statt mit einem einfachen Spiegel lässt sich die indirekte Laryngoskopie auch mit einem starren Lupenendoskop peroral durchführen. Da bei den endoskopischen Verfahren der Spiegel innerhalb des Strahlengangs wegfällt, zeigt sich dem Untersucher auch kein spiegelbild-

liches Abbild des Kehlkopfes. Das heißt, die vordere Kommissur liegt hierbei im Bildausschnitt unten, die hintere Kommissur mit Larynxhinterwand im Bild oben. Oft werden flexible pernasale Endoskope verwendet, mit deren Hilfe sich der Larynx ebenfalls indirekt untersuchen lässt.

Die **direkte Laryngoskopie** (■ Abb. 2) wird mit einem starren Rohr durchgeführt. Grundsätzlich ist hierfür eine Vollnarkose des Patienten notwendig. Der Kopf des Patienten wird rekliniert, das Laryngoskop peroral eingeführt. Meist ist es dabei über einen Hebelarm auf der Brust des Patienten fixiert. Die Beatmung erfolgt über einen Tubus, der in die Trachea vorgeschoben wird. Die direkte Laryngoskopie ermöglicht neben der Inspektion auch mikrochirurgische Eingriffe am Kehlkopf und kommt daher vor allem bei Notfällen zum Einsatz.

Bildgebende Verfahren

Neben den verschiedenen Laryngoskopietechniken können auch radiologische Verfahren und die Sonographie zur Beurteilung von Larynx und Trachea herangezogen werden. **Röntgenaufnahmen** mit seitlichem Strahlengang stellen besonders das Knorpelgerüst (v. a. bei eingetretener Mineralisation) dar. Posterior-anteriore Aufnahmen werden zur Beurteilung von Glottis und den umgebenden Strukturen (Morgagni'scher Ventrikel, Taschenfalten) angefertigt. **CT und MRT** kommen vor allem bei Tumorverdacht und unklaren Stenosen zum Einsatz. Die **Ultraschalluntersuchung** des Kehlkopfes erfolgt am besten im B-Mode. Mit ihr werden funktionelle Veränderungen der umgebenden Weichteile und Metastasenbildungen sichtbar.

Zusammenfassung

✖ Die häufigste Ursache für inspiratorischen Stridor bei Neugeborenen ist die Laryngomalazie.

✖ Exspiratorischer Stridor wird meist durch Verengung der tiefen Atemwege hervorgerufen.

✖ Ohrenschmerz ist ein alarmierendes Symptom bei Malignomen von Larynx und Hypopharynx.

✖ Die indirekte Laryngoskopie mit dem Spiegel ist eine einfache Untersuchung.

✖ Die direkte Laryngoskopie mit dem starren Laryngoskop wird in Vollnarkose durchgeführt.

Sicherung der Atemwege

Die Sicherung der Atemwege kann prinzipiell durch die Intubation, die Koniotomie oder die Tracheotomie erfolgen. In den meisten Fällen wird heute der Einlage eines endotrachealen Tubus der Vorzug vor invasiveren Verfahren gegeben. Der Tubus wird dabei entweder nasal oder oral eingeführt. Zu den Vorteilen der Intubation gegenüber der Tracheo- oder Koniotomie zählen:

▶ Schnellere und einfachere Durchführung
▶ Komplikationslosere Eingriffsform
▶ Die Tracheotomie ist bei bereits intubierten Patienten leichter durchzuführen

Tracheotomie

Eine Tracheotomie wird bei langzeitintubierten Patienten regelmäßig durchgeführt. Daneben wird sie in Situationen notwendig, bei denen eine Intubation nicht möglich ist. Dazu gehören mechanische Behinderungen des Kehlkopfes (supraglottische, glottische und z. T. auch subglottische Stenosen) und der Trachea, etwa durch Schleimhautentzündungen, Tumoren, Verätzungen, Fremdkörper oder Stimmlippenlähmungen. Durch die Tracheotomie wird im Vergleich zur Intubation auch das Totraumvolumen vermindert und die Bronchialtoilette (Absaugen von Bronchialsekret) erleichtert. Dies ist bei pulmonalen Erkrankungen mit starker Sekretbildung und bei der Versorgung von Komapatienten (kein Hustenreflex) von großem Vorteil. In Notfällen, etwa nach Inhalation von Fremdkörpern bei Kindern, kann eine Intubation und dementsprechend eine elektive Tracheotomie manchmal nicht möglich sein. Hier kann eine Eröffnung der Luftröhre auch direkt über eine Punktion der Trachea oder einen Schnitt durch das Ligamentum cricothyroideum (conicum) erfolgen.

Zu den direkt **operativen Komplikationen** der Tracheotomie zählen in erster Linie Blutungen aus verletzten Strukturen, etwa den Schilddrüsengefäßen oder den vorderen Jugularvenen. Luftembolien sind sehr selten, können aber prinzipiell vorkommen. Eine Verletzung des Ringknorpels geht mit der Gefahr einer Perichondritis und Stenosierung einher. Daneben finden sich auch iatrogene Emphyseme innerhalb der Halshaut, die sich aber normalerweise recht schnell wieder zurückbilden. Zu den frühen **postoperativen Komplikationen** zählt die Ausbildung von Krusten. Daher ist eine sorgfältige Hygiene der Kanülen unbedingt einzuhalten. Außerdem klagt nahezu jeder Patient über dysphagische Beschwerden sowie (v. a. bei Verwendung eines Cuffs) über ein subglottisches Druckgefühl.

Zur Nekrosebildung innerhalb der Trachea kommt es nur selten, meist ausgelöst durch einen inkorrekt platzierten Tubus oder zu hohen Cuff-Druck. Ist die Hinterwand davon betroffen, kann sich eine tracheoösophageale Fistel ausbilden.

Unter einem „**erschwerten Decanulement**" versteht man die durch Granulationen, Stenosebildung oder Perichondritis behinderte Entnahme der Trachealkanüle.

Vor allem beim Kind sollte eine Tracheotomie nur bei absoluter Indikation durchgeführt werden, da die Anatomie (vorhandener Thymus, hohe A. brachiocephalica) hier ein erhöhtes Risiko darstellt und eine subglottische Ödembildung schneller auftritt. Daneben beruhen Obstruktionen der Atemwege im Kindesalter häufig auf Infektionen und sind daher nach 2–3 Tagen selbstlimitierend.

Elektive Tracheotomie

Bei der elektiven Tracheotomie erfolgt ein horizontaler Schnitt unterhalb des Ringknorpels. Die freigelegte infrahyoidale Muskulatur wird zur Seite geschoben und gibt den Blick auf den Isthmus der Schilddrüse frei. Dieser wird zumeist durchtrennt und an den Enden vernäht (mittlere Tracheotomie). Alternativ kann der Isthmus nach unten oder oben geschoben werden (obere/untere Tracheotomie). Dem folgt die eigentliche Tracheotomie mit Eröffnung meist des 2. oder 3. Trachealknorpels. Die Trachea kann über Nähte direkt mit der äußeren Halswand verbunden werden (▌ Abb. 1). Durch Anlegen eines solchen **Tracheostomas** wird der Kanülenwechsel im späteren Verlauf erleichtert. Bei der Tracheotomie ist eine Verletzung des Ringknorpels und des 1. Trachealknorpels zu vermeiden, da dies leicht zur Stenosierung und/oder Perichondritis führen kann. Die normale, elektive Tracheotomie wird in erster Linie bei bereits intubierten Patienten angewandt. Bei langzeitintubierten Kindern wird meist etwa nach 1–2 Wochen eine Tracheotomie durchgeführt, bei Erwachsenen kann ein solcher Eingriff schon nach 2–3 Tagen notwendig werden.

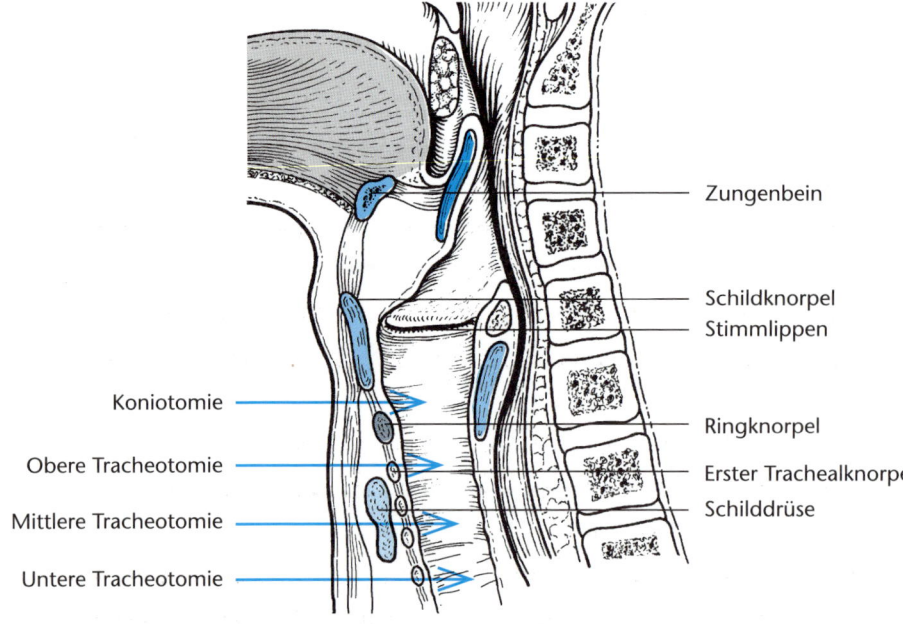

Koniotomie
Obere Tracheotomie
Mittlere Tracheotomie
Untere Tracheotomie

Zungenbein
Schildknorpel
Stimmlippen
Ringknorpel
Erster Trachealknorpel
Schilddrüse

▌ Abb. 1: Zugangswege bei Tracheotomie und Koniotomie. [2]

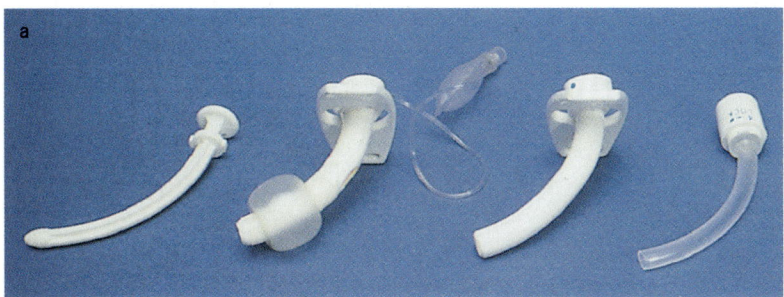

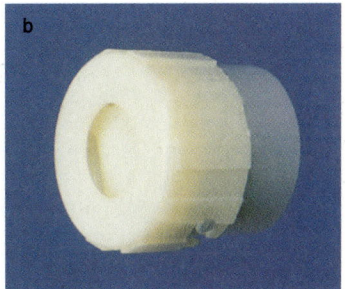

■ Abb. 2: a) Moderne Trachealkanülen. Von links nach rechts: Einführungstubus, Kunststoffkanüle mit „high-volume low-pressure" Cuff, Kunststoffkanüle ohne Cuff, Innenteil.
b) Sprechventil. [1]

Perkutane Dilatationstracheotomie

Hierbei kommt es zur Punktion der Trachea bei nur minimalem Hautschnitt, meist in Höhe des 5.–7. Trachealknorpels. Dabei wird ein Führungsdraht verwendet, über den in Seldinger-Technik eine Dilatation der Trachealwand erfolgt und dann eine Kanüle in die Luftröhre eingeführt wird. Die korrekte Lage wird endoskopisch überprüft. Dieses Verfahren kann bei Notfällen immer noch indiziert sein, obwohl es mit einem deutlich erhöhten Risiko einhergeht. Durch die „blinde" Punktion kann es zu Verletzungen von Gefäßen, Trachealknorpeln und der Speiseröhre kommen.

Koniotomie

Die Koniotomie entspricht einem Eröffnen des Lig. cricothyroideum (conicum). Durch den gut tastbaren Schildknorpel lässt sich auch diese unterhalb davon gelegene Membran recht leicht von außen auffinden. Der Schnitt erfolgt in horizontaler Richtung. Das hierfür verwendete Instrument (z. B. Skalpell, Messer) ist danach vertikal zu stellen, um den Spalt offen zu halten, bis ein Tubus oder Platzhalter eingesetzt werden kann. Die Koniotomie wird praktisch nur in Notfallsituationen durchgeführt. (■ Abb. 1) Sobald als möglich sollte sie durch eine Tracheotomie ersetzt werden. Ansonsten besteht die Gefahr einer Stenosebildung durch Verletzung des Ringknorpels.

Der tracheotomierte Patient

Die Wahl der Kanüle hängt vom Status des tracheotomierten Patienten ab (■ Abb. 2a). Ist eine Beatmung notwendig oder besteht eine erhöhte Aspirationsgefahr, werden vor allem Kunststoffkanülen mit „high-volume low-pressure" Cuff verwendet. Unter einem Cuff versteht man eine von außen aufblasbare Manschette, welche den Tubus in Position hält und die Aspiration verhindert. Beim wachen Patienten kann alternativ auch eine Silberkanüle ohne Cuff verwendet werden. Beide Varianten verfügen meist über ein herausnehmbares Innenteil, welches die Hygiene der künstlichen Atemwege erleichtert. Um dem Patienten die Kommunikation mit der Außenwelt zu ermöglichen, können nach der Initialphase der Tracheotomie auch Sprechkanülen eingesetzt werden (■ Abb. 2b). Diese verfügen über ein Ventil, welches die Luft durch den Kehlkopf entweichen lässt und so die Stimmlippen in Bewegung versetzt. Voraussetzung hierfür ist jedoch ein ungehinderter exspiratorischer Atemstrom oberhalb des Tubus. Häufige Anwendung findet so eine Sprechkanüle etwa bei einer beidseitigen Rekurrensparese.

Trachealkanülen sind in verschiedenen Durchmessern mit verschieden großen Cuffs vorhanden und werden letztlich in Abhängigkeit vom Lebensalter, von der Körpergröße und den anatomischen Gegebenheiten ausgewählt.

Postoperative Pflege

Durch die Umgehung der Nase wird die Atemluft bei tracheotomierten Patienten nicht mehr ausreichend befeuchtet und erwärmt. Durch die trockene Luft kommt es zur Krustenbildung. Zusätzlich ist der Hustenreiz bei vielen Patienten (v. a. im Koma) unterdrückt, bei gleichzeitig erhöhter bronchialer Sekretion. Eine ausreichende Bronchialtoilette ist daher unumgänglich, um eine Verstopfung der künstlichen Atemwege zu verhindern. Hierzu können neben dem sterilen Absaugen auch Wasserdampf- oder Soleinhalationen verwendet werden.

Granulationen der Schleimhaut durch Tubusirritationen bedürfen vor allem bei langzeitintubierten oder -tracheotomierten Patienten einer sorgfältigen Nachsorge.

Zusammenfassung

✖ Eine Intubation sollte einer notfallmäßigen Tracheotomie nach Möglichkeit immer vorgezogen werden.

✖ Bei langzeitintubierten Patienten sollte eine elektive Tracheotomie erfolgen, um einer Stenosebildung oder anderen Intubationsschäden vorzubeugen.

✖ Bei der Koniotomie erfolgt die Eröffnung des Lig. cricothyroideum.

✖ Vor allem bei Kindern sollte eine Tracheotomie nur bei hinreichend strenger Indikation erfolgen.

✖ Beim tracheotomierten Patienten kann die Befeuchtung und Erwärmung der Atemluft notwendig werden, um einer Krustenbildung vorzubeugen.

Stimmlippenlähmungen

Lähmungen der Stimmlippen können neurogen, myogen und arthrogen bedingt sein. Je nach Schädigung kann ein ein- oder beidseitiger Funktionsausfall bestehen. Eine einseitige Stimmlippenlähmung geht dabei vor allem mit Heiserkeit einher, bei beidseitiger Pathologie stehen durch die Glottisverengung bedingte dyspnoische Symptome im Vordergrund. Daneben ist es von diagnostischer Relevanz, ob die Symptomatik plötzlich oder allmählich eingetreten ist und seit wann sie besteht.

Neurogene Störungen

Funktionsausfälle der peripheren Nerven, des N. vagus und der zentralen Steuerung stellen die häufigste Ursache für eine Kehlkopflähmung dar. Die Lähmung ist dabei in der überwiegenden Zahl der Fälle einseitig. Am häufigsten ist der N. laryngeus inferior (recurrens) betroffen.

Zentrale und nukleäre Störungen

Schädigungen der Vaguskerngebiete im Hirnstamm, der supranukleären Bahnen und des Motokortex können zu Lähmungen des X. Hirnnervs und damit auch der Stimmlippen führen. Zu den möglichen Ursachen einer zentralen Vagusparese gehören:

▶ Angeborene Fehlbildungen, z.B. Aplasie der Vaguskerne
▶ Bulbär- und Pseudobulbärparalyse
▶ Entzündliche Schädigung, z.B. durch Herpes zoster oder Poliomyelitis
▶ Vaskulär bedingte Schädigung, z.B. im Rahmen eines Wallenberg-Syndroms
▶ Tumoren

Zumeist finden sich bei zentralen Paresen des N. vagus auch Funktionseinschränkungen anderer Hirnnerven.

Extramedulläre Paresen des N. vagus

Der N. vagus kann beim Verlassen der Schädelbasis im Foramen jugulare durch Tumoren (z.B. Nasopharynxkarzinome, Glomustumor) komprimiert werden. Das Gleiche gilt für Raumforderungen

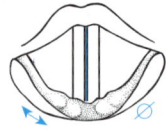 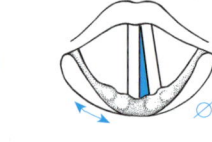 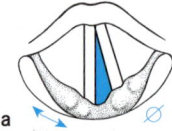 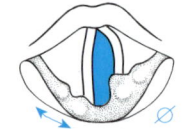

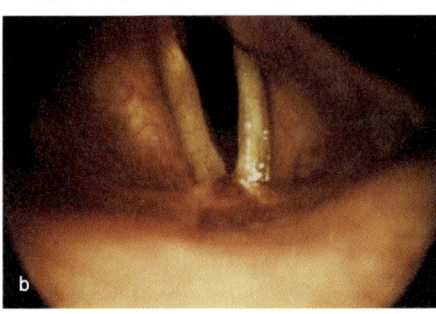

▌ Abb.1: a) Straffe Stimmlippenlähmung rechts, Stimmlippe in Paramedianstellung während der Respiration. b) Laryngoskopisches Bild bei rechtsseitiger Stimmlippenlähmung während der Phonation. Bei lang bestehender Lähmung kommt es zur schlaffen Parese mit Atrophie und Aryknorpelvorfall. [2, 7]

im Halsbereich. Gefäßchirurgische Maßnahmen an der A. carotis oder eine Neck-Dissection gehen mit dem Risiko einer iatrogenen Schädigung des N. vagus einher. Laryngoskopisch zeigt sich bei Vaguslähmung das gleiche Bild wie bei einem kombinierten Ausfall von N. laryngeus superior und inferior (recurrens): Die Stimmlippe der geschädigten Seite befindet sich prinzipiell in **Intermediärstellung,** also zwischen Respirations- und Phonationsstellung. Jedoch ist dies klinisch nur recht selten zu beobachten und stellt daher kein sicheres Zeichen für den Ort der Schädigung dar. Die Glottis ist so gut wie nie vollständig verschlossen, so dass sich nur selten und vor allem bei beidseitiger Lähmung Atemnot einstellt. Häufiger findet sich eine ausgeprägte Heiserkeit.

Parese des N. laryngeus superior

Eine alleinige Parese des N. laryngeus superior ist eher selten. Eine Schädigung kann zum Beispiel im Rahmen einer Neck-Dissection auftreten. Bei

Lähmung kommt es zum Ausfall des M. cricothyroideus anterior (Antikus). Dies bleibt klinisch zumeist symptomarm, nur selten klagen Patienten über Heiserkeit. Ist auch der Ramus internus geschädigt, kommt es durch Ausfall der sensiblen Innervation der Kehlkopfschleimhaut zu einem erhöhten Aspirationsrisiko. Bei der Laryngoskopie zeigt sich einseitig eine **schlaffe Stimmlippe.** Im Fall der sehr seltenen beidseitigen Parese des N. laryngeus superior kann durch die erschlafften Stimmlippen kein kompletter Glottisschluss mehr erfolgen. Die Patienten besitzen noch einen geringen Stimmumfang, lautes Reden oder Singen ist jedoch nicht möglich.

Parese des N. laryngeus inferior – Rekurrensparese

Einseitige Rekurrensparese
Dies ist die häufigste Lähmung der Stimmlippen überhaupt. Durch seinen längeren Verlauf im Mediastinum ist vor allem der linke N. laryngeus recurrens betroffen. Zumeist sind Tumoren im Mediastinal- und Thoraxraum für die Parese verantwortlich, besonders Metastasen des Bronchialkarzinoms. Daneben finden sich Schädigungen des Nervs gehäuft auch nach Strumektomien (v.a. bei Revisionsoperationen). Weitere Ursachen sind Verletzungen des Kehlkopfes, Kompressionen durch Raumforderungen (z.B. Aortenaneurysmen, linksatriale Hypertrophie), diabetische Neuropathie sowie infektiöse oder medikamentoxische (z.B. Zytostatika) Neuritiden. In etwa 20% der Fälle spricht man von einer idiopathischen Rekurrensparese unklarer Genese.
Klinik und Diagnostik: Eine einseitige Rekurrensparese manifestiert sich vor allem mit Heiserkeit. Diese ist häufig nur geringgradig ausgeprägt. Atemnot findet sich bei einseitiger Nervenschädigung nur sehr selten. Bei der einseitigen Rekurrensparese kommt es durch die Lähmung der inneren Kehlkopfmuskeln bei erhaltener Funktionsfähigkeit des M. cricothyroideus anterior (wird durch N. laryngeus superior innerviert) zu einer **Median- oder Paramedianstellung** der Stimmlippen. Dabei ist die

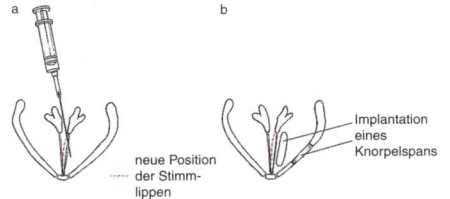

neue Position
der Stimm-
lippen

Implantation
eines
Knorpelspans

■ Abb. 2: Phonochirurgische Maßnahmen bei Stimmlippenlähmungen. a) Unterspritzen der Stimmlippen mit Kollagen. b) Thyreoplastik. [1]

gelähmte Stimmlippe anfangs meist noch straff gespannt (■ Abb. 1a). Nach lange bestehender Lähmung kann es zur Erschlaffung mit scheinbarer Verkürzung und Atrophie der betroffenen Stimmlippe mit Vorfall des Aryknorpels kommen. Man spricht dann von der **Kadaverstellung** (■ Abb. 1b). Rein über das laryngoskopische Bild kann jedoch nicht auf die genaue Lokalisation der Schädigung rückgeschlossen werden. Diagnostisch ist daher bei unklarer Ursache der Nervenparese eine radiologische Untersuchung von Hals, Schilddrüse, Thorax, Mediastinum und Schädelbasis notwendig. Über die Elektromyographie (EMG) kann eine Erregbarkeitsprüfung der Stimmlippen erfolgen.

Therapie: Diese hängt entscheidend von der Ursache bzw. dem Grad der Schädigung ab. Eine Durchtrennung des Nervs kann auch operativ nicht mehr behoben werden. Wird der Nerv in seinem Verlauf nur komprimiert (z. B. durch ein Aortenaneurysma), kann eine Entlastung durch chirurgische Intervention aber durchaus erfolgversprechend sein. Verbleibt eine einseitige Stimmlippenlähmung, kann versucht werden, die Heiserkeit durch logopädisches Stimmtraining zu lindern. Daneben besteht die Möglichkeit, die gelähmte Stimmlippe mit Kollagen oder Teflon endoskopisch zu unterspritzen und so zu medialisieren. Ähnliche Resultate lassen sich durch das operative Unterlegen der Stimmlippe mit einem Knorpel- oder Silikonsegment (Thyreoplastik) erzielen (■ Abb. 2).

Beidseitige Rekurrensparese

Die beidseitige Schädigung des N. laryngeus inferior kann prinzipiell die gleichen Ursachen wie die einseitige haben. Klinisch steht hier jedoch die Atemnot im Vordergrund. Die Heiserkeit zählt nicht zu den Leitsymptomen. Durch das beidseitige Überwiegen der Stimmritzenspanner (M. cricothyroideus) sind die Stimmlippen nahezu ganz verschlossen, häufig zeigt sich ein inspiratorischer Stridor.

Eine beidseitige Stimmlippenlähmung erfordert in den meisten Fällen eine Tracheotomie zur Sicherung der Atemwege. Verbessert sich die Stimmlippenfunktion nicht innerhalb der ersten neun Monate, ist von einem bleibenden Funktionsausfall auszugehen. In diesem Fall ist eine operative Erweiterung der Stimmritze (Fixierung der Stimmlippen durch chirurgische Nähte, Teilresektion von Stimmlippe und/oder Aryknorpel) erforderlich, um dem Patienten eine Dauerkanüle zu ersparen. Bei einem phonochirurgischen Eingriff muss der Abstand zwischen den Stimmlippen so gewählt werden, dass sowohl Respiration als auch Stimmbildung in zufrieden stellendem Maße gewährleistet werden können.

Myogene Störungen

Hiervon spricht man bei Ausfall der Stimmlippenbeweglichkeit durch direkte Schädigung der Kehlkopfmuskeln. Meist sind davon nicht einzelne Muskeln betroffen, sondern eher die gesamte Kehlkopfmuskulatur. Als Ursache kommen neben lokalen Entzündungen (z. B. Diphtherie, Laryngitis) auch Systemerkrankungen wie die Myasthenia gravis oder Schädigungen durch Langzeitintubation oder chirurgische Eingriffe in Frage. Am häufigsten manifestieren sich myogene Störungen in einer Atrophie der Mm. vocales. Zwischen den Stimmlippen zeigt sich dann bei der Laryngoskopie eine ovaläre Schlussinsuffizienz.

Arthrogene Störungen

Hierbei sind die Aryknorpel in ihrem Bewegungsumfang eingeschränkt. Mögliche Ursachen können sein:

▶ Langzeitintubation
▶ Trauma, z. B. durch Fremdkörper oder Intubation
▶ Strahlentherapie
▶ Chronische Polyarthritis
▶ Ankylose nach Infektion

Zusammenfassung

✖ Eine einseitige Stimmlippenlähmung geht vor allem mit Heiserkeit, eine beidseitige vor allem mit Dyspnoe einher.

✖ Die häufigste neurogene Ursache ist eine Schädigung des linken N. laryngeus recurrens.

✖ Die Stellung der Stimmlippen lässt nur bedingt Rückschlüsse auf den Ort der Schädigung zu.

✖ Bei myogenen Stimmlippenlähmungen findet sich häufig eine Atrophie der Mm. vocales.

Entzündungen von Larynx und Trachea

Infektionskrankheiten im Kindesalter

Vor allem bei Kindern finden sich zahlreiche Infektionskrankheiten des Kehlkopfes. Sie gehen fast immer mit einer Krupp-Symptomatik einher. Dieses Beschwerdebild ist durch einen **inspiratorischen Stridor** geprägt, der durch Schleimhautentzündung und Stenose des Larynxlumens ausgelöst wird. Die meisten der folgenden Erkrankungen können, jedoch seltener, auch beim erwachsenen Patienten auftreten.

Diphtherische Laryngitis (echter Krupp)

Die Diphtherie findet sich heute in Deutschland nur noch selten als Auslöser einer Laryngitis. Typischerweise geht sie mit Ausbildung von **Pseudomembranen**, vor allem im Bereich des Oropharynx, einher.
Klinik: inspiratorischer Stridor, Heiserkeit und Husten. Starke Schleimhautschwellungen oder die Verlegung der Atemwege durch abgelöste Pseudomembranen stellen intubationspflichtige Notfälle dar.
Therapie: bereits bei Erkrankungsverdacht **Diphtherie-Antitoxin** und Penicillin G.

Subglottische Laryngitis (Pseudokrupp)

Der Pseudokrupp ist eine **virale Infektionskrankheit**. Betroffen sind in erster Linie Kinder zwischen dem 6. Lebensmonat und dem 3. Lebensjahr. Oft geht eine Infektion des Nasenrachenraums der eigentlichen Erkrankung voraus. Auch bakterielle Superinfektionen sind nicht selten. Als Erreger finden sich Parainfluenza-, RS- und Influenzaviren, daneben kann eine subglottische Laryngitis auch bei Masern- oder Rötelninfektion auftreten. Bei spät einsetzender Therapie kann die Entzündung zur bakteriellen Infektion der tiefen Atemwege führen **(bakterielle Laryngotracheitis).**
Klinik: Heiserkeit, erhöhte Temperatur, **bellender Husten** und inspiratorischer Stridor mit seltenen Dyspnoeanfällen. Bei der Inspektion finden sich subglottische Schleimhautschwellungen die die Beschwerden hervorrufen.
Therapie: Anfeuchtung der Raumluft und ausreichende Flüssigkeitszufuhr, bei ausgeprägtem Stridor auch Steroide. Eine Intubation sollte nach Möglichkeit vermieden werden. Bei bakterieller Laryngotracheitis muss mit Antibiotika behandelt werden.

Akute Epiglottitis

Diese vor allem bei Kindern auftretende Erkrankung wird durch Infektion mit **Haemophilus influenzae** ausgelöst. Bei Erwachsenen finden sich als Erreger eher Streptokokken oder Staphylococcus aureus. Das Prädilektionsalter liegt zwischen dem 3. und 6. Lebensjahr.
Klinik: inspiratorischer Stridor mit massiver Einengung des Kehlkopfeingangs (■ Abb. 1), hohes Fieber, starke Schluckbeschwerden, selten Heiserkeit und Husten. Bei der akuten Epiglottitis kann sich innerhalb kürzester Zeit eine **intubationspflichtige Notfallsituation** ergeben! Bei der Inspektion zeigen sich der Kehlkopfeingang und vor allem die Epiglottis stark geschwollen und gerötet, teilweise mit Abszedierung.
Therapie: Diese muss so rasch wie möglich und am besten durch Spezialisten erfolgen! Dabei kommt der Sicherung der Atemwege die größte Bedeutung zu. Nicht selten müssen die Kinder intubiert werden. Daneben wird eine antibiotische und antiphlogistische Therapie begonnen. Die Stenose bildet sich etwa nach 1–3 Tagen zurück, so dass dann extubiert werden kann. Die akute Epiglottitis geht bei foudroyantem Verlauf mit einer Letalität von 5–10% einher. Durch die in Deutschland eingeführte Impfung gegen Haemophilus influenzae b im Säuglingsalter sind Erkrankungen jedoch seltener geworden.

Entzündungen im Erwachsenenalter
Akute Laryngitis

Zu einer akuten Entzündung des Kehlkopfes kommt es im Rahmen viraler oder seltener bakteriell superinfizierter Infektionen der oberen Atemwege in Form einer **absteigenden** Entzündung. Daneben findet sich eine akute Laryngitis auch nach übermäßiger Stimmbelastung in trockener Raumluft.
Klinik: Heiserkeit (bis zu Aphonie), Hustenreiz und lokale Schmerzen. Die Stimmlippen erscheinen bei der indirekten Laryngoskopie stark gerötet und geschwollen. Daneben findet

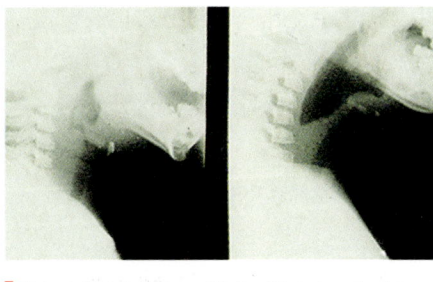

■ Abb. 1: Epiglottitis: seitliche Röntgenaufnahme mit Normalbefund links, und supraglottischer Verschluss der Atemwege bei Epiglottitis rechts. [1]

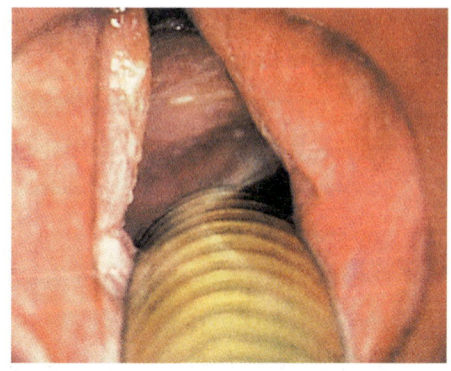

■ Abb. 2: Chronisch-hyperplastische Laryngitis mit Leukoplakien, die Stimmlippen erscheinen deutlich ödematös verändert. [1]

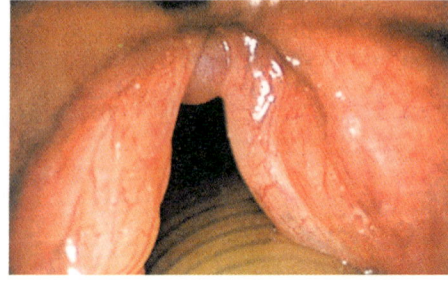

■ Abb. 3: Reinke-Ödem. Beide Stimmlippen sind hyperämisch und stark geschwollen. Als Nebenbefund zeigt sich ein Stimmlippenpolyp im vorderen subglottischen Bereich. [1]

sich häufig eine übermäßige Gefäßzeichnung im Bereich der Glottis. Sind die Stimmlippen mit weißlichen Fibrinbelägen bedeckt, spricht dies für eine schwerere Verlaufsform. Auch eine Beteiligung des M. vocalis am Entzündungsgeschehen ist als Komplikation anzusehen (Myositis).

Therapie: Schonung der Stimme! Anfeuchtung der Raumluft, Inhalation von isotonischer NaCl-Lösung und Mundspülungen. Bakterielle Entzündungen werden mit den entsprechenden Antibiotika behandelt. Eine medikamentöse Sekretolyse (z. B. mit Acetylcystein) sowie eine antiphlogistische Therapie können je nach Verlauf erwogen werden. Zusätzliche Noxen (z. B. Rauchen, Alkoholika) sollten vermieden werden.

Unspezifische chronische Laryngitis

Die unspezifische chronische Laryngitis entsteht vor allem im Zusammenhang mit starker **stimmlicher Überbelastung** sowie lang anhaltendem Konsum von **Tabak und Alkohol.** Daneben lässt sich auch ein direkter Zusammenhang mit nächtlichem **Säurereflux** erkennen. Seltener kommt es im Rahmen chronischer Entzündungen des Nasenrachenraums (Sinusitis, Tonsillitis) zu absteigenden chronischen Entzündungsbildern.

Das Epithel des Kehlkopfes, dabei vor allem die Stimmlippen, reagiert im Rahmen einer **chronisch-hyperplastischen Laryngitis** mit einer Hyperplasie und Verhornung. Außerdem kommt es zur Ödembildung und Zunahme der Schleimzellen. Auf den Stimmlippen finden sich häufig Leukoplakien und Granulationen. Die Abgrenzung gegenüber einem Larynxmalignom kann in manchen Fällen sehr schwer fallen (❚ Abb. 2).

Der seltenere Subtyp einer **chronisch-atrophischen Laryngitis** zeigt hingegen eine Abnahme der Schleimzellen. Hier kann es durch Austrocknung der Larynxschleimhaut zur Entstehung von borkenartigen, teilweise stinkenden Belägen kommen.

Klinik: Stimmveränderungen wie Heiserkeit, abgesenkte Stimmlage, aphonische Episoden; trockener Husten, lokale Schmerzen und Räusperzwang.

Bei der Laryngoskopie erscheint die Schleimhaut geschwollen, hyperämisch und teilweise pflastersteinartig mit Leukoplakien durchsetzt.

Therapie: Vermeidung der auslösenden Noxe! Bei absteigenden Entzündungen der Nasennebenhöhlen oder Tonsillen muss eine Herdsanierung erfolgen. Sekretolytika oder inhalative Steroide können zur Symptomlinderung erwogen werden, haben aber keinen kurativen Effekt. Bei therapierefraktären Beschwerden muss immer ein Tumorgeschehen ausgeschlossen werden.

Reinke-Ödem

Als Reinke-Raum wird der subepitheliale Verschiebespalt unter dem Plattenepithel der Stimmlippen bezeichnet. In diesem finden sich weder Drüsen noch Lymphkapillaren. Im Rahmen einer chronischen-hyperplastischen Laryngitis kann es hier zur Entstehung eines Ödems kommen, welches später bindegewebig umgebaut wird (❚ Abb. 3). Das Reinke-Ödem geht klinisch mit den typischen Symptomen der chronischen Laryngitis einher. Die Behandlung erfolgt durch lokale Steroidapplikation, ansonsten wird das Ödem mikrochirurgisch entfernt. Eine Entartung in malignes Wachstum findet nicht statt.

Spezifische chronische Laryngitiden

Zu chronischen Veränderungen des Kehlkopfes, meist in Form einer Monochondritis, kommt es auch bei mehreren Infektions- und Systemerkrankungen. Hierzu gehören die **Tuberkulose,** die **Lues im Tertiärstadium** und die **Sarkoidose.** Auch im Rahmen einer Schwangerschaft kann es zu einer entzündlichen Beteiligung des Kehlkopfes kommen, der **Laryngitis gravidarum.** Diese heilt aber post partum folgenlos ab.

Zusammenfassung

✖ Die subglottische Laryngitis ist eine virale, die Epiglottitis eine bakterielle Infektionskrankheit.

✖ Die akute Epiglottitis kann mit einer lebensbedrohlichen Behinderung der Atemwege einhergehen.

✖ Die chronische Laryngitis wird vor allem durch Stimmbelastung, Alkohol und Tabak hervorgerufen.

✖ Bei unklarem Befund einer chronischen Laryngitis muss immer ein Karzinom ausgeschlossen werden.

✖ Das Reinke-Ödem findet sich im Rahmen einer chronisch-hypertrophischen Laryngitis.

Stimm-, Sprach- und Sprechstörungen

Die Sprachproduktion stellt eine der komplexesten Leistungen des menschlichen Organismus dar. Mit ihr steht der Mensch in direktem Kontakt mit der Umwelt. Störungen bei der Sprachproduktion und der Stimmbildung führen zu stigmatisierenden Einschränkungen der Lebensführung der betroffenen Patienten. Diesen Beschwerden wurde eine eigene Fachdisziplin unterstellt, die „Phoniatrie und Pädaudiologie". Als Therapeut steht hier auch nicht mehr unmittelbar der HNO-Arzt im Vordergrund, vielmehr wird versucht, der Komplexität der Erkrankungsbilder über eine Vielzahl verschiedener Spezialisten (u.a. Logopäden, Pädiater, Psychiater, Neurologen) gerecht zu werden.

Stimm- und Sprachbildung

Die Stimme entspricht dem im Kehlkopf durch Schwingungen der Stimmlippen erzeugten Ton. Die Frequenz der Schwingung ist abhängig vom erzeugten Luftstrom und von Spannung und Länge der davon bewegten Stimmlippen. Je kürzer und gespannter die Stimmlippen, desto höher der erzeugte Ton. Durch willkürliches Verändern des Ansatzrohrs (Supraglottis, Rachenwände, Mund, Nase, NNH) entstehen Sprachlaute. Vokale werden bei geöffnetem Ansatzrohr erzeugt, Konsonanten durch Verengung oder Verschluss der drei Artikulationsbereiche: Lippe, Zungenspitze und vorderer Gaumen, Zungengrund und hinterer Gaumen. Nasallaute entstehen durch eine geöffnete Verbindung zwischen Pharynx und Nase.

Diagnostik

Neben einer ausführlichen Anamnese (inkl. Stimm- und Sprechstatus) und einer gründlichen HNO-ärztlichen Untersuchung kommen auch audiometrische Verfahren zur Beurteilung der Hörleistung sowie funktionelle Stimmprüfungen diagnostisch zum Tragen. Zu Letzteren gehört die **Stroboskopie** (▮ Abb. 1). Diese Untersuchung lässt Veränderungen der Stimmlippenschwingungsfähigkeit im Rahmen von funktionellen Stimmstörungen (s.u.) deutlich werden. Hierfür werden die Schwingungen der Stimmlippen über ein Kehlkopfmikrofon mit Lichtblitzen synchronisiert. Bei Übereinstimmung der Frequenz von Lichtblitz und Stimmlippenschwingung ergibt sich ein scheinbar stehendes Bild der Stimmlippe. Über Erhöhung oder Verminderung der Lichtblitzfrequenz lässt sich eine Phasenverschiebung bewirken, die Stimmlippen können wie in Zeitlupe dargestellt und beurteilt werden.

Stimmstörungen

Pathologische Veränderungen der Stimmbildung können verschiedenste Ursachen haben. Die damit einhergehenden Beschwerden äußern sich in Heiserkeit und Aphonie, Stimmermüdung, Räusperzwang oder einer Veränderung der Stimmlage.

Organische Stimmstörungen

Zu den organischen Stimmstörungen gehören Veränderungen der Kehlkopfbeschaffenheit bei Entzündungen und Tumorerkrankungen oder nach Verletzungen (auch intubationsbedingt).

Neurogene Stimmstörungen

Diese können sowohl zentrale Schädigungen als auch periphere Innervationsstörungen als Ursache haben (s. Kap. Stimmlippenlähmungen).

Hormonelle Stimmstörungen

Im Rahmen hormoneller Verschiebungen kommt es zu Veränderungen der Stimme. Physiologisch finden sich solche Verschiebungen bei der Menstrua-

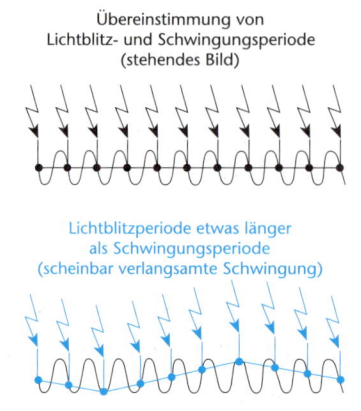

Übereinstimmung von
Lichtblitz- und Schwingungsperiode
(stehendes Bild)

Lichtblitzperiode etwas länger
als Schwingungsperiode
(scheinbar verlangsamte Schwingung)

▮ Abb. 1: Prinzip der Stroboskopie. [2]

tion, der Schwangerschaft oder mit dem Eintritt in das Klimakterium. Als **Laryngopathia gravidarum** wird eine laryngeale Ödembildung während der Schwangerschaft bezeichnet. Diese verschwindet typischerweise nach der Entbindung wieder. Von außen zugeführte Hormonpräparate (z.B. Anabolika, seltener Ovulationshemmer) gehen ebenfalls mit Stimmveränderungen einher. Daneben zeigen auch Spiegelveränderungen von Schilddrüsen- und Wachstumshormonen (z.B. bei Hypo-/Hyperthyreose, Akromegalie) Auswirkungen auf die Stimmqualität.

Mutagene Stimmstörung

Im Rahmen der körperlichen Entwicklung kommt es in der Pubertät zu einer hormonell gesteuerten Stimmveränderung. Diese wird vor allem durch die Vergrößerung des Kehlkopfes bedingt. Dabei senkt sich die Stimme bei Jungen um eine Oktave, bei Mädchen um eine Terz. Während des Stimmbruchs schwankt die Stimme dabei zwischen hohen und tiefen Lagen und sollte nach Möglichkeit geschont werden. Neben dem physiologischen Verlauf zeigen sich bei schnellem Kehlkopfwachstum auch sehr ausgeprägte und lang andauernde Fälle von Heiserkeit, flatternder Stimme und Aphonie. Man spricht von einer **Mutationsfistelstimme.**

Funktionelle Stimmstörungen

Funktionelle Stimmstörungen haben keine erkennbaren organischen Ursachen. Allerdings können sie sekundär mit organischen Veränderungen einhergehen. Hierzu zählen in erster Linie Stimmlippenveränderungen, etwa Schreiknötchen oder Kontaktulzera.

Hyperfunktionelle Dysphonie

Diese primär funktionelle Störung ist vor allem bei Menschen in Sprechberufen häufig. Das weibliche Geschlecht ist vermehrt betroffen. Durch **Überbelastung der Stimme,** sei es durch zu hohe Tonlage, zu hohe Lautstärke oder eine falsche Atemtechnik, kommt es zu Phonationsstörungen. Die Patienten klagen dann über starke Heiserkeit bis zur

Aphonie, Räusperzwang sowie Schmerzen im Bereich des Kehlkopfes und der Hals- und Nackenmuskulatur. Die Stimme klingt rau und ermüdet sehr schnell. Laryngoskopisch findet man einen verengten Kehlkopfeingang mit dorsal verlagerter Epiglottis. Die Stimmlippen sind gerötet und werden teilweise durch einspringende Taschenfalten verdeckt. Letztere können sogar bis zur Mittellinie vorreichen und dort während der Phonation in Schwingung versetzt werden **(Taschenfalten-stimme)**. In der Stroboskopie erscheint die Stimmlippenschwingung verkleinert und asymmetrisch. Bei länger dauerndem Beschwerdebild können sich, allerdings fast nur bei Frauen, **sekundär Stimmlippenknötchen** ausbilden. Bei starker Belastung entstehen auch **Kontaktulzera.**

Hypofunktionelle Dysphonie

Diese geht mit einer gehauchten, leisen Stimme einher. Ursache ist entweder eine lange bestehende hyperfunktionelle Dysphonie mit Ermüdung der Phonationsmuskulatur oder eine eigenständige primäre funktionelle Dysphonie bei auch sonst kommunikativ geschwächten Personen. Nicht selten haben die Patienten auch andere psychische Auffälligkeiten. Laryngoskopisch zeigt sich ein unvollständiger Glottisschluss während der Phonation mit ovalärer Spaltbildung. In der Stroboskopie fallen erweiterte Amplituden und verstärkte Randkantenverschiebungen auf.

Psychogene Dysphonie und Aphonie

Hier finden sich typischerweise sowohl laryngoskopisch als auch bei der Stroboskopie keine Veränderungen. Die Stimme erscheint heiser bis tonlos, die

Patienten sind aber zumeist in der Lage, normal zu husten und zu lachen. Dies wäre bei organischer Aphonie, etwa nach neuronaler Schädigung, nicht mehr möglich. Häufig gehen traumatische Ereignisse den Stimmstörungen voraus. Neben der logopädischen Betreuung ist bei nachgewiesener psychogener Stimmstörung immer auch eine psychosomatische Behandlung ratsam.

Sprach- und Sprechstörungen

Die normale Sprachentwicklung (s. Anhang) kann durch verschiedene Faktoren behindert oder verzögert werden. Dazu gehören zum einen organische Ursachen, beispielsweise zerebrale Schädigungen, periphere Störungen der sprachausführenden (z. B. Mund, Lippe, Kehlkopf) und spracherfassenden (Gehör, Auge) Organe oder kongenitale Anomalien mit Intelligenzminderung. Bei etwa 50 % aller Kinder mit Sprachentwicklungsstörungen lassen sich Hörbehinderungen nachweisen. Zum anderen findet sich bei vielen Betroffenen auch ein auffälliger psychosozialer Hintergrund. Dazu gehören z. B. eine mangelnde familiäre Sprachanregung oder eine zweisprachige Erziehung. Neben diesen Verzögerungen des Spracherwerbs können Sprachstörungen beim Erwachsenen auch sekundär auftreten. Hierbei spielen neurologische Erkrankungen oder zerebrale Schädigungen infolge kardiovaskulärer Ereignisse eine große Rolle.

Dyslalie – Stammeln

Unter Dyslalie versteht man das Weglassen oder Vertauschen von Lauten während der Sprachproduktion. Hierzu ge-

hört auch das **Lispeln,** bei dem keine organische Ursache besteht und die S- und Zischlaute falsch gebildet werden.

Näseln

Das Näseln tritt als **Rhinophonia clausa** (geschlossenes Näseln) und **Rhinophonia aperta** (offenes Näseln) auf. Ersteres ist zumeist durch eine Verlegung der Nasenhaupt- und Nebenhöhlen bedingt und ist durch die Unfähigkeit zur korrekten Nasallautbildung gekennzeichnet. Das offene Näseln entsteht infolge von Gaumenschäden, dabei verschließt das Gaumensegel nicht den Nasopharynx. Durch die erhöhte Resonanzentwicklung hat jeder Laut einen nasalen Beiklang.

Dysgrammatismus

Unter Dysgrammatismus versteht man die gestalterische Unfähigkeit, Gedanken morphologisch und syntaktisch korrekt in Wörter und Sätze umzuwandeln. Dies wird vor allem beim Nachsprechen einfacher Satzkonstrukte oder beim Nacherzählen von Erlebnissen deutlich.

Balbuties – Stottern

Stottern beschreibt die unwillkürliche Unterbrechung des Redeflusses. Häufig gehen Veränderungen der Atmung, der Mimik und der Gestik damit einher. Man unterscheidet zwischen **tonischem Stottern**, wobei der Redefluss durch Blockierungen unterbrochen wird, und **klonischem Stottern** mit Silbenwiederholungen. Jungen sind häufiger betroffen als Mädchen. Insgesamt zeigt sich eine Häufigkeit von 1 % unter der Gesamtbevölkerung.

Zusammenfassung

❌ Die Stroboskopie stellt die Schwingungen der Stimmlippen dar.

❌ Der Hormonstoffwechsel hat Auswirkungen auf die Stimme.

❌ Primär funktionelle Stimmstörungen können sekundär mit organischen Veränderungen einhergehen.

❌ Bei der Hälfte aller Kinder mit verzögerter Sprachentwicklung lässt sich eine Hörstörung nachweisen.

Verletzungen von Larynx und Trachea

Die Gurtpflicht im Straßenverkehr hat die früher große Zahl äußerer Kehlkopftraumen durch Aufprall auf die Lenksäule sinken lassen. Heute kommt es zu äußeren Verletzungen vor allem infolge von Sportunfällen oder durch Gewaltanwendung (z. B. Strangulation, Messerstiche). Innere Verletzungen des Kehlkopfes finden sich bei Verätzungen, im Rahmen thermischer Schädigung, bei Fremdkörperaspiration oder als Folge von ärztlichen Eingriffen. Eine Stenose des Kehlkopfes oder der Trachea tritt bei narbiger Defektheilung innerer oder äußerer Verletzungen sowie nach Langzeitintubation auf.

Äußere Verletzungen

Verletzungen des Kehlkopfes von außen können offen oder geschlossen sein. Die meist frontale Gewalteinwirkung resultiert sowohl in Weichteilverletzungen als auch knöchernen Schäden. Dabei kann es zu Schleimhauteinrissen, Einblutungen und Gewebequetschungen kommen. Von den knöchernen oder knorpeligen Strukturen sind vor allem das Zungenbein, der Schild- und der Ringknorpel betroffen. Bei jüngeren Patienten zeigen sich Verletzungen der Larynxknorpel eher selten, da diese noch elastisch sind und der Krafteinwirkung nachgeben können. Falls es zur Fraktur kommt, liegt diese meist medial. Nach der Mineralisation liegen eher Berstungsbrüche von Schild- und Ringknorpel vor, da diese starr gegen die Halswirbelsäule gedrückt werden und die Energie nicht absorbieren können (🔳 Abb. 1). Die hinteren Enden der tra-

chealen Knorpelspangen werden bei frontaler Gewalteinwirkung nach außen gebogen. Die Pars membranacea kann der aufgebauten Spannung nicht mehr entgegenwirken und reißt. Fatale Folge einer äußeren Gewalteinwirkung ist ein Zerreißen des Ligamentum cricotracheale mit Abscheren der Luftröhre vom Kehlkopf.

Klinik und Diagnostik: Äußere Verletzungen gehen je nach Ausmaß und Art der Schädigung mit verschiedenen Symptomen unterschiedlichen Grades einher. Dazu gehören:

▶ **Blutung:** offene Blutung oder Hämoptoe
▶ **Stridor/Dyspnoe:** durch Einengung des Lumens nach Blutung, Fraktur oder Schleimhautödem
▶ **Dysphonie:** durch Verletzung des N. laryngeus recurrens, Fraktur des Schildknorpels, Einblutung in die Stimmlippen oder Schleimhautödem
▶ **Schmerzhafte Artikulation/ Schluckbeschwerden:** vor allem durch Frakturen des Zungenbeins und der Kehlkopfknorpel
▶ **Emphysem** mit Hautknistern: bei Eröffnung des Lumens von Larynx oder Trachea
▶ **Äußere Schäden:** Abflachen der Halskontur bei Schildknorpelfraktur, sichtbare Wunden, Prellmarken

Zur Abschätzung der Situation muss eine Laryngoskopie erfolgen. Bei leichten Verletzungen kann diese indirekt mit einem Spiegel durchgeführt werden. Schwere Verletzungen werden zumeist durch ein pernasales Endoskop direkt beurteilt. Bei schwersten Traumen, etwa im Zusammenhang mit einem Verkehrsunfall, kommt der Bildgebung (v. a. CT und MRT) die größte Bedeutung zu.

Therapie: In jedem Fall steht die **Sicherung der Atemwege** im Vordergrund der Bemühungen. Daneben müssen anhaltende Blutungen gestillt werden. Kleinere stumpfe Verletzungen werden zunächst beobachtet. Erst bei drohender Larynxstenose durch Ödembildung erfolgt die Intubation. Je nach Situation kann eine Kehlkopfrekonstruktion notwendig werden. Größere stumpfe

Traumen erfordern zumeist sofortige Intubation oder sogar eine Tracheotomie. Von außen eingedrungene Fremdkörper (z. B. Metallteile, Geschoss) müssen erkannt und entfernt werden. Eine zu spät oder inkorrekt behandelte äußere Verletzung kann in Larynx oder Trachea zur Ausbildung narbiger Stenosen führen.

Innere Verletzungen

Zu inneren Verletzungen des Kehlkopfes oder der Trachea kommt es durch:

▶ **Chemische Schädigung:** bei Inhalation von Reizgasen oder ätzenden Substanzen
▶ **Mechanische Schädigung:** durch Fremdkörper, Perforation oder bei Langzeitintubation
▶ **Thermische Schädigung:** Verbrühungen

Chemische Schädigung

Ursache ist zumeist das unabsichtliche (bei Kindern) oder absichtliche (z. B. bei psychiatrischen Patienten) Trinken von Reinigungsmitteln. In den meisten Fällen sind die Verätzungen dann auf den Pharynx und die supraglottische Region beschränkt, Schädigungen der subglottischen Bereiche sind jedoch nicht ausgeschlossen. Verätzungen mit Laugen führen zu tiefen, ausgedehnten **Kolliquationsnekrosen** der betroffenen Schleimhautareale. Säuren hingegen bewirken **Koagulationsnekosen.** Durch die reaktive Schleimhautschwellung kommt es zur Atemwegsbehinderung. Bei der Inspektion mit dem Endoskop besteht nach den ersten 24 Stunden Perforationsgefahr.

Therapie: Diese besteht in der Sicherung der Atemwege und Flüssigkeitssubstitution. Durch die großen Wundflächen sollte eine Antibiotikabehandlung angestrebt werden. Eine Therapie mit Kortikosteroiden kann erwogen werden. Neben den lokalen Schäden müssen auch systemische Wirkungen der jeweiligen chemischen Substanz bedacht und ggf. entsprechende Gegengifte verabreicht werden. Komplikationen sind vor allem narbige Stenosen (🔳 Abb. 2a).

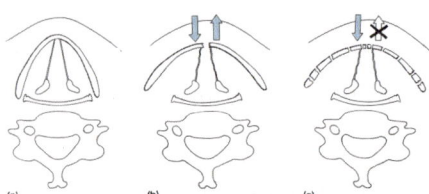

🔳 Abb. 1: Das Ausmaß der Schäden bei äußerer Gewalteinwirkung ist abhängig vom Grad der Kalzifikation und von der Richtung des Kraftmoments. a) Normale Anatomie. b) Mediane Fraktur bei elastischen Knorpelspangen. Diese richten sich nach Gewalteinwirkung wieder auf. c) Berstungsbruch bei mineralisiertem Schildknorpel. Durch das Trauma kommt es zur Abflachung der Halskontur. [1]

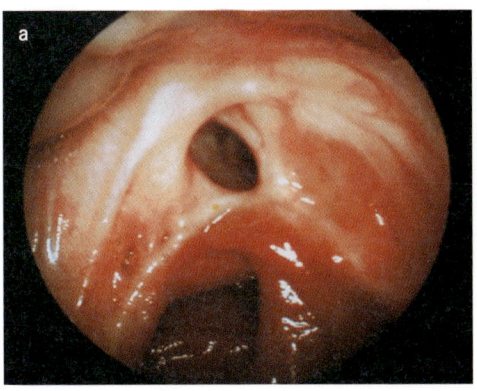
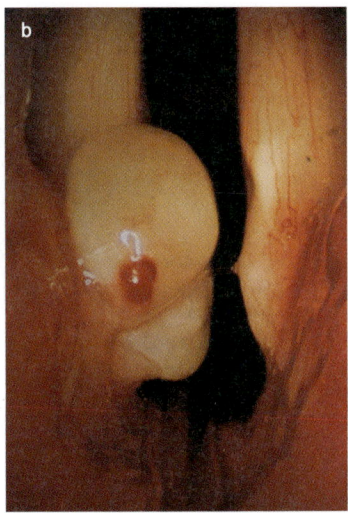
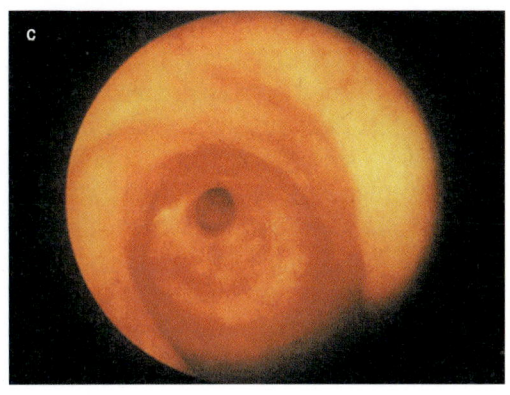

▌ Abb. 2: a) Narbige Larynxstenose nach Verätzung.
b) Intubationsgranulom. c) Trachealstenose. [2, 1]

Mechanische Schädigung

Zu den mechanischen Schäden zählen neben der Aspiration von Fremdkörpern (s. nächstes Kapitel) auch Verletzungen nach Langzeitintubation. Besonders an den Engpässen der intubierten Atemwege kommt es bei langer Beatmungszeit zu pathologischen Veränderungen.

Intubationsgranulome

Auf Höhe der Glottis bilden sich im Anschluss an eine Langzeitintubation häufig entzündliche Veränderungen, die sich zu umschriebenen Granulationen entwickeln können. Als Prädilektionsstelle gelten die Stimmfortsätze der Aryknorpel, also die knöchernen Anteile der Stimmlippen. Hier liegt der Tubus meist direkt auf und schädigt das Gewebe. Die betroffenen Patienten klagen meist einige Tage bis Wochen nach der Extubation über Heiserkeit. Bei der Laryngoskopie erscheinen die Granulome meist als beidseitige polypöse Strukturen nahe der hinteren Kommissur (▌ Abb. 2b). Sie verschwinden in der Regel nach einigen Monaten von selbst, ansonsten können sie mikrochirurgisch abgetragen werden. Wichtig ist die Abgrenzung zu Kontaktgranulomen, die durch Aneinanderreiben der Aryknorpel auftreten können.

Laryngotracheale Stenosen

Zur narbigen Stenosenbildung kommt es posttraumatisch, nach chemischer Schädigung und vor allem nach Langzeitintubation. Prädilektionsorte sind der Ringknorpel mit der engsten Stelle der oberen Atemwege sowie die Trachea selbst (▌ Abb. 2c). Bei Verätzungen sind häufig auch die Stimmlippen im Bereich der vorderen Kommissur miteinander verschmolzen. Betroffen sind vor allem Frühgeborene und langzeitintubierte Kinder. Jedoch findet sich bei Erwachsenen insgesamt frühzeitiger eine Stenosenbildung (manchmal schon nach 2–3 Tagen Beatmungszeit). Die Patienten fallen durch zunehmenden Stridor auf.

Therapie: Bei **subglottischen Stenosen** wird der Ringknorpel gespalten und ein autologes Knorpelimplantat zur Erweiterung der Engstelle eingesetzt. Alternativ wird auch der gesamte Ringknorpel entfernt und die Trachea direkt mit dem Schildknorpel verbunden (Thyreoideotracheopexie).
Bei **Trachealstenosen** kommt es nach Entfernung des stenosierten Segments zur End-zu-End-Anastomose der oberen und unteren Trachealabschnitte. Als Ultima Ratio wird eine möglichst tiefe Tracheotomie angesehen. Diese geht jedoch, wenn auch seltener, ebenfalls mit dem Risiko einer Stenosenbildung einher.

Zusammenfassung

✖ Bei polytraumatisierten Patienten immer an die Möglichkeit einer Kehlkopfschädigung denken.

✖ Frakturen des Kehlkopfskeletts sind bei Erwachsenen häufiger als bei Kindern.

✖ Verätzungen können zu narbigen Stenosen von Kehlkopf und Trachea führen.

✖ Langzeitintubation stellt immer ein Risiko für die Entstehung von Granulomen und Stenosen dar.

Fremdkörper

Fremdkörper können aspiriert oder verschluckt werden. Aspirierte Fremdkörper finden sich vor allem bei Kleinkindern, seltener auch bei älteren Menschen. Vor dem 6. Lebensjahr stellt der Erstickungstod nach Aspiration von Fremdkörpern die häufigste häusliche Todesform dar. Verschluckte Fremdkörper werden in den meisten Fällen von selbst wieder ausgeschieden. Sie können sich jedoch im Lumen der Speisewege verfangen und dort zu Obstruktion und Perforation des entsprechenden Abschnitts führen. Auch hier sind Kinder am häufigsten betroffen, daneben findet sich jedoch auch ein nicht geringer Teil von psychiatrischen Patienten.

Aspirierte Fremdkörper

Von den Patienten mit Fremdkörperaspiration sind 75% jünger als 4 Jahre. Jungen sind dabei häufiger betroffen als Mädchen. Schluckstörungen gehen immer mit einem erhöhten Aspirationsrisiko einher.
Zu den häufigeren Fremdkörpern gehören Nahrungsbestandteile, z. B. Erdnüsse, Mais- und Getreidekörner. Organische Stoffe führen im Gegensatz zu anorganischen Fremdkörpern wie Münzen oder Knöpfen zu einer verstärkten Mukosareaktion. Diese bedingt eine zusätzliche, in den meisten Fällen noch schwerere Obstruktion als der Fremdkörper selbst. Zusätzlich besitzen viele pflanzliche Fremdkörper auch Quellcharakter (z. B. Hülsenfrüchte). Meist befindet sich der inhalierte Gegenstand im Bereich der Glottis, der Subglottis oder dem rechten Hauptbronchus. Bei Obstruktion des Kehlkopfes kann sich in kürzester Zeit eine lebensbedrohliche Atemnot entwickeln. Der rechte Hauptbronchus ist häufiger betroffen als die Gegenseite, da er auf Höhe der Trachealbifurkation steiler verläuft als der linke.

Klinik und Diagnostik

Leitsymptom bei der Aspiration von Fremdkörpern ist ein plötzlich auftretender Hustenreiz mit anfallsartigem Husten. Je nach Sitz des Fremdkörpers kommen zusätzlich Symptome wie Dyspnoe, Zyanose, Stridor oder Schmerz hinzu. Bei kleineren Fremdkörpern kann sich der Patient nach der anfänglichen Reaktion lange Zeit beschwerdefrei zeigen, bevor die Schleimhautreizung zu einer verstärkten Obstruktion führt. Diese findet sich vor allem bei organischen Stoffen. Größere Fremdkörper können bei kompletter Verlegung des Kehlkopfeingangs auch innerhalb von kurzer Zeit zum Tode führen. Dieser **Bolustod** wird durch eine vasovagale Reaktion des Körpers mit Herz-Kreislauf-Stillstand ausgelöst. Ist der Verschluss nicht vollständig oder tritt er nicht plötzlich ein, ist eher die Atemnot selbst die Todesursache. Sitzt der Fremdkörper in der Trachea, führt dies ebenfalls zu starker Atemnot. Charakteristisch ist dabei die Minderbelüftung beider Lungen, während ein im Bronchus platzierter Gegenstand nur auf der ipsilateralen Seite zu Beschwerden führt. Häufig lässt sich auskultatorisch durch die Bewegung des Fremdkörpers mit dem Atemstrom ein zusätzliches Geräusch über der Trachea wahrnehmen.

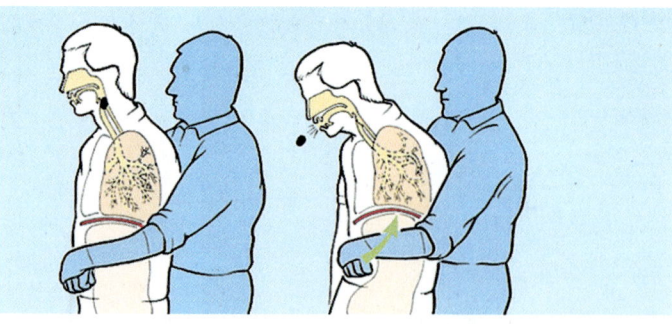

■ Abb. 1: Heimlich-Manöver. [1]

Bei älteren Patienten erschließt sich die Diagnose zumeist über die Anamnese. Bei Kindern sollte jeder plötzliche Hustenanfall ohne erkennbare Ursache an eine Fremdkörperaspiration denken lassen. Zusätzliche Symptome bei der klinischen Untersuchung wie einseitige Lungenüberblähung, verminderte Atemgeräusche oder Zyanose können den ersten Verdacht erhärten. Daneben sollte nach Möglichkeit immer eine Röntgenthoraxaufnahme angefertigt werden. Auch wenn die meisten Fremdkörper nicht strahlendicht und damit im Röntgenbild auch nicht erkennbar sind, lässt doch der Status der Lungen (z. B. Kollaps, Atelektasen, Infektionen) Rückschlüsse zu. Bei Fremdkörperverdacht erfolgt die endoskopische Abklärung mit dem starren Endoskop. Mit diesem lässt sich in gleicher Sitzung der Fremdkörper besser entfernen als mit flexiblen Instrumenten.

Therapie

In Notfallsituationen, bei vollständiger Verlegung des Kehlkopfes, kann das **Heimlich-Manöver** angewendet werden (■ Abb. 1). Hierbei erfolgt ein kräftiger Druck (entweder durch frontales Pressen oder über eine Umarmung von hinten) auf den epigastrischen Bereich. Über die so erzeugte, schnelle intrathorakale Drucksteigerung kann der Fremdkörper herausgepresst werden. Bei Misslingen muss so schnell als möglich eine Sicherung der Atemwege erfolgen, zumeist über eine Tracheotomie.
In allen anderen Fällen, die nicht mit einer akuten Lebensbedrohung einhergehen bzw. eine Endoskopie zulassen, sollte die Fremdkörperextraktion mit einer Zange erfolgen. Dabei ist darauf zu achten, dass die Zange leicht abrutschen kann und damit der betreffende Gegenstand noch tiefer in die Atemwege geschoben wird. Scharfe oder sehr große Fremdkörper müssen teilweise vor der Extraktion zerkleinert werden.

Verschluckte Fremdkörper

Prinzipiell kann nahezu jeder kleinere Gegenstand auch verschluckt werden. Da es sich bei den betroffenen Patienten zumeist um Kinder handelt, sind neben Nahrungsbestandteilen (z. B. Knochensplitter, Fischgräten, Fleischballen) auch Plastikteile von Spielzeugen oder Münzen sehr häufig (■ Abb. 2). Bei den Erwachsenen zeigt sich eine Häufung bei Personen mit Zahnersatzprothesen. Hier sind die Betroffenen teilweise nicht mehr in der Lage, die Nahrung ausreichend zu zerkleinern. Bei jüngeren Erwachsenen und auffälligen Fremdkörpern (z. B. Nägel, Glassplitter) sollte auch an psychiatrische Erkrankungsbilder gedacht werden. Verschluckte Fremdkörper werden normalerweise nach einiger Zeit von selbst wieder ausgeschieden. Teilweise bleiben die Fremdkörper jedoch stecken und müssen durch einen Arzt entfernt werden. Prädilektionsstellen hierfür sind der Zungengrund, die Tonsillen (hier sehr häufig Fischgräten), die Vallecula vor der Epiglottis sowie der Sinus piriformis. Daneben befinden sich innerhalb der Speiseröhre drei physiologische Engstellen: auf Höhe des Ringknorpels, an der Kreuzungsstelle mit Aorta und linkem Hauptbronchus sowie beim Durchtritt durch das Zwerchfell. Die häufigste ösophageale Lokalisation ist die **obere Ösophagusenge.**

Klinik und Diagnostik

Beim Verschlucken von Fremdkörpern stehen weniger der Hustenreiz als vielmehr ausgeprägte **Schluckbeschwerden** im Vordergrund. Diese können sogar das Schlucken von Speichel unmöglich machen. Daneben bestehen häufig starke retrosternale Schmerzen. Bei Lokalisation kranial der Postkrikoidregion werden die Beschwerden meist lateralisiert angegeben, kaudal kommt es zu einem beidseitigen Beschwerdebild. Sitzt der Fremdkörper im Bereich des Hypopharynx oder des oberen Ösophagus, kann sich durch Druck auf den Kehlkopf und die Trachea auch eine Luftnot zeigen. Ohrenschmerzen, Nackensteifigkeit oder Emphysembildung im Halsbereich sind als Zeichen einer **Perforation** zu werten und bedürfen sofortiger Abklärung.
Über die Pharyngoskopie können Fremdkörper in Pharynx und oberem Ösophagus bereits erkannt werden. In den meisten Fällen geben die Patienten Auskunft über den zu erwartenden Fremdkörper, z. B. ein Knochenstück nach Fleischmahlzeit. Handelt es sich um röntgendichte Gegenstände, wird eine entsprechende Aufnahme angefertigt. Häufiger muss jedoch eine Kontrastmit-

teluntersuchung durchgeführt werden, bei der eventuelle Aussparungen im Röntgenbild Rückschlüsse auf den Fremdkörper zulassen. Wegen der Perforationsgefahr darf dabei kein bariumhaltiges Kontrastmittel verwendet werden. Sind auch diese Verfahren nicht aussagekräftig, wird eine endoskopische Untersuchung der Speiseröhre durchgeführt.

Therapie

Fremdkörper im Bereich des Oropharynx können zumeist bei der einfachen klinischen Untersuchung mit Hilfe einer Zange entfernt werden. Vor der Extraktion kann die Gabe topischer Anästhetika erwogen werden. Alle scharfen Fremdkörper müssen schnellstmöglich entfernt werden, um der Gefahr einer Perforation vorzubeugen. Dazu verwendet man bei Fremdkörpern im Bereich der Speiseröhre die **starre Ösophagoskopie.** Ist der Gegenstand hiermit nicht zu entfernen, können auch Zugänge von außen, eventuell sogar verbunden mit einer Thorakotomie, erfolgen. Sowohl durch den Fremdkörper selbst als auch durch dessen Entfernung mit Hilfe des starren Endoskops kann es zur **Perforation der Speiseröhre oder des Hypopharynx** kommen. Typische klinische Zeichen hierfür sind plötzliche Nacken- oder/und Brustschmerzen, ansteigendes Fieber sowie Emphysembil-

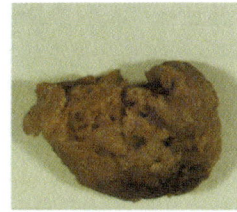

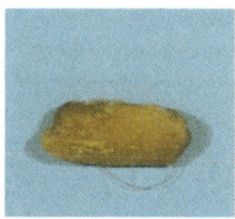

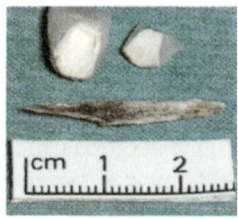

■ Abb. 2: Verschiedene verschluckte Fremdkörper: a) Fleischstück, b) Lammknochen, c) Hühnerknochen (die Zahnkronen wurden bei der starren Ösophagoskopie herausgelöst). [1]

dung am Hals. Die Perforation ist eine sehr ernst zu nehmende Komplikation, da sich in der Folge eine lebensbedrohliche Mediastinitis ausbilden kann. Über einen wasserlöslichen Kontrastmittelschluck lässt sich der Verdacht bestätigen. Die Therapie besteht in der sofortigen Behandlung mit Breitbandantibiotika sowie gegebenenfalls im chirurgischen Verschluss.

Zusammenfassung

✖ Aspirierte Fremdkörper können durch Verlegung des Kehlkopfes innerhalb kürzester Zeit zum Tode führen.

✖ Bei plötzlichen Hustenattacken von Kleinkindern immer an eine Aspiration denken.

✖ Tracheale Fremdkörper haben durch Verlegung beider Lungen eine größere Auswirkung als rein bronchiale Fremdkörper.

✖ Die meisten verschluckten Fremdkörper passieren den Magen-Darm-Trakt auf natürlichem Weg.

✖ Fieber, Nackenschmerzen und Emphysembildung müssen immer an eine Perforation denken lassen.

Benigne Tumoren des Larynx

Gutartige Neubildungen im Bereich des Kehlkopfes sind relativ häufig. Oft haben sie ihre Ursache in funktionellen Stimmstörungen, die mit Überbelastung der Stimmlippen einhergehen. Daneben kommt teilweise auch eine infektiöse Genese in Frage. Als gemeinsames Symptom findet sich bei den betroffenen Patienten eine Verlegung der oberen Atemwege unterschiedlichen Ausmaßes mit Heiserkeit, Dysphonie, Dyspnoe, Stridor und Hustenreiz.

Stimmlippenpolypen

Hierbei handelt es sich um eine Schleimhauthyperplasie der membranösen Stimmlippenanteile. Diese kann sich histologisch verschieden darstellen (gallertartig, teleangiektatisch, transitorisch) und enthält zumeist eine entzündliche Komponente. Ursächlich werden vor allem die Überbeanspruchung der Stimmlippen im Rahmen einer hyperkinetischen Stimmstörung („Phonotrauma"), Rauchen oder eine entzündliche Genese angenommen. Es zeigt sich eine Bevorzugung des männlichen Geschlechts.

Klinik: Die Patienten fallen vor allem durch Heiserkeit auf. Diese kann bei großen, im Lumen flottierenden Polypen auch alternierend auftreten. Nur bei sehr großen Polypen bestehen auch dyspnoische Beschwerden. Bei der Laryngoskopie finden sich die Neubildungen meist einseitig am Übergang vom vorderen zum mittleren Stimmlippendrittel (❚ Abb. 1a). Wichtige Differentialdiagnosen sind das Intubations- und Kontaktgranulom.

Therapie: Mikrochirurgische Abtragung mit histologischem Ausschluss malignen Wachstums, Logopädie.

Stimmlippenknötchen

Diese auch als Phonations-, Schrei- oder Sängerknötchen bezeichneten Neubildungen der Stimmlippen werden ebenfalls durch eine Überbelastung der Stimmlippen hervorgerufen. Meist sind Kinder und stimmlich geforderte weibliche Personen (z. B. Sängerinnen, Lehrerinnen) betroffen. Typischerweise sich die Knötchen beidseits an korrespondierenden Stellen der Stimmlippen, meist am Übergang vom vorderen zum mittleren Drittel. Hier ist der Ort der höchsten Belastung bei der Erzeugung hoher Frequenzen, etwa beim Singen oder Schreien (❚ Abb. 1b). Histologisch handelt es sich um eine fibrosierende Epithelverdickung mit Bindegewebsvermehrung.

Klinik: Auffällig ist eine heisere, raue Stimme. Außerdem können Räusperzwang und Fremdkörpergefühl bestehen. Häufig lässt sich bei Kindern mit Stimmlippenknötchen auch eine Hörstörung unterschiedlichen Grades nachweisen.

Therapie: Logopädische Behandlung der zugrunde liegenden Stimmstörung. Ohne diese hat auch eine chirurgische Entfernung der Gewebeknötchen keine Aussicht auf langfristigen Erfolg.

Kehlkopfzysten

Zystenbildung im Kehlkopf kann prinzipiell überall dort auftreten, wo sich kleine Schleimdrüsen befinden. Am häufigsten finden sich Zysten im Bereich der Glottis (60 %), hier v. a. im Reinke-Raum, und an den Taschenfalten (18 %). Stimmlippenzysten sind im Gegensatz zu Stimmlippenknötchen **immer einseitig** lokalisiert. Dennoch kann eine einseitige Zyste auf der Gegenseite zur Ausbildung eines Kontaktknötchens führen, was die Differentialdiagnose erschwert.

Klinik: Die Beschwerden sind abhängig von der Lokalisation der Zysten. Stimmlippenzysten führen zumeist zu Heiserkeit unterschiedlicher Ausprägung, Zysten im Bereich der Epiglottis zeichnen sich eher durch ein Globusgefühl oder Dysphagie aus. Bei der Laryngoskopie fallen die Zysten als glatte, gelbliche Raumforderungen auf, welche vom Larynxepithel überdeckt werden.

Therapie: Bei Beschwerden oder zweifelhafter histologischer Abstammung mikrochirurgische Abtragung.

Kontaktgranulom

Das Kontaktgranulom wird nur bei erwachsenen und vor allem männlichen Personen beobachtet. Es beruht auf einem zu harten Aneinanderschlagen der Stimmlippen, was auch als „harter Stimmeinsatz" bezeichnet wird. Dadurch bilden sich an den Stimmlippenfortsätzen der Aryknorpel ein- oder beidseitige Ulzera oder kugelige Granulome aus (❚ Abb. 2a). Zu den fördernden Faktoren zählen Rauchen, rezidivierender Husten, Räusperzwang und Stress. Außerdem findet sich eine Assoziation zur gastroösophagealen Refluxkrankheit.

Klinik: Es besteht eine chronische Dysphonie mit Schmerzen und Fremdkörpergefühl. Bei der Laryngoskopie fallen bei der Begutachtung der Granulome häufig miteinander korrespondierende Partien auf beiden Seiten auf, da sich die Ulzera jeweils umschließen können.

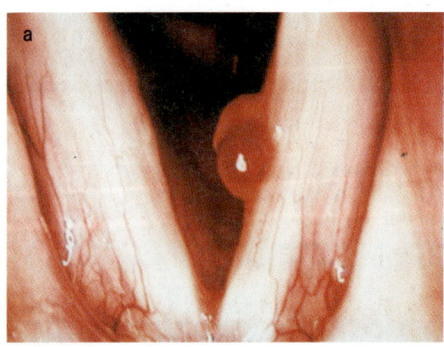
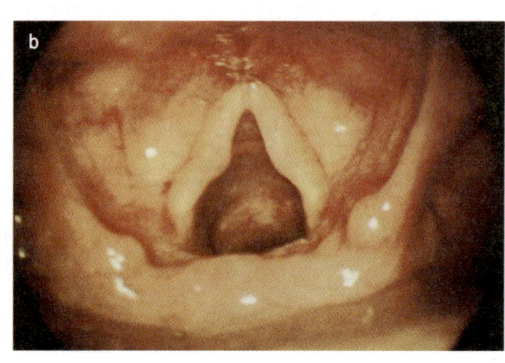

❚ Abb. 1: a) Stimmlippenpolyp. b) Stimmlippenknötchen. [7]

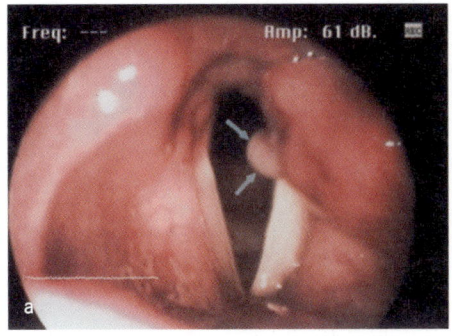 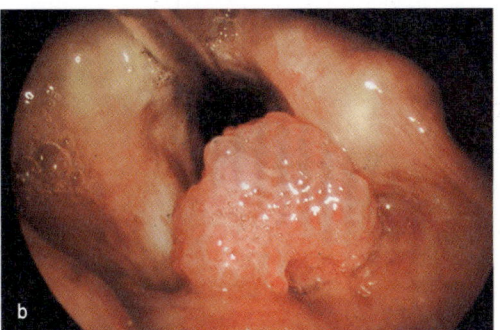

Abb. 2: a) Einseitiges Kontaktgranulom.
b) Larynx-Papillomatose. [2]

Über die Anamnese lässt sich ein Intubationsgranulom differentialdiagnostisch ausschließen, eine Probeexzision gibt Aufschluss bei Karzinomverdacht.
Therapie: Eine Stimmtherapie muss erwogen und eine Reduktion aller unterstützenden Faktoren (v. a. der eventuellen Refluxerkrankung) versucht werden. Bei anhaltendem Beschwerdebild (nach kausaler Therapie) oder unklarer Abgrenzung zu malignem Wachstum sollte eine mikrochirurgische Abtragung erfolgen. Es besteht jedoch eine hohe Rezidivneigung.

Papillome

Papillome sind primär gutartige Neubildungen der Kehlkopfschleimhaut. Sie treten im Kindesalter beetartig in Form einer Papillomatose (■ Abb. 2b) auf, beim Erwachsenen finden sich meist nur solitäre Geschwülste. Ätiologisch liegt eine Assoziation mit den Papillomaviren Typ 6 und 11 vor.

Juvenile Larynx-Papillomatose
Papillome im Kindesalter treten fast immer in großer Zahl auf und können sich ausgehend von den Stimmlippen subglottisch bis in die Trachea bzw. supraglottisch über die Taschenfalten bis zur Epiglottis verbreiten. Histologisch handelt es sich um Fibroepitheliome ohne Verhornung. Meist liegt das Erstmanifestationsalter zwischen dem 2. und 4. Lebensjahr. Danach können sie bis zum Erwachsenenalter immer wieder rezidivieren.
Klinik: Die Patienten leiden unter Heiserkeit bis hin zu vollkommenem Stimmverlust. Daneben kommt es durch Einengung des Lumens zu dyspnoischen Beschwerden und Stridor.

Bei Befall der Trachea können lebensbedrohliche Atemnotzustände auftreten.
Therapie: Bei Dyspnoe sofortige Sicherung der Atemwege (Intubation)! Über eine Laserresektion oder mikrochirurgische Abtragung kann das Lumen von den Papillomen befreit werden. Es droht jedoch eine narbige Umgestaltung der Schleimhaut mit Ausbildung von Stenosen. Im Gegensatz zum Erwachsenen wird eine maligne Entartung der Papillome nur sehr selten beobachtet.

Kehlkopfpapillome beim Erwachsenen
Beim Erwachsenen handelt es sich meist um solitäre Neubildungen im Bereich der Stimmlippen. Diese sind histologisch häufig von einer **breiten Verhornungsschicht** bedeckt, was prognostisch als ungünstig zu werten ist. Es finden sich vereinzelt bereits Dysplasien, so dass eine Abgrenzung zum Carcinoma in situ oft schwierig ist.
Klinik: Papillome bei Erwachsenen sind unauffälliger als im Kindesalter. Die

Therapie besteht ebenfalls in der chirurgischen Entfernung. Regelmäßige histologische Kontrollen sind unerlässlich, um eine maligne Entartung rechtzeitig festzustellen.

Andere gutartige Tumoren

Andere gutartige Tumoren im Bereich des Larynx sind das seltene, im Kindesalter auftretende **Larynx-Hämangiom** und das **Chondrom**. Bei Letzterem handelt es sich um eine benigne Neubildung des Knorpelgewebes. Der Tumor geht zumeist von der Ringknorpelplatte aus und verursacht bei den betroffen Patienten Heiserkeit, inspiratorischen Stridor und eine zunehmende Dyspnoe. Das Chondrom wächst allerdings sehr langsam und kann daher meist gut chirurgisch behandelt werden. Nur selten kommt es zu einer malignen Entartung in Form eines Chondrosarkoms. Sehr selten lassen sich auch **Paragangliome** im Larynx nachweisen.

Zusammenfassung

✖ Benigne Neubildungen des Larynx sind relativ häufig und hängen vor allem mit verstärkter Stimmbelastung zusammen.

✖ Bei Geschwülsten, die durch Stimmbelastungen hervorgerufen werden, muss neben einer chirurgischen Abtragung immer auch eine logopädische Stimmbehandlung erfolgen.

✖ Stimmlippenknötchen liegen immer beidseits, Stimmlippenzysten meist einseitig vor.

✖ Bei Kontaktgranulomen muss an eine entzündliche Genese im Rahmen einer Refluxerkrankung gedacht werden.

✖ Kehlkopfpapillome im Erwachsenenalter können maligne entarten.

Larynxkarzinom I

Das Larynxkarzinom ist der häufigste maligne Tumor im HNO-Bereich (40%). Es sind mit großer Mehrheit Männer betroffen (9 : 1), jedoch ist die Inzidenz bei Frauen mit zunehmendem Konsum von Risikostoffen (Zigaretten, hochprozentige Spirituosen) ansteigend. Anschaulich wird dies durch die hohe Zahl alkoholkranker (50%) oder rauchender (90%) Kehlkopfkarzinompatienten. Daneben gelten mittlerweile auch bestimmte berufliche Noxen (u.a. Asbest) als Krebs erregend, was zur Anerkennung des Larynxkarzinoms als Berufskrankheit in verschiedenen Tätigkeitsbereichen geführt hat. Auch die chronische Laryngitis geht mit einem erhöhten Risiko für die Tumorentstehung einher, besonders wenn sich im histologischen Bild bereits Dysplasien zeigen. Seltener finden sich virale Papillome (HPV Typ 6 + 11) beim Erwachsenen als fakultative Präkanzerose.

Tumorklassifikation

Wie bei allen Karzinomen des oberen Aerodigestivtrakts handelt es sich auch bei Larynxkarzinomen zum größten Teil (90%) um verhornende oder nicht verhornende **Plattenepithelkarzinome**. Daneben finden sich sehr viel seltener auch Adenokarzinome sowie kaum differenzierte Tumoren. Der Grad der Differenzierung lässt hierbei Rückschlüsse auf die Malignität zu. So zeigt etwa das hochdifferenzierte verruköse Karzinom eine weit bessere Prognose als schlecht differenzierte Neubildungen. Zumeist gehen die Tumoren aus präkanzerösen Vorstufen hervor. Hierzu zählen **Dysplasien** verschiedenen Grades und letztlich das **Carcinoma in situ**. Dieses zeigt bereits tumoröses Wachstum, hat aber noch nicht die Basalmembran durchbrochen. Nur selten findet eine direkte Umwandlung von gesundem, nicht dysplastischem Epithel in einen Tumor statt, meist handelt es sich dabei um supraglottische Karzinome.
Prädilektionsstelle für malignes Wachstum im Kehlkopf ist der Grenzbereich zwischen Plattenepithel und respiratorischem Epithel im Bereich der Linea arcuata an den Stimmlippen (65%). Daneben kommt dem prognostisch ungünstigeren Befall der Supraglottis (30%) eine große Bedeutung zu. Die sehr seltenen Karzinome im Bereich der Subglottis wachsen wahrscheinlich primär von der Glottis ein, man bezeichnet sie in so einem Fall auch als transglottische Karzinome.

Karzinome der Glottis

Karzinome der Stimmlippen sind die häufigsten Kehlkopfkarzinome (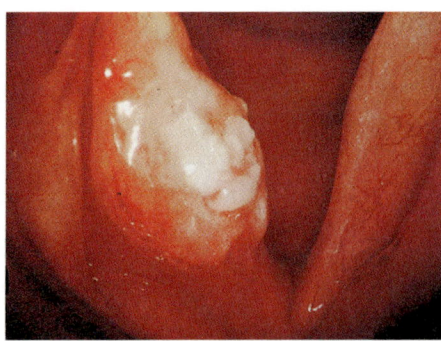 Abb. 1). Sie gehen zumeist von der Linea arcuata im Bereich des vorderen Drittels aus. Die Einteilung erfolgt anhand der Klassifikation in Tabelle 1.
Das Glottiskarzinom metastasiert im Stadium T_1 so gut wie nie, da es bei reinem Befall der Stimmbänder durch die dort fehlenden Lymphbahnen keine Metastasierungswege gibt. Bei einer Metastase in diesem Stadium muss daher vor allem an einen möglichen Zweittumor gedacht werden. Im Stadium T_2 können bereits in 20% der Fälle, im Stadium T_3 in 40% der Fälle Metastasen nachgewiesen werden. Typisch ist bei Tumoren des vorderen Stimmlippendrittels die Metastasierung in

Abb. 1: Stimmlippenkarzinom. [2]

die Delphilymphknoten, eine prälaryngeal sitzende Lymphstation.

Karzinome der Supraglottis

Die supraglottische Region wird für die Klassifikation der Tumorlokalisation in Unterbezirke unterteilt. Hierzu zählen die suprahyoidale Epiglottis, die aryepiglottische Falte, die Arytenoidgegend sowie die infrahyoidale Epiglottis mit den Taschenfalten.
Anhand dieser Bezirke erfolgt die Einteilung der supraglottischen Karzinome (Tab. 2).
Supraglottische Karzinome haben häufig (bis zu 60%) zum Zeitpunkt der Diagnosestellung bereits Metastasen gesetzt. Das liegt zum einen an den ausgeprägteren Lymphabflusswegen schon in Frühstadien, zum anderen am häufig bereits fortgeschritteneren Wachstum des Primärtumors.

Metastasen

Die regionäre Lymphmetastasierung ist für den Larynxkarzinompatienten von großer prognostischer Relevanz. Metastasen zeigen sich normalerweise zunächst in den ipsilateralen Halslymphknoten. Vor allem bei Karzinomen, die nahe der Mittellinie liegen, erfolgt schon früh auch eine kontralaterale oder bilaterale Metastasierung. Die Glottis hat bei der lymphoge-

T_{is}	Carcinoma in situ
T_1	Tumor auf Stimmlippen begrenzt, erhaltene Stimmlippenbeweglichkeit T_{1A}: Befall einer Stimmlippe T_{1B}: Beidseitiger Befall der Stimmlippen
T_2	Ausbreitung auf Supraglottis und/oder Subglottis und/oder eingeschränkte Stimmlippenbeweglichkeit (Einwachsen in Aryknorpelbereich)
T_3	Tumor beschränkt auf Larynx mit Stimmlippenfixation
T_4	Tumor überschreitet Organgrenzen, Befall z.B. von Trachea, Schilddrüse, Ösophagus

Tab. 1: TNM-Klassifikation der Glottiskarzinome.

T_1	Tumor auf einen Unterbezirk begrenzt, Stimmlippenbeweglichkeit erhalten
T_2	Befall von mehr als einem Unterbezirk, Stimmlippenbeweglichkeit erhalten
T_3	Tumor auf Larynx, Postkrikoidregion und Sinus piriformis beschränkt, Stimmlippenbeweglichkeit eingeschränkt
T_4	Tumor überschreitet Organgrenzen, Befall z.B. von Zunge

Tab. 2: TNM-Klassifikation der supraglottischen Karzinome.

nen Metastasierung eine Barrierefunktion inne und trennt bis zu einem gewissen Grad die supra- und subglottischen Abflusswege voneinander. Bei Durchbruch des Tumorgewebes durch die Lymphknotenkapsel kommt es zu Befall des umgebenden Weichteilgewebes. Dieses ist prognostisch sehr ungünstig, da hierdurch, z. B. bei Invasion großer Gefäße wie der A. carotis, Inoperabilität entstehen kann.

Hämatogene Fernmetastasen sind bei Larynxkarzinomen eher selten zu finden. Zumeist sind die Lunge und die Leber betroffen. Bei pulmonalen Metastasen kann die Abgrenzung zu einem Zweitumor nicht immer ganz leicht fallen. Überhaupt ist wie bei allen Karzinomen des oberen Aerodigestivtrakts an das erhöhte Auftreten von simultanen oder metachronen Zweittumoren zu denken, besonders beim Vorliegen von Spätmetastasen oder Metastasierung bei Tumoren in niedrigen Stadien (T_1).

Klinik und Diagnostik

Die **Symptomatik** der Larynxkarzinome ist abhängig von der Lokalisation und der Größe des Tumors (█ Abb. 2). Das Glottiskarzinom zeigt durch die Beteiligung der Stimmlippen schon relativ früh **Heiserkeit** als vorherrschendes Symptom. Daher werden Stimmlippenkarzinome auch verhältnismäßig früh erkannt und besitzen dementsprechend eine günstigere Prognose. Bei jeder Heiserkeit, welche länger als 3 Wochen anhält, sollte immer an die Möglichkeit eines Malignoms gedacht und ein HNO-Arzt konsultiert werden. Bei Ausbreitung in die Subglottis oder durch Größenzunahmen können glottische bzw. transglottische Karzinome auch **Dyspnoe** und Stridor hervorrufen. Das Gleiche gilt auch für supraglottische Karzinome. Da diese jedoch bedingt durch die weniger engen Raumverhältnisse lange symptomlos wachsen können, werden sie zumeist erst relativ spät klinisch auffällig und erkannt. Vorherrschendes Symptom sind hier eher **dysphagische Beschwerden.** Eine Heiserkeit, ausgelöst durch Einschränkun-

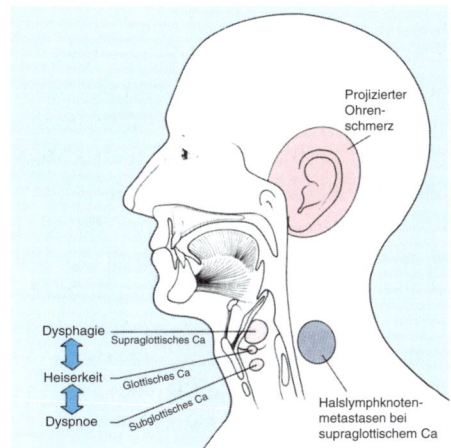

█ Abb. 2: Symptome bei Larynxkarzinomen. Für jede Region ist jeweils das häufigste Symptom hervorgehoben. In fortgeschrittenen Stadien können jedoch alle Symptome auftreten. [1]

gen der Stimmlippenbeweglichkeit, zählt bei Supraglottiskarzinomen zu den Spätsymptomen. Häufig fallen Tumoren in diesem Bereich auch erst durch Metastasenbildung in den Halslymphknoten auf. Ein projizierter Ohrschmerz ist wie beim Hypopharynxkarzinom als prognostisch ungünstig zu werten.

Zur **Diagnosestellung** erfolgt in erster Linie eine indirekte Laryngoskopie. Zur histologischen Sicherung muss mikrolaryngoskopisch eine Biopsie entnommen werden. Dabei sollten kleine Tumoren (T_{is}, Carcinoma in situ, z. T. auch T_1) direkt vollständig reseziert werden. Eine gleichzeitig durchgeführte Panendoskopie wird zur Aufdeckung eventueller Zweittumoren im oberen Aerodigestivtrakt vorgenommen. Über die Sonographie erfolgt die Untersuchung der Halsweichteile nach Metastasenbildung. Die Tumorgröße und Ausdehnung sowie der Lymphknotenstatus können durch CT und MRT bestimmt werden. Um Fernmetastasen zu erkennen, werden standardmäßig ein Röntgen-Thorax und eine Oberbauchsonographie angefertigt, bei Rezidivtumoren sollten auch eine CT-Aufnahme der Lunge und ein Knochenscan erwogen werden.

Zusammenfassung

✖ Das Kehlkopfkarzinom ist das häufigste Malignom im HNO-Bereich und betrifft in der überwiegenden Zahl der Fälle Männer.

✖ Vor allem Rauchen und Alkoholkonsum stellen die größten Risikofaktoren dar.

✖ Meist geht der Tumor aus präkanzerösen Vorstufen hervor.

✖ Das Glottiskarzinom hat bedingt durch die frühe Symptomatik und die frühe Diagnosestellung eine bessere Prognose als Karzinome der Supra- oder Subglottis.

✖ Heiserkeit ist Frühsymptom bei Glottiskarzinomen und ein Spätsymptom bei supraglottischen Karzinomen.

Larynxkarzinom II

Therapie

Die Therapie des Larynxkarzinoms ist abhängig von der Lokalisation und dem Tumorstadium. Noch immer gilt die operative Entfernung des Tumors als Primärtherapie. Dabei geht vor allem die totale Laryngektomie mit erheblichen postoperativen Belastungen für den Patienten einher. Der Operation schließt sich daher eine Phase der Stimmrehabilitation an, um den Betroffenen auch weiterhin die Kommunikation mit der Umwelt zu ermöglichen und ein ausreichendes Maß an Lebensqualität zu sichern. Kleinere Tumoren können mittlerweile auch erfolgreich primär bestrahlt werden. Die Chemotherapie hat bei der Behandlung der Tumoren bisher noch keine maßgebliche Bedeutung erlangt.

Operative Therapie

Die chirurgischen Verfahren werden eingeteilt in stimmerhaltende Maßnahmen und nicht stimmerhaltende Operationen. Zu den Letzteren gehört in erster Linie die totale Laryngektomie.

Glottiskarzinom

Kleinere Tumoren der Stimmlippen können heute über eine Bestrahlung kurativ angegangen werden. Ist dies nicht in ausreichendem Maße möglich, werden T_{is}- und T_1-Tumoren zumeist endolaryngeal mit dem Laser oder mikrochirurgisch operiert. Dabei werden bei Befall einer Seite das Epithel (Dekortikation) bzw. die gesamte Stimmlippe (Chordektomie) entfernt (Abb. 3a).

Fortgeschrittenere Tumoren, welche auf die vordere Kommissur und das vordere Drittel der gegenseitigen Stimmlippe übergreifen, werden klassischerweise mit einer **frontolateralen Teilresektion** nach Leroux-Robert behandelt (Abb. 3b). Hierbei wird als Zugang entweder die Thyreotomie gewählt oder endolaryngeal operiert. Kann mit dieser Technik nicht der gesamte Tumor entfernt werden (etwa bei Befall der Aryknorpel), kann man die Operation zu einer Hemilaryngektomie oder Dreiviertelresektion ausweiten. Teilresektionen von Kehlkopfanteilen hinterlassen für gewöhnlich eine heisere bis aphone Stimme. Daneben kommt es je nach Umfang auch zu Dysphagie, vor allem wenn die Resektion die Aryknorpel mit einschließt.

Bei sehr weit fortgeschrittenen Tumoren mit Stimmlippenfixation (T_3) oder Überschreiten der Organgrenzen (T_4) bleibt in der überwiegenden Mehrheit der Fälle nur noch die Totalre-

sektion des Kehlkopfes, teilweise mitsamt benachbarten Strukturen (z. B. Hypopharynx). Bei der **Laryngektomie** kommt es zur Trennung der Luft- und Speisewege durch Absetzung des Kehlkopfes und des Zungenbeins von Hypopharynx und Trachea. Die Luftröhre wird über ein Tracheostoma mit der Halswand verbunden. Zu einer extrem ungünstigen Prognose kann hierbei das operative Verschleppen von Tumorbestandteilen bei der Anlage des Tracheostomas führen. Der Pharynxdefekt wird über chirurgische Nähte verschlossen. Dadurch kommt es seltener zu Schluckbeschwerden als bei Teilresektionen. Bis zur Wundheilung werden die betroffenen Patienten über eine pernasale Magensonde ernährt.

Supraglottisches Karzinom

Kleinere Karzinome der Stadien der T_1 und T_2 haben häufig noch nicht die Glottis überschritten. Hier besteht die Möglichkeit einer **horizontalen Kehlkopfteilresektion** nach Alonso (Abb. 3c). Dabei erfolgt über einen horizontalen Zugang die Entfernung der supraglottischen Larynxabschnitte (Epiglottis, Taschenfalten, Morgagni'scher Ventrikel und oberes Schildknorpeldrittel) bei Erhaltung der Stimmritze und der Stellknorpel. Teilweise wird die Resektion auch peroral durchgeführt. Mit der horizontalen Teilresektion gehen postoperativ meist erhebliche Schluckbeschwerden einher. Häufiges Aspirieren von Nahrungsbestandteilen kann sekundär eine Reoperation mit totaler Laryngektomie erforderlich machen.

Größere Karzinome müssen im Allgemeinen mit einer totalen Laryngektomie, unter Umständen inklusive benachbarter Strukturen (Hypopharynx, Zunge), therapiert werden. Dabei erfolgt wegen der hohen Metastasierungsfrequenz zusätzlich eine Neck-Dissection.

Transglottisches Karzinom

Bei transglottischen Karzinomen oder rein subglottischen Tumoren erfolgt ebenfalls eine totale Laryngektomie inklusive Entfernung der oberen Trachealknorpel.

Metastasen

Bei nachweisbaren lymphoregionären Metastasen erfolgt immer eine Neck-Dissection. Daneben wird diese bei allen supraglottischen Karzinomen, bei Glottiskarzinomen der Stadien T_3 und T_4 sowie bei allen transglottischen Karzinomen durchgeführt. Eine beidseitige Sanierung der Lymphbahnen sollte bei allen medial gelegenen Tumoren erfolgen. Der Neck-Dissection schließt sich bei Metastasennachweis für gewöhnlich eine Nachbestrahlung an.

Strahlentherapie

Eine Strahlentherapie mit kurativer Absicht wird nur bei kleineren Glottiskarzinomen mit reinem Stimmlippenbefall durchgeführt. Diese sprechen meist gut auf die Behandlung an, bei T_1-Tumoren liegt die Heilungstendenz bei etwa 95 %. Vor allem bei beidseitigem Befall der Stimmlippen wird fast immer eine Radiotherapie den chirurgischen Verfahren vorgezogen. Allerdings bedarf die hochdosierte Strahlentherapie als

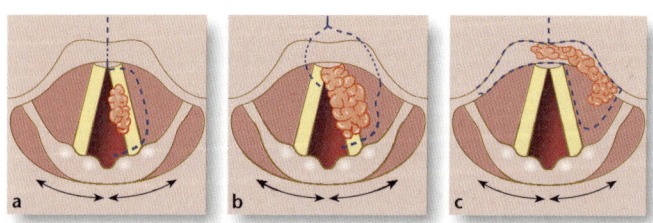

Abb. 3: Operative Techniken bei Larynxkarzinomen: a) Thyreotomie mit Chordektomie, b) frontolaterale Teilresektion (Leroux-Robert), c) supraglottische Teilresektion. [8]

alleinige Therapieform einer relativ langen Behandlungsdauer (meist 6 Wochen), was bei der Therapieplanung mit den betroffenen Patienten auf jeden Fall zur Sprache gebracht werden muss. Größere Tumoren mit Metastasenbildung werden nur postoperativ bestrahlt. Bei inoperablen Karzinomen kann eine palliative Bestrahlung zur Verbesserung der Lebensqualität erwogen werden.

Tumornachsorge und Prognose

Neben der Erkennung lokaler Rezidivtumoren spielt eine **engmaschige Tumornachsorge** vor allem für die Aufdeckung möglicher Zweittumoren oder asymptomatischer Fernmetastasen eine gewichtige Rolle. Dabei erfolgt zunächst in sechswöchigen Intervallen eine klinische Untersuchung aller benachbarten Schleimhautabschnitte inklusive sonographischer Beurteilung der Halsweichteile. Röntgenthoraxaufnahmen sollten in größeren Abständen ebenfalls angefertigt werden, um Metastasenabsiedelung in den unteren Atemwegen frühzeitig zu erkennen. Kam es operativ nur zu Teilresektionen, ist eine mikrolaryngoskopische und radiologische (MRT) Kontrolle der erhaltenen Larynxabschnitte unverzichtbar. Die **Prognose** ist deutlich von der Lokalisation und dem Stadium des Tumors abhängig. Dabei zeigt sich die beste Prognose mit einer 5-Jahres-Überlebensrate von fast 100% bei den kleineren glottischen Karzinomen der Stadien T_{is} und T_1. Mit zunehmender Größe sinkt die Prognose bis zu einer 5-Jahres-Überlebensrate von 50% bei glottischen Tumoren im Stadium T_4. Das Auftreten von lymphoregionären Metastasen verschlechtert die Prognose jedoch noch einmal um fast die Hälfte. Generell zeigen supraglottische und transglottische Karzinome eine schlechtere 5-Jahres-Überlebensrate als reine Stimmlippentumoren. Schon im Stadium T_1 liegt sie hier nur bei 70–80%, in fortgeschritteneren Fällen sinkt sie bis auf 30%.

Folgen der Laryngektomie und Stimmrehabilitation

Die totale Laryngektomie geht für die betroffenen Patienten mit schwerwiegenden Folgen einher. Neben dem Verlust der Stimme kommt es durch die Trennung von Luft- und Speiseweg auch zur Minderbelüftung der Nase, was sich in Geruchsstörungen und Schleimhautverkrustung zeigt. Daneben unterbleibt die Anfeuchtung und Erwärmung der Atemluft,

Entzündungen der Trachea mit Borkenbildung können die Folge sein. Über Trachealabdichtungen müssen die unteren Atemwege beim Waschen, Duschen oder Schwimmen geschützt werden.

Als größte postoperative Belastung wird jedoch in den meisten Fällen der Stimmverlust empfunden. Auf diesen gilt es den Patienten schon vor Behandlungsbeginn vorzubereiten und eventuelle Auswirkungen auf die Lebensführung des Patienten anzusprechen. In Zusammenarbeit mit Logopäden schließt sich an eine Laryngektomie eine intensive Stimmrehabilitation an. Zur Entwicklung einer Ersatzstimme stehen verschiedene Verfahren zu Auswahl. Die einfachste Methode ist das Erlernen der **Ruktusstimme.** Bei dieser kommt es durch Schlucken von Luft in die oberen Ösophagusabschnitte und schnelles Wiederherauspressen zur Stimmbildung innerhalb des Hypopharynx. Die Schleimhäute des Rachens wirken dabei als Pseudoglottis. Eine Alternative oder Ergänzung hierzu bilden die **elektronischen Sprechhilfen.** Diese werden auf die Mundbodenmuskulatur aufgelegt und geben über einen Frequenzgenerator Schwingungen an den Pharynxluftraum weiter. Allerdings kann so nur ein relativ blechern und monoton klingendes Stimmbild erzeugt werden. Als Mittel der Wahl gilt mittlerweile die Anlage einer **Stimmprothese** mit Ventilmechanismus (█ Abb. 4). Diese erlaubt einen gerichteten Luftstrom zwischen Trachea und Ösophagus. Die Stimmbildung erfolgt ebenfalls im Bereich des pharyngoösophagealen Übergangs. Hierbei besteht jedoch ein erhöhtes Aspirations- und Infektionsrisiko, außerdem muss die Prothese regelmäßig gewechselt werden.

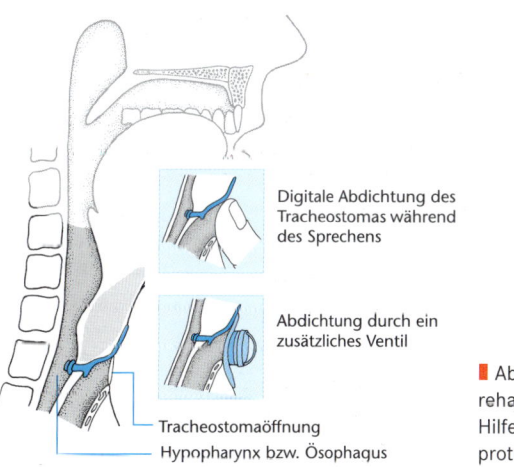

Digitale Abdichtung des Tracheostomas während des Sprechens

Abdichtung durch ein zusätzliches Ventil

Tracheostomaöffnung
Hypopharynx bzw. Ösophagus

█ Abb. 4: Stimmrehabilitation mit Hilfe einer Stimmprothese. [2]

Zusammenfassung

- ✖ Glottiskarzinome der Stadien T_{is} und T_1 können primär bestrahlt werden.
- ✖ Supraglottische Karzinome und weit fortgeschrittene Glottiskarzinome müssen mit einer totalen Laryngektomie behandelt werden.
- ✖ Bei Metastasennachweis sollte immer eine Neck-Dissection mit Nachbestrahlung erfolgen.

E Hals und lymphatische Strukturen

Anatomie, Leitsymptome und Diagnostik

Anatomie

Der Hals wird nach oben durch den Unterrand der Mandibula, den Warzenfortsatz sowie die Protuberantia occipitalis begrenzt. Nach unten wird die Halsregion durch die Thoraxapertur abgeschlossen. Bei der Frontalansicht des Halses dominiert der M. sternocleidomastoideus. Dieser zieht vom sternoklavikularen Übergang schräg nach dorsal zum Warzenfortsatz. Er teilt das seitliche Halsdreieck von der Regio colli mediana ab. Der M. omohyoideus überkreuzt den M. sternocleidomastoideus etwas lateral der Schilddrüse und zieht zum Zungenbein. Unterhalb der Kreuzungsstelle grenzen beide Muskeln die Supraklavikularregion ein, oberhalb bilden sie zusammen mit dem hinteren Bauch des M. digastricus das Trigonum caroticum. Hinterer und vorderer Bauch des M. digastricus bilden zusammen mit dem lateralen Unterkieferrand das Trigonum submandibulare. Zwischen den beiden vorderen Bäuchen und dem Zungenbein liegt die Submentalregion (▌ Abb. 1).

Über das oberflächliche, das mittlere und das tiefe Blatt der **Halsfaszie** wird der Hals in Spatien unterteilt. Die oberflächliche Faszie umhüllt den M. sternocleidomastoideus und den M. trapezius jeder Seite, die mittlere Faszie legt sich um die infrahyoidale Muskulatur und die tiefe Faszie liegt der tiefen Halsmuskulatur direkt auf. Zwischen dem mittleren und dem tiefen Faszienblatt befinden sich die Halsorgane Schilddrüse, Kehlkopf und Trachea sowie Pharynx und Speiseröhre. Die großen Gefäße und Nerven werden von einem eigenen Bindegewebssack umhüllt, welcher wiederum mit der mittleren Halsfaszie verbunden ist.

Große Halsgefäße

Die **A. carotis communis** teilt sich kaudal des Zungenbeins in ihre beiden Äste auf. In der Gabelungsstelle befindet sich das **Glomus caroticum,** eine Ansammlung von Chemorezeptoren, die der Kreislaufregulation dienen. Der Verlauf von A. carotis interna und externa kann variieren. Die **A. carotis externa** gibt vor ihrem Austritt aus der Halsregion mehrere Äste zur Versorgung von Halshaut, Halsorganen und Gesicht ab. Die **A. carotis interna** gibt vor ihrem Eintritt in die Schädelbasis keine Äste ab. Der untere Halsabschnitt wird neben der A. carotis externa zu großen Teilen auch durch den **Truncus thyreocervicalis** mit Blut versorgt. Dieser entspringt der A. subclavia.

Der venöse Rückstrom von Kopf und Hals erfolgt über die **V. jugularis interna,** zum Teil auch über die kleinere, oberflächlich verlaufende **V. jugularis externa**. Die V. jugularis interna verläuft mit der A. carotis communis in der Gefäßnervenscheide des Halses.

Lymphbahnen

Ein Drittel (etwa 300) aller Lymphknoten des Menschen liegt in der Halsregion. Dabei finden sich zum einen regionäre Lymphknoten nahe den Halsorganen, daneben aber auch überregionäre Lymphknoten entlang den großen Gefäßen. Zu diesen gehören vor allem die tiefen Halslymphknoten entlang der V. jugularis interna, die **Ndd. cervicales profundi,** welche ihrerseits in drei Abschnitte unterteilt werden. In diese drainieren die Lymphabflussgebiete des Kopfes und der Gesichtsregion (auch Gl. parotis) über die okzipitalen, bukkalen, submentalen, submandibulären und oberflächlichen Lymphstationen. Entlang dem N. recurrens und der V. jugularis externa finden sich ebenfalls Lymphknotenketten mit überregionären Einflussgebieten. Von besonderer klinischer Bedeutung sind die supraklavikulären Lymphknoten. Neben Zuflüssen aus dem Halsbereich drainieren auch infraklavikuläre Gebiete, v. a. Brustraum und obere Extremität, in diese Lymphstationen. Die **Virchow-Drüse** in der linken Supraklavikularregion ist von besonderer klinischer Bedeutung: Hier können sich Metastasen abdomineller Tumoren (z. B. Magen-Ca) manifestieren und zu tastbaren Lymphknotenvergrößerungen führen. Häufig werden die Lymphdrainagegebiete der Kopf-Hals-Region klinisch in sechs Hauptkompartimente unterteilt (▌ Abb. 2).

Nerven

Der **Plexus cervicalis** übernimmt mit seinen Endästen die sensible Versorgung der Halshaut. Diese treten im **Erb'schen**

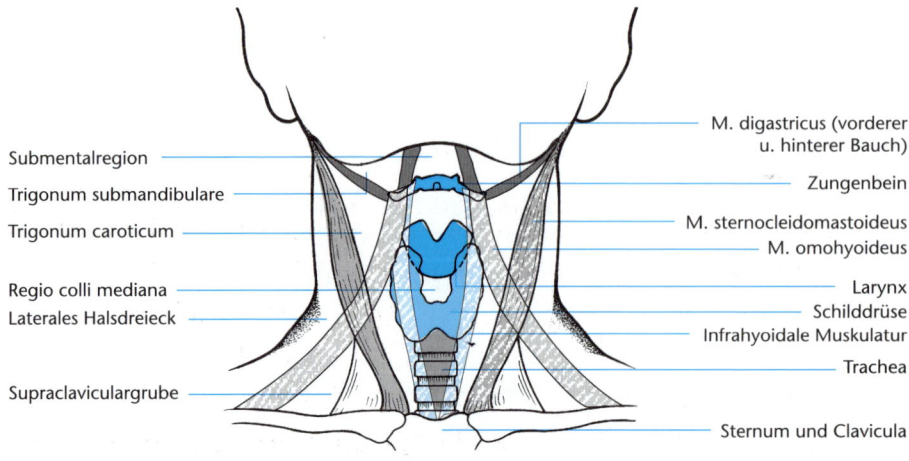

Submentalregion
Trigonum submandibulare
Trigonum caroticum
Regio colli mediana
Laterales Halsdreieck
Supraclaviculargrube

M. digastricus (vorderer u. hinterer Bauch)
Zungenbein
M. sternocleidomastoideus
M. omohyoideus
Larynx
Schilddrüse
Infrahyoidale Muskulatur
Trachea
Sternum und Clavicula

▌ Abb. 1: Topographie des Halses. [2]

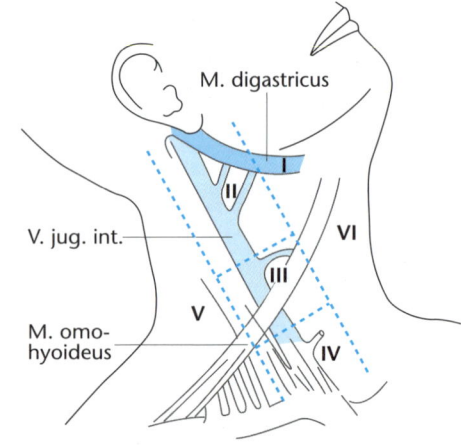

M. digastricus
V. jug. int.
M. omohyoideus

▌ Abb. 2: Einteilung der Kopf-Hals-Drainagegebiete in sechs Kompartimente (nach AJAC – American Joint Commitee of Cancer). [2]

Punkt hinter dem M. sternocleidomastoideus an die Oberfläche. Die motorische Versorgung der Halsmuskulatur erfolgt über die Hirnnerven XI, XII und die Ansa cervicalis profunda. Die Halsorgane werden durch den **N. vagus** und den **N. glossopharyngeus** versorgt. Der N. vagus verläuft dabei mit A. carotis communis und V. jugularis interna in der Gefäßnervenscheide des Halses. Dorsal davon befindet sich auch der **Grenzstrang** des sympathischen Nervensystems.

Leitsymptome
Schwellung

Grundsätzlich gilt es abzuklären, ob es sich bei der Schwellung um Lymphknoten handelt oder andere Ursachen (z.B. Zysten, Tumoren) in Betracht kommen. Schwellungen des Halses können diffus oder umschrieben auftreten. Daneben ist die Unterscheidung zwischen schmerzhaften und schmerzlosen sowie zwischen beweglichen und unbeweglichen Resistenzen von Bedeutung. Je nach Lokalisation der Schwellung lassen sich bereits Rückschlüsse auf die Genese ziehen.

Schmerz

Bei Schmerzen im Bereich des Halses muss neben den verschiedenen Organen immer auch an eine osteomuskuläre Genese gedacht werden. Liegen zusätzlich Bewegungseinschränkungen vor, muss neben den Halsweichteilen auch die HWS genau untersucht werden. Umschriebene, organbezogene Schmerzen deuten auf ein entzündliches Geschehen hin. Schmerzen während des Schluckvorgangs müssen ebenfalls erfasst und abgeklärt werden.

Diagnostik
Klinische Untersuchung

Bei der Inspektion ist auf sichtbare Veränderungen der Halssilhouette zu achten. Sichtbare Lymphknotenschwellungen sind bereits krankheitsverdächtig. Die Palpation erfolgt von vorn und von hinten beidhändig vergleichend. Dabei ist jede Schwellung und Lymphknotenstation auf Schmerz, Verschieblichkeit und Konsistenz hin zu untersuchen. In der Regio colli mediana findet sich die Schilddrüse. Im nuchalen Bereich des Halses sind die Gelenke der Halswirbelsäule zu untersuchen und auf Druckschmerzhaftigkeit hin zu überprüfen.

Bildgebende Verfahren

Die **Sonographie** hat bei der Untersuchung der Halsweichteile die größte Bedeutung. Über die B-Scan-Sonographie lassen sich Lymphknoten besser als durch die Palpation beurteilen und eventuelle Metastasen erkennen. Auch Halszysten, entzündliche Prozesse und Schilddrüsenveränderungen sind mit ihr erfassbar. Die Farb-Duplexsonographie wird bei der Beurteilung der Halsgefäße oder der Vaskularisation möglicher Tumoren eingesetzt.
Die **Computertomographie** hilft bei der Bestimmung der Ausdehnung von Tumoren oder Entzündungen, vor allem wenn es sich um ein knochennahes oder infiltratives Geschehen handelt. Daneben wird das CT für die Planung bei der Strahlentherapie benutzt. Eine bessere Darstellung des Weichteilgewebes (Tumoren, Metastasen, entzündliche Prozesse) erlaubt die **Magnetresonanztomographie.**
Heutzutage erfolgt die Darstellung der Halsgefäße vermehrt über die **digitale Subtraktionsangiographie** (DSA). Alternativ kann auch eine MRA, also eine Angiographie unter MRT-Kontrolle, durchgeführt, oder die Duplexsonographie zur Darstellung des Blutflusses angewandt werden. Die **PET** bietet Hinweise auf das Wachstum eines malignen Tumors durch Darstellung der erhöhten Stoffwechselleistung. Dabei führt die Ansammlung von radioaktiv markierter Glukose zur erhöhten Emission von Positronen, was wiederum durch eine zweidimensionale Tomographie dargestellt werden kann.

Biopsie

Jede ungeklärte, länger als 4 Wochen bestehende Lymphknotenschwellung sollte Anlass für eine histologische Untersuchung sein. Dazu wird entweder ein Lymphknoten chirurgisch entnommen oder eine Feinnadelbiopsie durchgeführt. Von einer **Sentinel-Node-Biopsie** spricht man bei Entnahme des Schildwächterlymphknotens, des ersten Lymphknotens im Drainagegebiet eines Primärtumors.

Zusammenfassung
- In der Halsregion findet sich die größte Dichte an Lymphknoten im Körper. Auch infraklavikuläre Bereiche drainieren dorthin.
- Eine Halsschwellung muss hinsichtlich ihrer Verschieblichkeit, ihrer Schmerzhaftigkeit und ihrer Konsistenz untersucht werden.
- Sichtbare Lymphknoten sind immer krankheitsverdächtig.
- Eine länger als 4 Wochen bestehende ungeklärte Lymphknotenschwellung sollte histologisch untersucht werden.

Entzündungen der Halsregion

Entzündungen der Halsregion werden in oberflächliche Entzündungen der Halshaut, entzündliche Veränderungen der Lymphknoten und tiefe entzündliche Prozesse eingeteilt. Die oberflächlichen Entzündungen werden im Folgenden ausgespart, da sie zumeist nicht durch den HNO-Arzt, sondern eher durch den Dermatologen diagnostiziert und behandelt werden.

Entzündliche Lymphknotenerkrankungen

Bei den meisten Entzündungsreaktionen im Kopf-Hals-Bereich zeigt sich auch eine mehr oder minder starke Beteiligung der zervikalen Lymphknoten. Vor allem bei Kindern sind Halslymphknotenschwellungen sehr häufig durch unspezifische Entzündungen des oberen Aerodigestivtrakts bedingt. Daneben gehen auch viele spezifische Infektionskrankheiten mit einer Lymphadenopathie einher. Bei allen entzündlich bedingten Lymphknotenveränderungen findet sich eine Schwellung als Leitsymptom. Im Gegensatz zu malignen Erkrankungsbildern kann sich zudem typischerweise eine Druck- oder Dauerschmerzhaftigkeit zeigen. Fieber ist ein weiteres Merkmal einer allgemeinen Entzündungsreaktion, findet sich differentialdiagnostisch jedoch auch bei malignen Lymphomen. Bei lokalisierten Schmerzen in anderen Bereichen des Kopf-Hals-Bereichs, etwa Rachen-, Ohr- oder Zahnschmerzen, ist eine entzündliche Genese einer Lymphknotenveränderung sehr wahrscheinlich.
Man unterscheidet klinisch akute und chronische Lymphadenopathien. Letztere zeichnen sich durch ein länger als 4 Wochen andauerndes Beschwerdebild aus.

Akute Lymphadenitis colli

Akute Lymphadenopathien finden sich zumeist zeitgleich oder im Anschluss an unspezifische bakterielle oder virale Infektionen der oberen Luft- und Speisewege. Typisch ist etwa das Auftreten im Rahmen einer bakteriellen Tonsillitis, Sinusitis oder Pharyngitis. Virale Erkrankungen, die mit einer akuten Lymphadenopathie einhergehen, sind z. B. die infektiöse Mononukleose (EBV), Infektionen mit Röteln- und Zytomegalieviren, aber auch Infektion mit dem HI-Virus. Bei Letzterer ist die Lymphadenitis sogar oft das Erstsymptom.
Klinik und Diagnostik: Lymphknotenveränderungen sind unspezifisch und lassen keine Rückschlüsse auf den Primärherd der Entzündung zu. Typisch für die akute Lymphadenopathie sind weiche, dolente Schwellungen. Zusätzliche Symptome (z. B. Fieber, Schwäche, Schluckbeschwerden, Schmerzen) können bei der Differentialdiagnose hilfreich sein, sind jedoch meist ebenfalls unspezifisch. Bei schweren Verläufen kann es selten zur Einschmelzung der Lymphknoten oder bei Durchbruch durch die Haut zur Fistelbildung kommen. Diagnostisch erfolgt eine gründliche HNO-ärztliche Untersuchung des oberen Aerodigestivtrakts. Dabei kann die Lokalisation der Lymphknotenschwellung Hinweise auf den Entzündungsherd geben. Bei unklarem Primärherd oder unbekannter Grunderkrankung sollte daneben eine Blutuntersuchung mit Differentialblutbild, Infektionsserologie und Entzündungsparametern erfolgen. Über die Sonographie lässt sich das Ausmaß der Lymphadenopathie beurteilen. Im Zweifelsfall erfolgt die histologische Sicherung des Lymphknotens.
Therapie: entsprechend der Grunderkrankung. Häufig erfolgt bei unklarer Ursache eine probatorische Antibiotikagabe.

Chronische Lymphadenitis colli

Bei einer länger als 4 Wochen bestehender Lymphadenitis ist die Abgrenzung entzündlicher Lymphknotenveränderungen von malignen Lymphomen von herausragender Bedeutung. Chronische Lymphknotenschwellungen finden sich bei einer Reihe spezifischer Systemerkrankungen (s. u.).
Diagnostik: Vor allem ist eine gründliche Anamnese notwendig. Diese muss bedingt durch das potentiell breite Erregerspektrum u. a. Informationen zu den Lebensumständen des Patienten, den Ernährungsgewohnheiten, dem beruflichen Umfeld, Urlaubsaufenthalten usw. ergeben. Entsprechend den Verdachtsdiagnosen sollten spezifische Erregerserologien durchgeführt werden. Über die Histologie lässt sich die Diagnostik weiter einschränken.
Therapie: entsprechend der Grunderkrankung.

Tuberkulose

Meist durch eine postprimäre hämatogene Infektion. Die zervikalen Lymphknoten erscheinen geschwollen, schmerzlos, derb und verbacken (▪ Abb. 1). Teilweise zeigt sich eine Fistelbildung. Im Röntgen-Thorax können sich Lungenherde nachweisen lassen. Die Diagnose erfolgt daneben über den Tuberkulintest und direkten Erregernachweis. Die Therapie besteht in der chirurgischen Exstirpation in Kombination mit Tuberkulostatika.

Sarkoidose

Zumeist sind die supraklavikulären und mediastinalen Lymphknoten betroffen. Besteht kein Lungenbefund, erfolgt die Diagnostik über den histologischen Nachweis der typischen nichtverkäsenden Granulome im Gewebebiopsat. Daneben sind erhöhte Serumwerte von Angiotensin-converting-Enzym nahezu beweisend.

Lues

Derbe, schmerzlose Lymphknotenschwellungen finden sich im Stadium I und II. Im Stadium III fehlt für gewöhn-

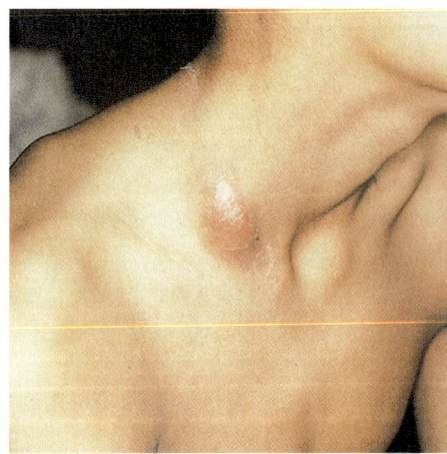

▪ Abb. 1: Lymphknotentuberkulose, die Lymphknoten stehen kurz vor dem Durchbruch nach außen. [1]

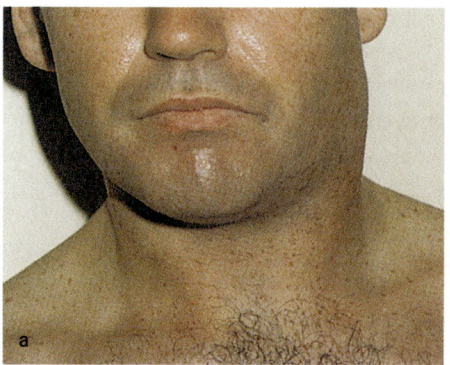 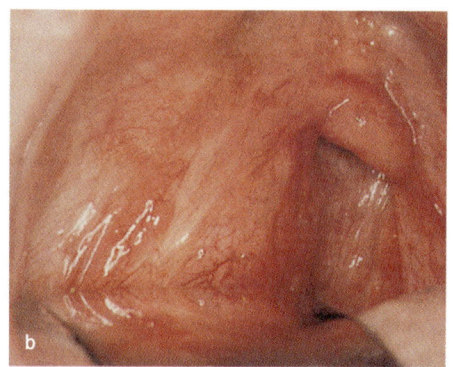

■ Abb. 2: a) Parapharyngealabszess. b) Peritonsillarabszess, rechtsseitig, mit Verdrängung der
Uvula zur Gegenseite. [1]

lich eine Lymphknotenbeteiligung. Die
Diagnose erfolgt über die Serologie und
die Kultur.

HIV-Infektion

Die akute HIV-Infektion geht mit Fieber
und Lymphknotenschwellungen ähnlich
dem Pfeiffer'schen Drüsenfieber nach
EBV-Infektion einher. Einige Monate
danach kommt es zum **Lymphadeno-
pathiesyndrom** mit persistierender
Entzündung der zervikalen Lymphknoten.
Daneben finden sich chronische Lymphadenopathien auch bei Toxoplasmose,
Infektionen mit atypischen Mykobakterien, Aktinomykose und vielen anderen
Erkrankungen.

Tiefe Halsentzündungen
Halsabszess

Abszesse können sich im Halsbereich
innerhalb der anatomisch festgelegten
Spatien ausbreiten. Dabei wird unterschieden zwischen:

▶ Parapharyngealabszessen (■ Abb. 2a)
▶ Retropharyngealabszessen
▶ Abszessen im Bereich der Submandi-
bularloge
▶ Abszessen im Bereich der Parotisloge
▶ Peritonsillarabszessen (■ Abb. 2b)

In den meisten Fällen handelt es sich
bei den Erregern um Staphylococcus
aureus oder Streptokokken. Die Eintrittspforte ist je nach befallenem
Spatium die Mundhöhle, die Tonsillen,
der Rachenraum oder auch der Warzenfortsatz (nach Mastoiditis).
Klinik und Diagnostik: Man sieht
zumeist fieberhafte Krankheitsverläufe
mit starken Schmerzen, Schluckbeschwerden und teilweise schwellungs-
bedingter Luftnot. Der Abszess ist von
außen nicht immer zu sehen, eine
Hautveränderung tritt nur selten auf.
Auch eine Schwellung muss nicht obligat vorhanden sein. Im Labor finden
sich stark erhöhte Entzündungsparameter. Die Diagnose wird durch das klinische Bild, Sonographie und gegebenenfalls auch mit Hilfe von CT und MRT
gestellt.

Therapie: hochdosierte Antibiotikabehandlung entsprechend der Grunderkrankung. Der Abszess selbst wird
chirurgisch eröffnet und drainiert.

Halsphlegmone

Bei einer Halsphlegmone zeigt sich eine
diffuse Entzündung der Halsweichteile.
Im Gegensatz zum Abszess ist diese
nicht sicher begrenzt und über die
bildgebenden Verfahren (Sono, CT,
MRT) auch nicht genau darstellbar.
Durch die Gefahr des Übergreifens der
Entzündung auf die Weichteile der
Mediastinalregion besteht dringender
Handlungsbedarf, um lebensbedrohliche
Komplikationen zu vermeiden.
Klinik: Die Patienten befinden sich zumeist in einem hochfieberhaften geschwächten Allgemeinzustand. Der gesamte betroffene Halsbereich erscheint
diffus druckschmerzhaft und ödematös
geschwollen.
Therapie: hochdosierte Behandlung
mit Breitspektrumantibiotika. Zudem
müssen alle Halsspatien chirurgisch eröffnet werden.

Zusammenfassung

✖ Druck- oder Dauerschmerz spricht bei Halslymphknotenvergrößerungen
eher für eine entzündliche Genese.

✖ Neben unspezifischen bakteriellen oder viralen Entzündungen des Kopf-
Hals-Bereichs gehen auch einige spezifische entzündliche Systemerkrankungen mit Lymphknotenschwellungen einher.

✖ Halsabzesse breiten sich innerhalb der Halslogen aus und werden durch
diese auch begrenzt.

✖ Eine Halsphlegmone ist eine diffuse Entzündung der Halsweichteile.

Fehlbildung und gutartige Neubildung des Halses

Fehlbildungen des Halses
Mediane Halszyste und Halsfistel

Mediane Halszysten stellen Relikte des **Ductus thyroglossus** dar (▌Abb. 1a). Während der Embryonalentwicklung kommt es zum Deszensus von Schilddrüsengewebe vom Zungengrund (Foramen caecum) zur späteren Position vor den Kehlkopfknorpeln. Der dabei entstandene Gang kann unverschlossen verbleiben und sich zur Zyste umbilden. Bei Durchbruch nach außen oder iatrogener Eröffnung kommt es zur Fistelbildung. Am Foramen caecum kann daneben auch Schilddrüsengewebe verbleiben, man spricht von einer **Zungengrundstruma**.

Klinik: Eine **Halszyste** stellt sich als median oder paramedian gelegene Schwellung dar. Diese kann rezidivierend oder dauerhaft auftreten und ist typischerweise schluckverschieblich. Bei Entzündungen kann es zu schmerzhaften entzündlichen Verklebungen mit der Haut kommen. Eine **Halsfistel** wird meist durch Austreten von Sekret bemerkt. Befindet sich innerhalb der Zyste ektopes Schilddrüsengewebe, kann dieses in seltenen Fällen durch Druck auf den Kehlkopf auch zu Atemnot führen.

Therapie: Die Zyste muss reseziert werden. Dabei kommt es auch zur Entfernung des medialen Zungenbeinkörpers. Beim Nachweis einer Zungengrundstruma muss vor der Resektion eine ausreichende Menge an funktionsfähigem Restgewebe sichergestellt werden. Durch die teilweise erhebliche Vaskularisation besteht eine erhöhte Blutungsgefahr.

Laterale Halszyste und Halsfistel

Laterale Halszysten sind wahrscheinlich Residuen der embryonalen Schlundbögen bzw. des **Ductus cervicalis.** Manchmal besteht eine gangartige Verbindung mit der Fossa supratonsillaris, was auf ein Relikt der zweiten Schlundtasche hindeutet. Daneben wird aber auch eine entzündliche Veränderung von Halslymphknoten als Ursache diskutiert. Laterale Halszysten finden sich **am Vorderrand des M. sternocleidomastoideus** zumeist eng an der Karotisgabel und erscheinen als prallelastische, verschiebliche Schwellung (▌Abb. 1b). Eine Fistelbildung zeigt sich häufig erst nach iatrogener Manipulation.

Klinik: Bei Entzündungen der Zyste oder des Fistelsekrets treten Schmerzen auf.

Therapie: totale Exstirpation, meist mit Entfernung der Tonsillen.

Schiefhals – Torticollis

Ein Schiefhals ist angeboren oder kann im Rahmen verschiedener Erkrankungen erworben werden. Zu Letzteren gehören Pathologien des M. sternocleidomastoideus, welche je nach Grunderkrankung muskulärer, neurologischer, tumoröser oder rheumatischer Genese sein können. Auch ossäre Veränderungen der HWS gehen mit einer bleibenden Abweichung des Halses von der Nullstellung einher. Ein funktioneller Schiefhals entsteht durch Schonhaltung nach Verletzung oder Entzündungen im Halsbereich.

Vor allem nach malignen Tumorerkrankungen des oberen Aerodigestivtrakts, welche eine Neck-Dissection nötig gemacht haben, bildet sich bei vielen Patienten durch die Entnahme des M. sternocleidomastoideus sekundär ein Schiefhals aus.

Gutartige Neubildungen
Hämangiom

Hämangiome sind eigentlich gutartige Neubildungen des Gefäßsystems. Nicht selten sind sie schon bei Geburt vorhanden oder zeigen sich innerhalb der ersten Lebensmonate. Das Vorkommen ist nicht auf den Hals beschränkt, hier jedoch häufig. Bei symmetrischem Auftreten im Kopfbereich spricht man auch vom „Storchenbiss". Die Tumoren liegen oberflächlich und zeigen kein invasives Wachstum.

Klinik: Hämangiome sind meist symptomarm und nur selten durch ihre Größe hämodynamisch wirksam.

Therapie: Aufgrund der hohen Rückbildungsrate sollte zunächst abgewartet werden. Bei persistierenden, funktionell oder kosmetisch störenden sowie blutenden Hämangiomen erfolgt eine Embolisation oder alternativ eine Laserverödung oder die operative Resektion. Hämangiome treten als kutane Manifestationen neurokutaner **Phakomatosen** (z.B. Sturge-Weber-Syndrom, Hippel-Lindau-Syndrom) auf.

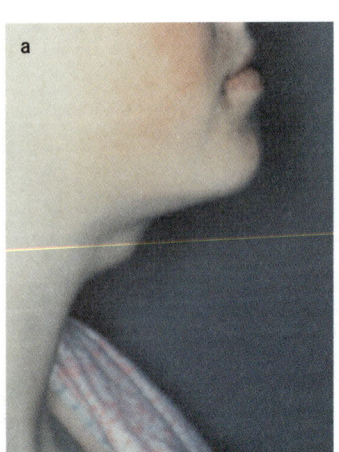
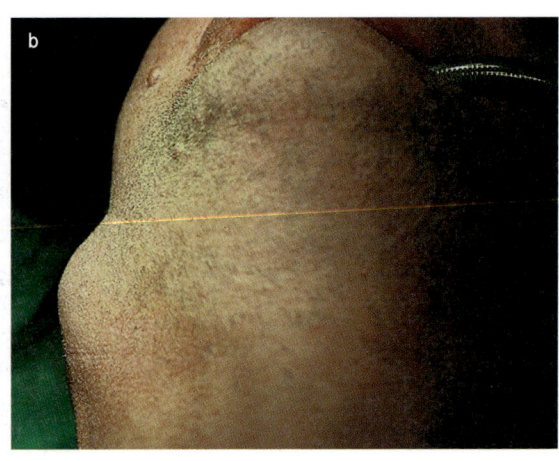

▌Abb. 1: a) Mediane Halszyste. b) Laterale Halszyste. [1, 2]

Lymphangiom

Lymphangiome erhielten während der embryologischen Entwicklung keinen Anschluss an das venöse System, so dass sich aus den lymphatischen Gefäßen zystenartige Strukturen bilden. Diese zeigen ein gutartiges, aber in die Tiefe infiltrierendes Wachstum. Sie finden sich meist an der lateralen Halspartie (■ Abb. 2a).

Klinik: Durch das ausgedehnte Wachstum und die damit einhergehende Raumforderung kommt es zu Atemnot und Stridor. Das Lymphangiom erscheint bei der Palpation weich und teilweise wegdrückbar. Die Tiefenausdehnung muss sonographisch bestimmt werden.

Therapie: aufgrund fehlender spontaner Rückbildungstendenz totale Resektion.

Lipom

Lipome entsprechen gutartigen Neubildungen des Fettgewebes. Die Raumforderungen sind bei oberflächlicher Lokalisation zumeist gekapselt, tiefe Lipome sind ungekapselt und zeichnen sich durch ein infiltratives Wachstum aus. Bei diffusem Auftreten spricht man von einer Lipomatose. Klinische Beschwerden treten nur durch die Raumforderung oder durch kosmetische Verunstaltung auf.

Madelung-Fetthals

Hierbei handelt es sich um eine Sonderform einer Lipomatose, welche vor allem bei männlichen Alkoholikern auftritt. Der Madelung-Fetthals stellt sich als diffuse Fettgewebsvermehrung, vor allem nuchal und submental dar. Teilweise sind auch die Oberarme betroffen. Eine Kapselbildung zeigt sich dabei nicht (■ Abb. 2b).

Klinik: teilweise Atemnot und Schluckbeschwerden.

Therapie: Es kann eine chirurgische Resektion erfolgen, jedoch häufig Rezidive.

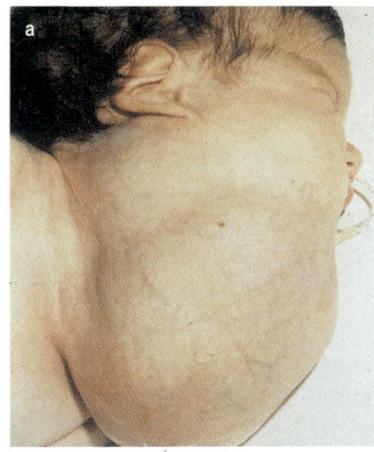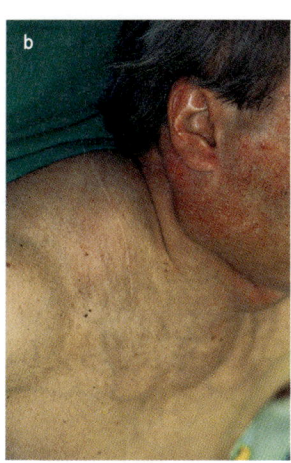

■ Abb. 2: a) Lymphangiom am seitlichen Hals bei einem Neugeborenen. b) Madelung-Fetthals. [1, 2]

Paraganglioma caroticum – Chemodektom

Bei diesem Tumor handelt es sich um eine gutartige Neubildung der chemosensitiven Zellen der Karotisgabel. Er wird auch als **nichtchromaffiner Glomus-caroticum-Tumor** bezeichnet. Betroffen sind zumeist jüngere Menschen. Der Tumor hat ein stark entwickeltes Gefäßsystem, wächst aber nur sehr langsam. Ein Verschmelzen mit den Gefäßwänden der Karotiden wird häufiger beobachtet. In sehr seltenen Fällen neigt er auch zur Metastasierung.

Klinik und Diagnostik: Die Schwellung auf Höhe der Karotisbifurkation ist normalerweise schmerzlos. Bei langem Verlauf können sich durch Lähmung des N. vagus, des N. hypoglossus oder des Sympathikus entsprechende Symptome entwickeln. Bei der Palpation zeigt sich ein weicher, pulsierender Tumor, über dem ein Strömungsgeräusch auskultierbar ist. Mittels MRT und Sonographie lässt sich die Ausdehnung des Tumors bestimmen, mit Hilfe der Angiographie kann die Vaskularisation beurteilt werden.

Therapie: Bei älteren Patienten kann wegen des sehr langsamen Wachstums abgewartet werden. Ansonsten erfolgt die chirurgische Resektion. Bei reicher Vaskularisation erfolgt primär die Embolisation des Gefäßnetzes. Ist der Tumor stark mit der Gefäßwand verwachsen, kann ein partieller gefäßchirurgischer Ersatz notwendig sein.

Zusammenfassung

✱ Vor allem bei Kindern zeigt sich als Ursache einer medial gelegenen Halsschwellung häufig eine Halszyste.

✱ Mediane Halszysten sind Relikte des Ductus thyroglossus.

✱ Laterale Halszysten entwickeln sich aus den Schlundbögen.

✱ Bei Hämangiomen muss immer an eine möglicherweise bestehende neurokutane Erkrankung gedacht werden.

✱ Das Paraganglioma caroticum entwickelt sich aus den chemosensitiven Zellen des Glomus caroticum.

Maligne Halslymphknotenerkrankungen

Halslymphknotenschwellungen sind für den Betroffenen meist sehr beunruhigend. Sie gehören zu den häufigsten Beschwerdebildern, die Patienten zum HNO-Arzt führen. Ätiologisch kommen neben spezifischen und unspezifischen Lymphadenopathien im Rahmen entzündlicher Erkrankungen vor allem Metastasen (regionäre oder Fernmetastasen) und maligne Lymphome in Betracht.

Ist eine umschriebene Halsschwellung als Lymphknoten identifiziert, gilt es, diesen auf seine Dignität zu untersuchen. Das Alter des betroffenen Patienten kann dabei erste Hinweise geben:

▶ Lymphknotenschwellungen bei Patienten bis zum 20. Lebensjahr haben zumeist entzündliche oder kongenitale Erkrankungen als Ursache.
▶ Lymphknotenschwellungen bei Patienten zwischen dem 20. und 40. Lebensjahr sind zum Teil mit kongenitalen oder entzündlichen Erkrankungen assoziiert, zum Teil malignen Ursprungs.
▶ Lymphknotenschwellungen bei Patienten über dem 40. Lebensjahr sind in den meisten Fällen mit malignen Erkrankungen assoziiert.

Die **Anamnese** sollte Informationen zum zeitlichen Verlauf und zur Schmerzhaftigkeit der Lymphknotenschwellung ergeben. Daneben ist der Patient nach vorangegangenen Infektionen des Aerodigestivtrakts, nach Nebenbefunden (Heiserkeit, Dysphagie) sowie nach B-Symptomen (Fieber, Gewichtsverlust, Nachtschweiß) zu befragen.

Die eigentliche **Diagnostik** beginnt mit einer kompletten HNO-ärztlichen Untersuchung. Mit den bildgebenden Verfahren (Sonographie, CT/MRT, Röntgen) werden die Lymphknotenschwellung selbst sowie der gesamte Kopf-Hals-Bereich beurteilt. Über serologische Untersuchungen, Entzündungsparameter und Blutbild lassen sich differentialdiagnostisch entzündliche Pathologien und infektionsbedingte Erkrankungen abgrenzen. Zum Ausschluss seltenerer Ursachen wie Tbc oder Sarkoidose erfolgt hierzu auch eine Röntgenthoraxaufnahme. Bei Veränderungen der supraklavikulären Lymphknoten kann eine radiologische und/oder endoskopische Untersuchung der thorakalen (Lunge, Mamma), retroperitonealen (v. a. Niere) und abdominellen (v. a. Magen bei linksseitigen Lymphknoten) Organe notwendig werden. Letztlich lässt sich erst durch histologische Beurteilung des Lymphknotens eine sichere Diagnose stellen. Hierzu wird dieser komplett entfernt oder mit der Feinnadel biopsiert.

Lymphknotenmetastasen

Bei histologisch nachgewiesenen Lymphknotenmetastasen im Halsbereich handelt es sich in den meisten Fällen um Metastasen regionaler Plattenepithelkarzinome. Nur selten finden sich auch andere epitheliale Tumoren oder mesenchymale Neubildungen (Sarkome) als Primarius. Daneben lassen sich teilweise auch andere Organe als Primärtumorlokalisation nachweisen, etwa Lunge, Mamma oder Niere. Als typisch gilt

N₀	Keine Metastasen nachweisbar
N₁	Ein ipsilateraler Lymphknoten nachweisbar, Größe ≤ 3 cm
N₂	N₂A: Ein ipsilateraler Lymphknoten, Größe zwischen 3 und 6 cm N₂B: Multiple ipsilaterale Lymphknoten, Größe ≤ 6 cm N₂C: Kontralaterale Lymphknoten nachweisbar, Größe ≤ 6 cm
N₃	Lymphknoten ≥ 6 cm nachweisbar

■ Tab. 1: TNM-Klassifikation für Lymphknotenmetastasen der Kopf-Hals-Region.

auch der Befall der Virchow-Lymphknoten in der Supraklavikulargrube bei Magenkarzinomen.

Diagnostik und Klassifikation

Mit Hilfe der Sonographie werden Größe und Ausmaß der Raumforderung bestimmt. Mit dem Farb-Doppler können dabei Gefäßkompressionen nachgewiesen werden. Anhand der **TNM-Klassifikation** erfolgt eine Einteilung der Metastasenbildung bei Kopf-Hals-Tumoren (■ Tab. 1).

Die Lokalisation der Lymphknotenmetastase kann schon erste Hinweise auf den Sitz des Primärtumors geben. Lymphknotenmetastasen als Erstmanifestation des Tumors finden sich vor allem bei:

▶ Nasopharynxkarzinomen
▶ Tonsillenkarzinomen
▶ Zungengrund-, Schilddrüsen- und Hypopharynxkarzinomen

Kann der Tumor durch die Panendoskopie nicht nachgewiesen werden, werden den wahrscheinlichsten Lokalisationen (s. o.) histologische Proben über tiefe Biopsien entnommen. Da Primärtumoren häufig in den Tonsillen sitzen, werden diese meist sicherheitshalber entfernt. Im Nasenrachenraum erfolgt eine Kürettage. Schnittbildverfahren (CT, MRT) und PET können bei der Tumorsuche ebenfalls hilfreich sein.

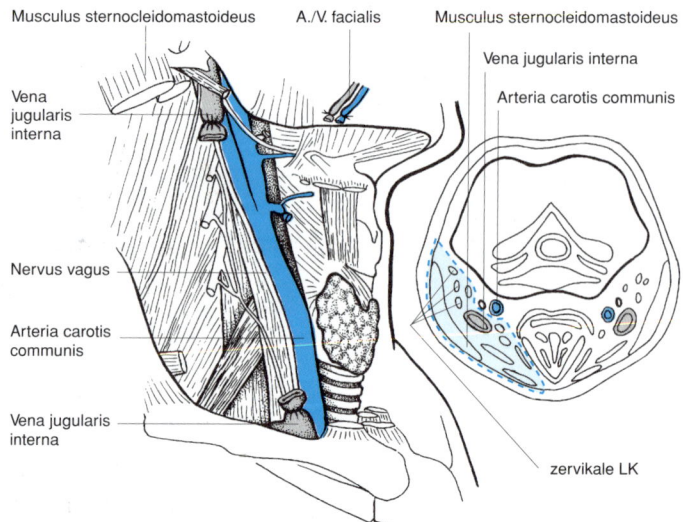

■ Abb. 1: a) Situation nach Neck-Dissection. b) Die bei der Neck-Dissection zu entfernenden Weichteil- und Gefäßstrukturen sind farbig unterlegt. [10]

Bleibt auch die intensivierte Suche nach einem Primarius erfolglos (etwa in 5–10 % der Fälle), spricht man von einem „carcinoma of unknown primary", oder **CUP-Syndrom.** Hierbei bleiben als Therapiemöglichkeit nur die Entfernung der Halslymphbahnen und die postoperative Radiatio.

Therapie

Durch die hohe Metastasierungsrate der Malignome des Kopf-Hals-Bereichs muss in vielen Fällen neben der Primärtumoroperation eine chirurgische Ausräumung der Halslymphknoten – eine **Neck-Dissection** – teilweise mit postoperativer Nachbestrahlung erfolgen (◼ Abb. 1). Eine primäre Bestrahlung hat demgegenüber eine weit schlechtere Prognose. Bei nachgewiesenen Lymphknotenmetastasen ($N_{\geq 1}$) spricht man von einer therapeutischen, bei fehlendem Nachweis (N_0) von einer elektiven Neck-Dissection. Letztere wird vor allem bei schnell metastasierenden Tumoren, etwa supraglottischen Larynxkarzinomen, durchgeführt.

Das Ausmaß der Resektion ergibt sich aus der Anzahl und der Lokalisation der betroffenen Halslymphknoten sowie aus dem Sitz und dem Stadium des Primärtumors. Als **radikale Neck-Dissection** wird dabei neben der Ausräumung der Lymphbahnen die zusätzliche Entfernung des M. sternocleidomastoideus, der V. jugularis interna, des Plexus cervicalis (nicht obligat) sowie des N. accessorius bezeichnet. Abgestufte Varianten (modifizierte oder funktionelle Neck-Dissection) hiervon können nach den oben genannten Kriterien vorgenommen werden.

Der Hals der betroffenen Patienten erscheint nach der Neck-Dissection von außen schlanker. Dies liegt vor allem an der Entfernung des M. sternocleidomastoideus. Zusätzlich bewirkt die Resektion des Muskels eine **Bewegungseinschränkung** des Kopfes, was durch einen Funktionsverlust des N. accessorius noch verstärkt wird. Die Resektion des Plexus cervicalis geht mit **Ertaubung der Halshaut** einher. Die Entnahme der V. jugularis interna führt zu einer erhöhten Flüssigkeitsstauung mit vorübergehender **Weichteilschwellung** im Kopfbereich (◼ Abb. 2). Eine beidseitige Resektion der V. jugularis darf nie in gleicher Sitzung erfolgen, der damit einhergehende Anstieg des Hirndrucks kann tödlich enden. Bei notwendiger beidseitiger Entfernung wird nach Operation der einen Seite die Ausbildung eines ausreichenden Kollateralnetzes abgewartet, bevor nach mehreren Wochen auch die Gegenseite behandelt werden kann.

Maligne Lymphome

Maligne Lymphome treten sehr häufig im Kopf-Hals-Bereich auf. Dabei können sich sowohl der M. Hodgkin als auch Non-Hodgkin-Lymphome in den zervikalen Lymphknoten oder extranodal in verschiedenen Kopf-Hals-Organen manifestieren. Typisch für den M. Hodgkin ist die Erstmanifestation in Form einer solitären Halslymphknotenmetastase. Extranodaler Befall (meist Non-Hodgkin-Lymphome) findet sich gehäuft in den lymphoepithelialen Organen des Waldeyer-Rachenrings, den Kopfspeicheldrüsen (v. a. der Gl. parotis) oder

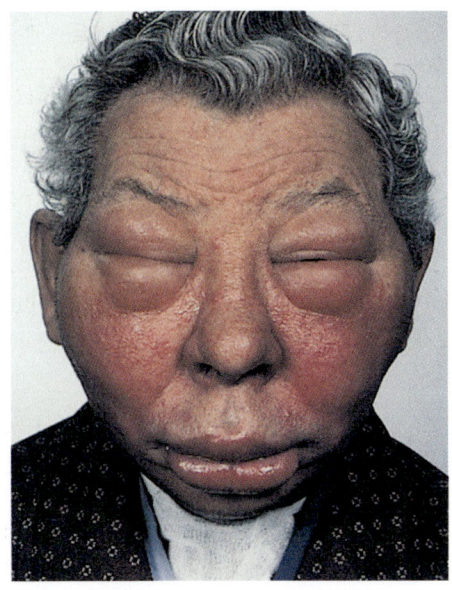

◼ Abb. 2: Schweres Ödem im Kopfbereich nach Entfernung der V. jugularis interna im Rahmen einer radikalen Neck-Dissection. Die Vene der Gegenseite wurde einige Jahre zuvor entfernt. [1]

den Schleimhäuten (MALT – mucosa-associated lymphatic tissue).

Bei der Patientenanamnese zeigt sich häufig (aber nicht immer) eine B-Symptomatik mit Fieber, Gewichtsverlust und Nachtschweiß. Daneben erfolgt nach histologischer Untersuchung der fragwürdigen Halslymphknoten die Diagnose entsprechend den spezifischen Subtypen. Die Stadieneinteilung erfolgt gemäß der Ann-Arbor-Klassifikation (siehe Lehrbücher Hämatologie).

Zur Behandlung werden die betroffenen Patienten an den Hämatoonkologen überwiesen.

Zusammenfassung

✖ Nur durch die histologische Untersuchung kann eine sichere Aussage über die Dignität einer Lymphknotenschwellung gemacht werden.

✖ Zervikale Lymphknotenmetastasen gehen in der Mehrzahl der Fälle von Plattenepithelkarzinomen des Kopf-Hals-Bereichs aus.

✖ Bei unbekanntem Primärtumor muss eine Panendoskopie durchgeführt werden.

✖ Bei der Neck-Dissection darf in einer Sitzung immer nur die V. jugularis interna einer Seite entfernt werden.

✖ Maligne Lymphome können sich sowohl in den zervikalen Lymphknoten als auch extranodal im Kopf-Hals-Bereich manifestieren.

Fallbeispiele

F Fallbeispiele

Fall 1: Schwerhörigkeit

Eine 32-jährige Frau stellt sich in Ihrer Praxis vor. Sie klagt über Schwerhörigkeit, welche seit einiger Zeit besteht. In den letzten Tagen hätte sich diese verschlechtert und sie schließlich zu Ihnen geführt.

Frage 1: Welche Fragen sollten Sie innerhalb der Anamnese bei Schwerhörigkeit stellen?
Frage 2: Wie unterscheiden Sie orientierend bei einer ersten Untersuchung zwischen Mittelohr- und Innenohrschwerhörigkeit?
Frage 3: Wie könnten Sie den Grad der Schwerhörigkeit ermitteln?
Antwort 1: Seitendifferenz? Art des Auftretens? Erstmaliges Auftreten? Schmerzen? Schwindel? Auslaufendes Sekret? Lärmbelastung oder Trauma? Familiäre Belastung? Medikamenteneinnahme?
Antwort 2: Weber- und Rinne-Versuch mit Hilfe einer Stimmgabel. Akute Mittelohrschwerhörigkeit: Weber lateralisiert auf das kranke Ohr, Rinne negativ. Akute Innenohrschwerhörigkeit: Weber lateralisiert auf das gesunde Ohr, Rinne positiv.
Antwort 3: Sie führen eine Tonschwellenaudiometrie durch.

Szenario 1

Die Patientin erzählt, dass sie in ihrer Jugend häufig unter Mittelohrentzündungen gelitten habe. Seit einiger Zeit leide sie unter Schwerhörigkeit auf dem linken Ohr sowie Ohrenlaufen. Das Sekret war dabei meistens schleimig-fadenziehend und fötid. Ohrenschmerzen habe sie zurzeit nicht. Manchmal bestehe ein brennender Schmerz, der gehe aber häufig vorbei und sei bei weitem nicht so schlimm wie früher.

Frage 4: Was ist Ihre Verdachtsdiagnose? Welcher Typ der Schwerhörigkeit liegt dabei vor? Was unternehmen Sie nun?

Bei der Inspektion des linken Ohrs fällt Ihnen eine Rötung des äußeren Gehörgangs auf. Sie bemerken eine profuse, nässende Sekretion der Gehörgangshaut. Das Trommelfell weist folgenden Defekt auf (▌Abb. 1):

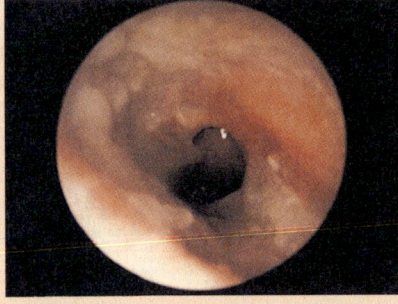

▌ Abb. 1 [1]

Frage 5: Für welchen Subtyp der chronischen Otitis media bietet dies Hinweise?
Frage 6: Welcher Trommelfellbefund wäre bei Ihrer Verdachtsdiagnose typisch?
Frage 7: Wie sähe der typische Befund bei Cholesteatomentstehung im Rahmen einer Knocheneiterung aus?

Sie haben anhand des otoskopischen Befunds und der Anamnese eine chronische mesotympanale Otitis media ohne Knocheneiterung diagnostiziert.

Frage 8: Wie therapieren Sie?

Szenario 2

Die Patientin berichtet Ihnen von einer in Schüben verlaufenden Schwerhörigkeit. Sie kann nicht sicher sagen, welche Seite stärker betroffen ist, sie glaubt, auf dem linken Ohr etwas schlechter zu hören. Ohrenlaufen habe sie nicht bemerkt, auch Ohrenschmerzen seien nicht aufgetreten. Bei Ihren Untersuchungen war der Rinne-Versuch beidseits negativ. Der Weber-Versuch wurde von der Patientin auf das linke Ohr lateralisiert. Im Tonaudiogramm ergab sich der folgende Befund (▌Abb. 2):

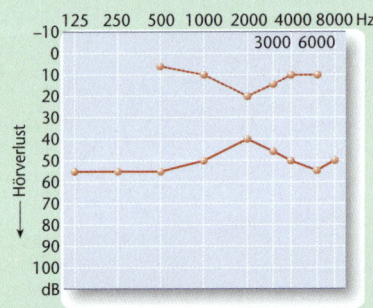

▌ Abb. 2 [8]

Frage 9: Was erkennen Sie anhand des obigen Tonaudiogramms?

Das Trommelfell weist keinen besonderen Befund auf.

Die Patientin beschreibt Ihnen weiterhin, dass ihr auffälligerweise das Hören leichter fiele, wenn sie sich in lauter Umgebung aufhalte. Dies sei ihr auf einer Geburtstagsparty vor einiger Zeit aufgefallen.

Frage 10: Benennen Sie diesen Befund!
Frage 11: Welche Erkrankung erscheint Ihnen anhand der beschriebenen Befunde am wahrscheinlichsten?
Frage 12: Welche anderen häufigen Ursachen einer Schallleitungsschwerhörigkeit kennen Sie?

Sie haben bei der Patientin eine Otosklerose mit Schallleitungsverlusten von über 25 dB diagnostiziert.

Frage 13: Wie sieht Ihre Therapie aus?

Szenario 3

Die Patientin berichtet Ihnen von Schwindelattacken, unter denen sie von Zeit zu Zeit leide. Sie müsse sich während eines solchen Anfalls häufig erbrechen. Dabei trete immer auch eine Schwerhörigkeit auf dem linken Ohr auf. Meistens vernehme sie zusätzlich Ohrgeräusche. Mittlerweile sei der Hörverlust schlimmer geworden, außerdem höre sie neuerdings auch auf dem rechten Ohr schlechter. Da ihr schon seit der Jugend immer mal schwindlig geworden sei, habe sie deswegen nie einen Arzt aufgesucht. Aber „das mit den Ohren" mache ihr mittlerweile „schon Kummer".

Sie entschließen sich anhand der Anamnese zur Durchführung eines Tonaudiogramms. Dabei bietet sich Ihnen folgendes Bild (▌Abb. 3):

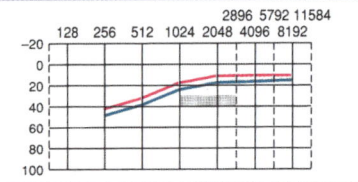

▌ Abb. 3 [3]

Frage 14: Welche Art der Schwerhörigkeit liegt hier vor?
Frage 15: An welche Erkrankung denken Sie bei der Trias Schwindel, Innenohrschwerhörigkeit und Ohrgeräusch?

Sie diagnostizieren bei der Patientin anhand der Innenohrschwerhörigkeit und der typischen Klinik einen Morbus Menière.

Frage 16: Wie würden Sie die Patientin während eines akuten Anfalls behandeln, wie im Intervall?

Die Patientin reagiert zögerlich auf Ihre Therapievorschläge.

Frage 17: Was können Sie der Patientin hinsichtlich ihrer Prognose mitteilen?

Szenario 1

Antwort 4: Chronische Otitis media mit Schallleitungsschwerhörigkeit. Otoskopische Untersuchung des betroffenen Ohrs.

Antwort 5: Für den mesotympanalen Typ mit chronischer Schleimhauteiterung. Bei Knocheneiterung fände sich nur selten eine profuse Sekretion, der Gehörgang und das Trommelfell sind zumeist mit bröckeligem Belag bedeckt.

Antwort 6: Zentraler Trommelfelldefekt in der Pars tensa ohne Beteiligung des Anulus.

Antwort 7: Der Trommelfelldefekt wäre randständig, der Anulus zerstört. Über dem Defekt findet sich häufig bedeckendes Granulationsgewebe.

Antwort 8: Zunächst Abstrich zum Erregernachweis. Dann Trockenlegung des äußeren Gehörgangs und Behandlung mit antibiotikahaltigen Ohrentropfen bzw. systemische antibiotische Therapie. Bei trockenem Ohr Myringoplastik zum Verschluss des Mittelohrs.

Szenario 2

Antwort 9: Schallleitungsschwerhörigkeit.

Antwort 10: Paracusis Willisi.

Antwort 11: Otosklerose, beidseits, links mehr als rechts.

Antwort 12: Trommelfellverletzungen nach Trauma, chronische Mittelohrentzündungen (siehe oben), Hörknöchelchenluxationen, Fehlbildungen im Bereich des Mittelohrs, Cerumen obturans, bei Kindern Paukenerguss.

Antwort 13: Bei Hörverlusten über 25 dB erfolgt eine Stapesplastik mit der Wiederherstellung der Schallleitung zum Innenohr.

Szenario 3

Antwort 14: Innenohrschwerhörigkeit mit Tieftonsenke.

Antwort 15: Morbus Menière.

Antwort 16: Bettruhe, Gabe von Antivertiginosa und Antiemetika zur Kontrolle von Schwindel und Erbrechen. Im Intervall kann die Gabe von Antihistaminka und zentral wirksamen Kalziumantagonisten erwogen werden.

Antwort 17: In der Regel kommt es ohne Therapie zur Ertaubung meist beider Ohren.

Fall 2: Behinderte Nasenatmung

Ein 16-jähriger Patient stellt sich bei Ihnen in der Praxis vor. Er klagt über eine behinderte Nasenatmung und Druckgefühl auf den Ohren.

Frage 1: Welche Fragen sollten diesbezüglich in der Anamnese beantwortet werden?
Frage 2: Welcher Test könnte zur Objektivierung der Atmungsbehinderung eingesetzt werden?
Frage 3: Welche klinischen Untersuchungen würden Sie durchführen?
Antwort 1: Seit wann? Verlauf? Auslöser? Bekannte Allergien? Einseitig/beidseitig? Mit/ohne Sekretion? Niesen? Schmerzen? Blutung? Trauma? Fremdkörper? Geschmacksstörung? Geruchsstörung?
Antwort 2: Die Rhinomanometrie. Bei geschlossenem Nasenloch wird hierbei die Druckdifferenz zwischen Vestibulum und Nasopharynx der Gegenseite gemessen.
Antwort 3: Anteriore Rhinoskopie, posteriore Rhinoskopie, Untersuchung des Trommelfells.

Szenario 1

Der Patient leidet offensichtlich zusätzlich zur behinderten Nasenatmung auch unter starker, wässriger Sekretion aus den Nasenöffnungen. Er berichtet, die Symptomatik bestehe seit einigen Wochen, habe sich aber zunehmend verschlechtert. Vor allem morgens, direkt nach dem Aufstehen sei es besonders schlimm. Über Allergien in der Familie konnte Ihnen der Junge keine Auskunft geben.
Bei der klinischen Untersuchung fallen Ihnen die entzündeten Bindehäute des Jungen auf. Die Nasenschleimhaut stellt sich folgendermaßen dar (Abb. 1):

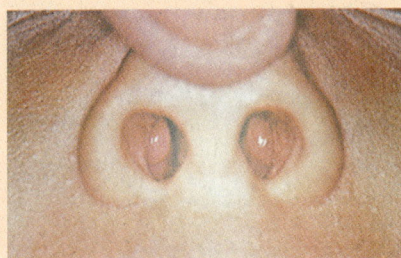

 Abb. 1 [1]

Frage 4: Welche Verdachtsdiagnose haben Sie anhand des klinischen Bildes und der Anamnese?
Frage 5: Welche anderen häufigen Entzündungen der Nasenschleimhäute mit Behinderung der Nasenatmung kennen Sie?
Frage 6: Welche weiterführende Diagnostik würden Sie nun einleiten?
Über Pricktest und RAST-Antikörpersuchtest ergibt sich eine Allergie gegenüber Hausstaubmilben.
Frage 7: Wie würden Sie den Jungen weiter behandeln? Welche Maßnahmen sollten akut durchgeführt werden, welche können langfristig erwogen werden?
Frage 8: Welche anderen Erkrankungen finden sich typischerweise im Verbund mit der allergischen Rhinokonjunktivitis?

Szenario 2

Der junge Patient gibt an, weder unter verstärkter Sekretion noch unter Schmerzen oder Nasenbluten zu leiden. Er fühle sich jedoch sehr häufig krank und habe auch schon wiederholt mit Sinusitiden zu kämpfen gehabt. Die Atmungsbehinderung erscheine dem Patienten beidseitig. Die Allergieanamnese ist negativ.
Bei der Inspektion zeigt sich eine schon von außen sichtbare Obstruktion der rechten Nasenöffnung (Abb. 2).

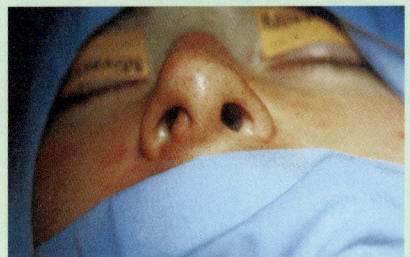

 Abb. 2: Septumdeviation nach rechts, von außen sichtbar. [2]

Frage 9: Welche Differentialdiagnosen kommen in Betracht?
Bei der anterioren Rhinoskopie zeigt sich eine Septumdeviation nach rechts.
Frage 10: Warum gibt der Patient beidseitige Atmungsbehinderung an?
Frage 11: Würden Sie die Septumdeviation des Patienten mit den beschriebenen Symptomen therapieren?
Frage 12: Welche Therapieformen kennen Sie?

Szenario 3

Neben der behinderten Nasenatmung leidet der junge Patient manchmal anfallsartig unter kaum zu kontrollierendem Nasenbluten. Die Atmungsbehinderung besteht beidseits. Ansonsten bieten sich anamnestisch keine Auffälligkeiten.
Bei der anterioren Rhinoskopie findet sich kein nennenswerter Befund. Bei der posterioren Rhinoskopie findet sich im Bereich des Nasopharynx eine Raumforderung.
Frage 13: Welche Differentialdiagnosen kommen hierfür in Betracht?
Bei genauerer Inspektion zeigt sich eine breit gestielte Basis am Rachendach. Die Raumforderung selbst erscheint knollig-rot und weist eine feine Gefäßzeichnung auf.
Frage 14: Was halten Sie für die wahrscheinlichste Diagnose?
Frage 15: Wie können Sie Ihre Diagnose erhärten? Welche Untersuchungen können durchgeführt werden, welche sollten unterlassen werden?
Sie stellen anhand des endoskopischen Befunds und der bildgebenden Verfahren die Diagnose eines juvenilen Nasenrachenfibroms.
Frage 16: Welche Therapie erscheint Ihnen am sinnvollsten?

Szenario 1

Antwort 4: Allergische Rhinokonjunktivitis.

Antwort 5: Virale Rhinitis, vasomotorische Rhinitis, atrophische Rhinitis, spezifische Rhinitiden (Tuberkulose, Lues, Sarkoidose).

Antwort 6: Hauttest (Pricktest, Intrakutantest), nasaler Provokationstest, IgE-Antikörpernachweis im Blut (RAST).

Antwort 7: Allergenkarenz durch Sanierungsmaßnahmen innerhalb der Wohnung. Akute Therapie mit Mastzellstabilisatoren und Antihistaminika. Auf lange Sicht kann eine spezifische Immuntherapie erwogen werden. Bei chronischer Entzündung topische oder systemische Steroide und Antihistaminika.

Antwort 8: Asthma bronchiale, atopisches Ekzem und Dermatitis.

Szenario 2

Antwort 9: Septumdeviation, Muschelhypertrophie, Polypenbildung, Septumhämatom, Tumor.

Antwort 10: Durch die Deviation kann die untere Muschel der nicht betroffenen Seite hypertrophiert sein und auch zur Verlegung der anderen Seite führen.

Antwort 11: Nicht jede Septumdeviation muss therapiert werden. Da sich in diesem Fall jedoch ein eindeutiges Beschwerdebild zeigt und der Patient auch unter erhöhter Krankheitsanfälligkeit durch die Minderbelüftung der Nasennebenhöhlen leidet, ist eine Therapie angebracht.

Antwort 12: Therapie der Wahl ist die Septumplastik. Bei unzureichendem Ergebnis kann zusätzlich eine Entfernung des hypertrophierten Muschelgewebes der Gegenseite erfolgen.

Szenario 3

Antwort 13: Siebbeinpolyp, Rachenmandelhyperplasie, Nasopharynxzyste, Tumor.

Antwort 14: Juveniles Nasenrachenfibrom. Typisch ist der gestielte Ansatz am Rachendach. Siebbeinpolypen sind ebenfalls gestielt, der Stiel zieht jedoch zu den Choanen.

Antwort 15: CT oder MRT zur Darstellung der Tumorausdehnung und der Knochendestruktion (▌ Abb. 3). Über eine Angiographie kann die Gefäßversorgung des Tumors dargestellt werden. Eine Biopsie sollte wegen der möglichen Auslösung schwerer, kaum stillbarer Blutungen unterlassen werden.

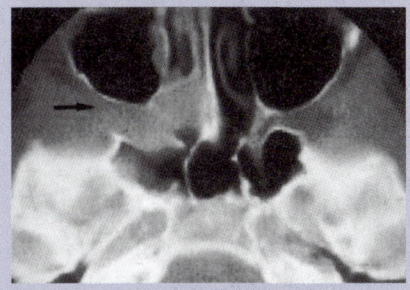

▌ Abb. 3: CT-Aufnahme eines Nasenrachenfibroms. Der Pfeil verweist auf den erweiterten Canalis sphenopalatina. [1]

Antwort 16: Chirurgische Entfernung unter vorheriger Embolisation.

Fall 3: Halsschmerzen

Ein 10-jähriges Mädchen besucht Sie zusammen mit ihrer Mutter in der Praxis. Die Mutter berichtet Ihnen von starken Halsschmerzen der jungen Dame, das Mädchen selbst schweigt die meiste Zeit.

Frage 1: Welche Erkrankungsgruppen im Rachenraum gehen mit Halsschmerz als Leitsymptom einher?
Frage 2: Welche anderen Leitsymptome sind abzufragen bzw. zu untersuchen?
Frage 3: Welche Untersuchungen führen Sie zunächst durch?
Antwort 1: Entzündungen von Pharynx und Ösophagus, Entzündungen der Tonsillen, Hyperplasien der lymphatischen Gewebe, Malignome, Trauma durch Fremdkörper/Säure/Lauge/Verbrennung etc.
Antwort 2: Schluckbeschwerden, Schwellungen, Schleimhautveränderungen, Fremdkörpergefühl, Heiserkeit, Atemwegsbehinderung, Hörverminderung, Geschmacksstörungen, Regurgitationen, Foetor ex ore.
Antwort 3: Palpation von außen, Inspektion von Mund und Rachen mit gewinkelten Spiegeln, eventuell Endoskopie.

Szenario 1

Die Mutter des Kindes erzählt Ihnen, dass das Mädchen seit ein paar Tagen ganz schlapp sei und offensichtlich auch Fieber habe. Es esse auch kaum noch etwas, da ihm das Schlucken so starke Schmerzen bereite. Anfangs habe die Mutter das Ganze für eine banale Erkältung gehalten, mittlerweile mache sie sich aber große Sorgen.

Bei der Palpation von außen bemerken Sie stark geschwollene Lymphknoten im Kieferwinkelbereich. Bei der Inspektion des Mundrachenraums zeigt sich Ihnen das folgende Bild (▮ Abb. 1):

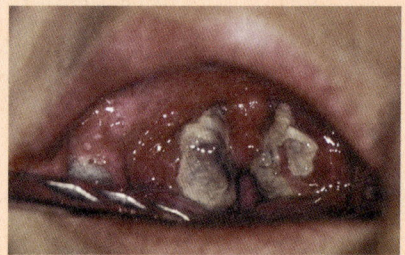

▮ Abb. 1 [9]

Frage 4: Wie würden Sie obigen Befund beschreiben?
Frage 5: Welche Verdachtsdiagnose stellen Sie anhand des klinischen Bildes und des Tonsillenbefunds?
Frage 6: Wie können Sie diese Verdachtsdiagnose erhärten bzw. gegenüber möglichen Differentialdiagnosen abgrenzen?
Frage 7: Welche Erkrankungen ähnlicher Klinik gilt es abzugrenzen?
Sie haben anhand der Blutuntersuchungen und der Klinik eine infektiöse Mononukleose diagnostiziert.
Frage 8: Welche anderen Organe müssen im Rahmen dieser Erkrankung mit untersucht werden?
Frage 9: Welche Behandlungsoptionen kennen Sie?

Szenario 2

Das Mädchen berichtet Ihnen nach anfänglicher Schüchternheit von Halsschmerzen, Schluckbeschwerden und einem Reizgefühl im Rachen. Die Nasenatmung sei behindert. Fieber habe es wahrscheinlich auch, das sei aber bis jetzt noch nicht gemessen worden. Insgesamt sei es etwas müde und fühle sich ausgelaugt. Es komme gerade von einem Wandertag mit der Schule zurück.

Bei der Inspektion erscheint die Rachenhinterwand gerötet und leicht belegt. Vor allem die Seitenstränge sind teilweise schleimig belegt. Die Tonsillen sind gerötet, aber nicht wesentlich vergrößert. Eine sichere Schwellung der Halslymphknoten können Sie nicht ausmachen.

Frage 10: Welche Erkrankung erscheint Ihnen anhand der Anamnese und des klinischen Befunds am wahrscheinlichsten?
Frage 11: Wie können Sie im Zweifelsfall andere Erkrankungen ausschließen?
Frage 12: Welche Therapie würden Sie anstreben?
Die Mutter fragt Sie nach der Schwere und der Prognose der Erkrankung.
Frage 13: Was können Sie der besorgten Mutter hierauf antworten?

Szenario 3

Die Mutter berichtet Ihnen, dass sie erst seit kurzem in Deutschland lebe und das Mädchen die Sprache noch nicht gut beherrsche. Die Halsschmerzen seien vor zwei Tagen plötzlich aufgetreten, auch das Schlucken falle ihrer Tochter schwer. Bei der Inspektion von außen fällt Ihnen eine Rotfärbung der Wangen auf. Der Mundbereich ist ausgespart. Als Sie das Mädchen bitten, den Mund zu öffnen, zeigt sich Ihnen dieses Bild (▮ Abb. 2):

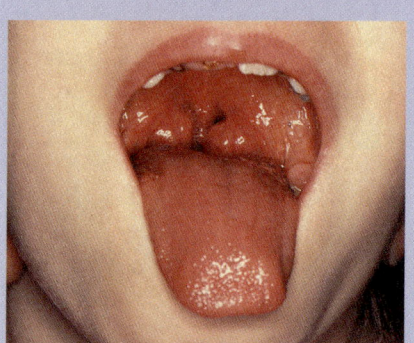

▮ Abb. 2 [9]

Frage 14: Beschreiben Sie den Befund!
Die Tonsillen sind bei genauerem Hinsehen mit eitrigen Stippchen belegt. Zusätzlich zeigt sich Ihnen bei der Palpation von außen eine Schwellung der zervikalen Lymphknoten.
Frage 15: Welche Untersuchungen könnten Ihnen zusätzliche Sicherheit geben?
Sie erhalten einen positiven Erregernachweis für Streptokokken der Gruppe A. Im Blutbild zeigt sich eine Leukozytose mit Linksverschiebung.
Frage 16: Welche Erkrankung diagnostizieren Sie anhand des Erregernachweises und des klinischen Bildes?
Frage 17: Wie therapieren Sie?
Frage 18: Welche Erkrankungen können als Komplikationen im Rahmen einer Streptokokkeninfektion auftreten?

Szenario 1

Antwort 4: Gräuliche, die Tonsillengrenze überschreitende Beläge. Starke Rötung der Tonsillen.

Antwort 5: Infektiöse Mononukleose.

Antwort 6: Blutbildbefund mit Leukozytose (mit 40–90% Monozyten und atypischen Lymphozyten), serologischer Nachweis von IgM und IgG gegen EB-Virus-Antigene.

Antwort 7: Angina tonsillaris nach Streptokokkeninfektion, Diphtherie, Angina Plaut-Vincent, Scharlach, Lues.

Antwort 8: Leber, Milz (Hepatosplenomegalie), Herz (Myokarditis).

Antwort 9: Die Behandlung erfolgt symptomatisch. Bei bakteriellen Superinfektionen kommen Antibiotika zum Einsatz (cave: kein Ampicillin oder Amoxicillin!). Eine Tonsillektomie kann erforderlich werden.

Szenario 2

Antwort 10: Akute Pharyngitis viraler Genese, Seitenstrangbeteiligung deutet auf bakterielle Superinfektion hin.

Antwort 11: Blutbild und Serologie zum Ausschluss von EBV-Genese, Abstrich der Beläge zur Sicherung der bakteriellen Komponente und Abgrenzung gegenüber Angina tonsillaris.

Antwort 12: Symptomatische Behandlung der Schmerzen und Schluckbeschwerden. Bei gesicherter bakterieller Komponente wird eine Antibiotikatherapie eingeleitet.

Antwort 13: Meist harmlose Erkrankung, unter entsprechender Therapie Abklingen der Symptome innerhalb weniger Tage.

Szenario 3

Antwort 14: Stark gerötete Zunge, teilweise Bedeckung mit Papeln erkennbar. Die Tonsillen sind ebenfalls rötlich geschwollen und vergrößert. Gesamte Schleimhaut von Mund und Rachen düster rot verfärbt.

Antwort 15: Rachen- bzw. Tonsillenabstrich, Blutbild.

Antwort 16: Scharlachangina, da durch Streptokokken bedingte Angina tonsillaris + Exanthem.

Antwort 17: Antibiotikatherapie mit Penicillin, meist Penicillin V über 10 Tage. Bei Therapieversagen können Cephalosporine, Amoxicillin oder Makrolide erwogen werden.

Antwort 18: Glomerulonephritis, rheumatisches Fieber, Myokarditis.

Fall 4: Heiserkeit

In Ihre Praxis kommt ein 56-jähriger Mann. Schon bei der Begrüßung fällt Ihnen die heisere Stimme Ihres neuen Patienten auf. Dies ist dann auch der Grund seines Kommens. Beim Händeschütteln bemerken Sie die Gelbfärbung des rechten Zeigefingers. Überdies geht von dem Mann ein unverkennbarer Zigarettengeruch aus.

Frage 1: Ab welchem Zeitraum bedarf eine bestehende Heiserkeit immer einer Abklärung?
Frage 2: Welche Untersuchungen zur Begutachtung der Stimmlippen sind Ihnen bekannt?
Frage 3: Nennen Sie andere typische Symptome bei Kehlkopferkrankungen!
Antwort 1: Jede länger als 4 Wochen bestehende Heiserkeit bedarf umgehender ärztlicher Abklärung.
Antwort 2: Indirekte Laryngoskopie mit Spiegel oder Lupenendoskop, direkte Laryngoskopie mit starrem Rohr, Stroboskopie zur Beurteilung der Stimmlippenbeweglichkeit.
Antwort 3: Hustenreiz, Stridor, Dyspnoe, Schwellung, Schmerz, Aspiration, Räusperzwang.

Szenario 1

Der Patient berichtet Ihnen von einer seit mehreren Wochen bestehenden Heiserkeit. Schmerzen oder Schluckbeschwerden bestünden nicht. Der Patient gibt an, seit etwa 20 Jahren jeden Tag 20 Zigaretten zu rauchen. Eine Alkoholanamnese besteht nicht.
Bei der indirekten Laryngoskopie stellen sich die Stimmlippen folgendermaßen dar (∎ Abb. 1):

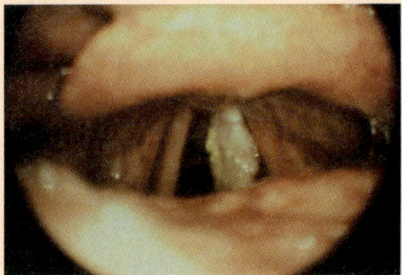

∎ Abb. 1 [7]

Frage 4: Was können Sie auf dem obigen Bild erkennen?
Frage 5: Wie ist Ihr weiteres Vorgehen?
Die Auswertung der histologischen Gewebeprobe ergab ein gut differenziertes Plattenepithelkarzinom G1 der rechten Stimmlippe.
Frage 6: Welche weiteren Untersuchungen sind jetzt notwendig geworden?
Die weiteren Untersuchungen ergeben einen reinen Tumorbefall der rechten Stimmlippe. Die linke Stimmlippe ist tumorfrei. Lymphoregionäre Metastasen oder Zweitmalignome konnten nicht nachgewiesen werden.
Frage 7: Wie würde dieser Befund in der TNM-Einteilung klassifiziert?
Frage 8: Welche Therapieoptionen sind Ihnen bei diesem Befund bekannt?
Frage 9: Wie sieht die Prognose bei behandlungsfähigen Glottiskarzinomen im Stadium T_1 aus?

Szenario 2

Der Patient leidet seit mehreren Wochen unter starker Heiserkeit. Ein Freund riet ihm, den HNO-Arzt aufzusuchen, er selber empfinde seine stimmliche Einschränkung als „nicht weiter tragisch". Schmerzen bestehen nicht. Während des Gesprächs muss der Mann mehrmals räuspern und husten. Auf Anfragen gibt er an, morgens häufig zähen Schleim auszuhusten. Der Patient ist starker Raucher und Besitzer einer Gaststätte. Ihre Fragen nach dem Trinkverhalten beantwortet der Patient mit lautem Lachen. Bei der Inspektion der Kehlkopfstrukturen sehen Sie folgendes (∎ Abb. 2):

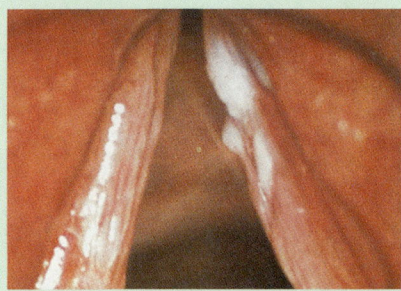

∎ Abb. 2 [1]

Frage 10: Welche Verdachtsdiagnosen haben Sie, welche Untersuchungen müssen Sie dafür durchführen?
Die histologische Auswertung ergab keinen Nachweis malignen Wachstums.
Frage 11: Worum könnte es sich bei den weißlich grauen Strukturen im vorderen Bereich der rechten Stimmlippe handeln? Malignitätsgrad?
Sie diagnostizieren anhand des klinischen Bildes, der Anamnese und des pathologischen Befunds eine chronisch-hyperplastische Laryngitis.
Frage 12: Welche häufige internistische Erkrankung geht mit unspezifisch-chronischen Schleimhautveränderungen der laryngealen Strukturen einher?
Frage 13: Wie behandeln Sie?

Szenario 3

Der Patient klagt über eine in letzter Zeit sich verstärkende Heiserkeit. Außerdem beständen Schmerzen auf der rechten Halsseite. Manchmal finde sich etwas Blut im Sputum. Der gesprächige Herr arbeitet beruflich als Verkäufer auf dem Großmarkt. Er hatte schon oft mit Stimmüberlastungen zu kämpfen, ist jedoch nach dem kürzlichen Tode eines Bekannten infolge einer Krebserkrankung erst jetzt zu der Einsicht gekommen, diese ärztlich abklären zu lassen. Zu Ihrer Überraschung gibt sich der Patient als Nichtraucher aus, auch Alkohol habe er schon lange nicht mehr angefasst, auch wenn ihn der berufliche Stress früher häufig dazu „genötigt" habe'.
Bei Ihrer Untersuchung zeigt sich das folgende Bild (∎ Abb. 3):

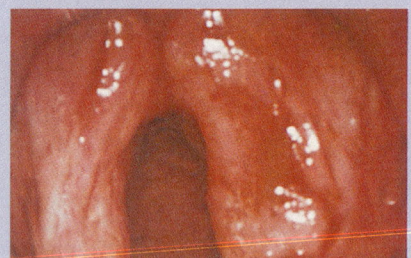

∎ Abb. 3 [1]

Frage 14: Welche gutartigen Stimmlippenveränderungen infolge von Stimmüberlastung sind Ihnen bekannt?
Nach Gewebeentnahme und histologischer Beurteilung durch einen Pathologen wird die Diagnose eines Kontaktgranuloms gestellt.
Frage 15: Was ist die wichtigste Differentialdiagnose eines Kontaktgranuloms, und wie kann man diese hier sehr einfach ausschließen?
Frage 16: Welche Therapieoptionen können Sie Ihrem Patienten vorschlagen?
Frage 17: Was können Sie dem Patienten hinsichtlich der Prognose sagen?

Szenario 1

Antwort 4: Stimmlippenveränderungen rechtsseitig, linke Seite scheint intakt.

Antwort 5: Genauere Untersuchung durch Stützlaryngoskopie, Probeexzision.

Antwort 6: CT/MRT-Bildgebung zur Beurteilung von Tumorausdehnung und Nachbarschaftsbeziehungen. Metastasensuche mit B-Scan-Sonographie. Panendoskopie zum Ausschluss von Sekundärmalignomen.

Antwort 7: $T_{1A}N_0M_0$.

Antwort 8: Primäre Bestrahlung, Heilungstendenz bei etwa 95%. Primäre chirurgische Resektion in Form einer peroralen Dekortikation oder Chordektomie.

Antwort 9: 5-Jahres-Überlebensrate nahezu 100%.

Szenario 2

Antwort 10: Verdacht auf Stimmlippenkarzinom, Verdacht auf gutartige oder semimaligne Veränderungen im Rahmen einer chronischen Laryngitis. Probebiopsie.

Antwort 11: Leukoplakien, gelten als Präkanzerosen.

Antwort 12: Gastroösophageale Refluxkrankheit (GERD).

Antwort 13: Meiden der auslösenden Noxen (Rauchen, Alkohol, Stimmüberlastung). Das Vorhandensein von Leukoplakien macht eine chirurgische Entfernung der hyperplastischen Anteile notwendig.

Szenario 3

Antwort 14: Stimmlippenknötchen, Stimmlippenpolypen, Kontaktgranulome.

Antwort 15: Ein Intubationsgranulom kann sich klinisch nahezu identisch darstellen. Die Anamnese nach Beatmungszuständen kann schnell Aufschluss geben.

Antwort 16: Stimmtherapie zur Verminderung des „harten Anschlags" beim Sprechen. Vermeiden zusätzlicher Noxen (bei diesem Patienten also Stressentlastung). Bei Fortbestehen der stimmlichen Einschränkung gegebenenfalls chirurgische Resektion.

Antwort 17: Ohne konsequente Reduktion der Stimmbelastung hohes Rezidivrisiko.

Fall 5: Raumforderung im Halsbereich

In Ihrer ambulanten Sprechstunde besucht Sie eine 42-jährige Patientin. Ihr ist vor einiger Zeit eine Schwellung im seitlichen oberen Halsbereich aufgefallen, die sie jetzt durch Sie abgeklärt wissen will. Wesentliche Vorerkrankungen gibt die Patientin nicht an.

Frage 1: Welche Kriterien hinsichtlich einer Raumforderung im Halsbereich gilt es schon möglichst durch die Palpation zu überprüfen?
Frage 2: Welche bildgebenden Verfahren können Sie für eine genauere Untersuchung der Raumforderung verwenden?
Anhand der Lokalisation und der Konsistenz der Raumforderung haben Sie den Verdacht, dass es sich hierbei um einen oder mehrere vergrößerte Lymphknoten handelt.
Frage 3: Ab welchem Zeitraum und mit welcher Methode sollten vergrößerte Lymphknoten genauer untersucht werden?
Antwort 1: Schmerzhafte Raumforderung? Konsistenz der Raumforderung? Verschieblichkeit der Raumforderung? Abgegrenzte oder diffuse Raumforderung?
Antwort 2: Sonographie (B-Scan, z.T. auch Farbduplex), MRT und CT.
Antwort 3: Vergrößerte Lymphknoten, die ohne ersichtliche Grunderkrankung länger als 4 Wochen bestehen, sollten histologisch abgeklärt werden. Zur Gewebeentnahme kann der Lymphknoten mit der Feinnadel biopsiert oder vollständig chirurgisch entfernt werden.

Szenario 1

Die Patientin berichtet von einer Bekannten, bei der erst vor kurzem eine Tumorerkrankung diagnostiziert worden sei. Diese hätte ebenfalls geschwollene Lymphknoten gehabt, daher mache sie selbst sich jetzt große Sorgen. Bei ihr selbst bestehe die Halsschwellung schon seit einer Woche. Bei der Palpation können Sie neben einem deutlich tastbaren Lymphknoten im linken oberen Halsbereich auch mehrere kleine Lymphknoten auf beiden Seiten entlang der Gefäß-Nerven-Scheide tasten. Beim Abtasten gibt die Patientin Schmerzen an. Ihnen fällt außerdem eine leicht erhöhte Temperatur auf.
Frage 4: Worauf deutet eine akute, schmerzhafte Lymphknotenschwellung in Verbund mit leicht erhöhter Temperatur am ehesten hin?
Auf Ihre Frage hin gibt die Patientin an, sich im Moment nicht wirklich krank zu fühlen. Letzte Woche sei es ihr viel schlechter gegangen, aber das sei schon wieder vorbei.
Frage 5: Was führen Sie als Nächstes durch?
Bei der Inspektion von Mund und Rachen erscheint die Pharynxhinterwand gerötet, jedoch nicht eitrig belegt.
Frage 6: Wie können Sie Ihre Verdachtsdiagnose einer entzündlichen Grunderkrankung als Ursache der Lymphknotenschwellung erhärten?
Sie diagnostizieren anhand des klinischen Bildes, der Krankengeschichte und der Laboruntersuchungen eine entzündlich bedingte akute Lymphadenitis im zeitlichen Zusammenhang mit einer unspezifischen Pharyngitis.
Frage 7: Welche spezifischen viralen Infektionskrankheiten können ebenfalls mit einer akuten Lymphadenitis einhergehen?

Szenario 2

Die solitäre Raumforderung der Patientin besteht nach ihren Angaben schon länger als 6 Wochen. An den genauen Zeitpunkt des Auftretens kann sie sich aber nicht erinnern. Sie empfinde keine Schmerzen, auch bei Ihrer Untersuchung zeigt sich kein Druck- oder Verschiebeschmerz. Allerdings leide die Patientin schon seit einiger Zeit unter Appetitlosigkeit und leichtem Fieber.
Frage 8: An welche Erkrankungen erinnern Sie die Symptome Fieber, Appetitlosigkeit, Gewichtsverlust und Nachtschweiß, und wie benennt man diesen Symptomenkomplex?
Frage 9: Was veranlassen Sie in diesem Fall als nächste Untersuchung?
Frage 10: Welche spezifischen Systemerkrankungen gehen ebenfalls mit einer chronischen Lymphknotenschwellung einher und müssen von Ihnen abgegrenzt werden?
Frage 11: Welche Untersuchung sollten Sie bei Verdacht auf Tuberkulose und Sarkoidose neben der Biopsie noch veranlassen?
Die von Ihnen veranlasste Röntgenthoraxaufnahme verbleibt im Fall dieser Patientin ohne Befund.
Frage 12: Welche Strukturen sind bei Verdacht auf Lymphom im Kopf-Hals-Bereich besonders genau zu untersuchen?

Szenario 3

Die Patientin beschreibt eine langsam wachsende, schmerzlose Geschwulst, die sich am Hinterrand des linken Unterkieferknochens gebildet habe und sich nun in Richtung Ohr und seitlichen Hals ausbreite. Daneben leide Sie unter keinerlei Beschwerden und fühle sich nicht krank. Es bietet sich Ihnen folgendes klinisches Bild (■ Abb. 1):

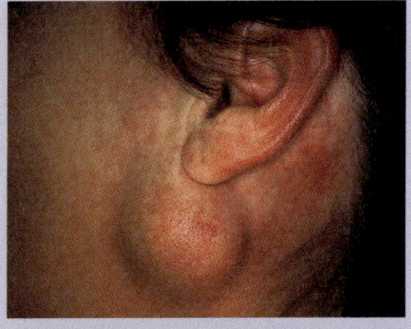

■ Abb. 1 [2]

Frage 13: Welche Untersuchungen führen Sie zuerst durch?
Entgegen Ihrer ersten Annahme erweist sich die Raumforderung im sonographischen Bild nicht als Lymphknoten.
Frage 14: Welche Struktur kann in diesem Bereich unter pathologischen Bedingungen ebenfalls häufig zu sichtbaren Veränderungen der Halskontur führen?
Frage 15: Welche Erkrankungen der Gl. parotis gehen mit einer einseitigen, schmerzlosen Schwellung einher?
Anhand des Palpationsbefunds, des klinischen Bildes und der Bildgebung (Pseudokapsel im Sonographiebefund) stellen Sie die Verdachtsdiagnose eines pleomorphen Adenoms der linken Gl. parotis.
Frage 16: Wie behandeln Sie?
Frage 17: Auf welche Struktur ist dabei mit größter Vorsicht zu achten?

Szenario 1

Antwort 4: Auf eine allgemeine Entzündungsreaktion im Kopf-Hals-Bereich.

Antwort 5: Gründliche HNO-ärztliche Inspektion von Ohr, Nase, Mund und Rachen.

Antwort 6: Blutentnahme mit Untersuchung der Entzündungsparameter, Differentialblutbild und Infektionsserologie.

Antwort 7: Infektion mit EBV, CMV, Rötelnvirus, HIV u. a.

Szenario 2

Antwort 8: B-Symptomatik bei malignen Lymphomen.

Antwort 9: Histologische Untersuchung des Lymphknotens durch Feinnadelbiopsie oder Entnahme.

Antwort 10: Tuberkulose, Sarkoidose, HIV-Infektion, Lues, Diphtherie, Katzenkratzkrankheit, Tularämie, Toxoplasmose u. a.

Antwort 11: Röntgenthoraxuntersuchung (▌ Abb. 2).

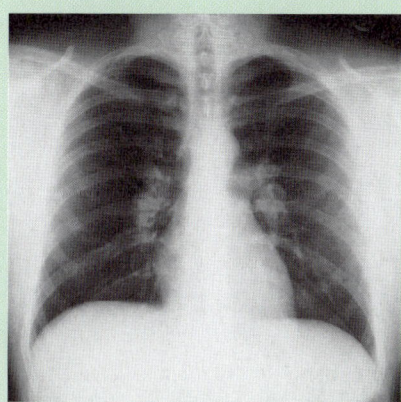

▌ Abb. 2: Röntgenthoraxaufnahme bei Patient mit Sarkoidose im Stadium I. [6]

Antwort 12: Lymphoepitheliale Organe des Waldeyer-Rachenrings, Kopfspeicheldrüsen, Schleimhäute mit MALT.

Nach histologischer Auswertung Ihrer entnommenen Probe wird die Diagnose eines Hodgkin-Lymphoms gestellt. Sie überweisen die Patientin an einen Hämatoonkologen.

Szenario 3

Antwort 13: Darstellung der Raumforderung mit Hilfe der Sonographie.

Antwort 14: Die Glandula parotis.

Antwort 15: Pleomorphes Adenom, Zystadenolymphom, einige maligne Tumoren, Sjögren-Syndrom, Sarkoidose. Entzündungen der Ohrspeicheldrüsen sind in der überwiegenden Zahl der Fälle schmerzhaft.

Antwort 16: In der vollständigen chirurgischen Entfernung.

Antwort 17: Auf den N. facialis mit seinen Ästen.

H Register

Register

Register

Register

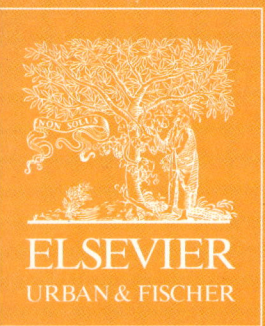
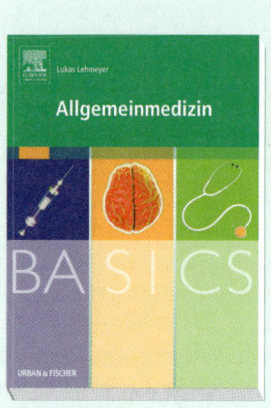
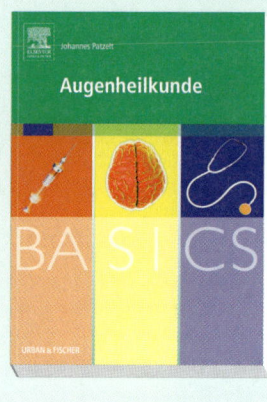
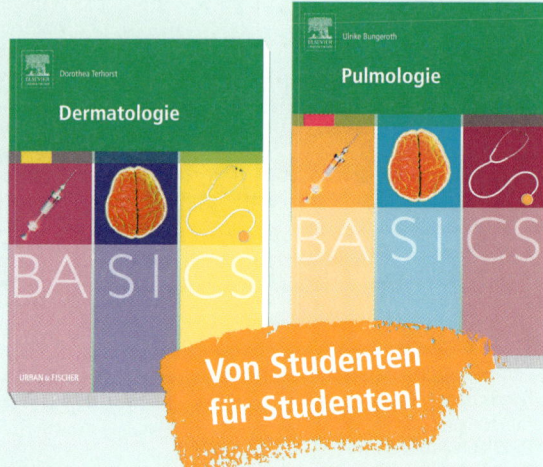